新形态一体化系列教材

急危重症护理学

主　编	方海雁	吴晓莲	伍小飞	
副主编	王　校	周繁华	孙延安	淡　弘
	田晶晶	秦　勤	冀　晴	李夏卉
	沈思思	刘明明	张　勤	黄　苗
	高　雪	蒲　琳	陈　曦	王文燕
	闻德武	杨自友	杨钰凤	陈　香
	秦　倩	邓胜男	李曼玥	孙　瑛
	陈琼荣	于化梅		

中国人口出版社
China Population Publishing House
全国百佳出版单位

图书在版编目（CIP）数据

急危重症护理学 / 方海雁，吴晓莲，伍小飞主编
. — 北京：中国人口出版社，2023.2
ISBN 978-7-5101-8199-3

Ⅰ . ①急… Ⅱ . ①方… ②吴… ③伍… Ⅲ . ①急性病
—护理学 ②险症—护理学 Ⅳ . ① R472.2

中国版本图书馆 CIP 数据核字 (2021) 第 239053 号

急危重症护理学
JIWEI ZHONGZHENG HULIXUE

方海雁　吴晓莲　伍小飞　主编

责 任 编 辑	杨秋奎	
责 任 印 制	林　鑫　任伟英	
出 版 发 行	中国人口出版社	
印　　　刷	清淞永业（天津）印刷有限公司	
开　　　本	787 毫米 ×1092 毫米　　1/16	
印　　　张	14.5	
字　　　数	361 千字	
版　　　次	2023 年 2 月第 1 版	
印　　　次	2023 年 2 月第 1 次印刷	
书　　　号	ISBN 978-7-5101-8199-3	
定　　　价	59.80 元	

电 子 信 箱　rkcbs@126.com
总编室电话　（010）83519392
发行部电话　（010）83510481
传　　　真　（010）83538190
地　　　址　北京市西城区广安门南街 80 号中加大厦
邮 政 编 码　100054

编委会

前言 PREFACE

急危重症护理学是护理学的重要组成部分，是高等院校护理学专业的一门核心课程。编写本书的指导思想是帮助广大学生掌握急危重症患者急救的基本理念与基本知识，使其能在紧急情况下准确判断、快速反应，对患者实施及时、有效的救治与护理。

本书参考国内外急危重症护理最新理论和技术进展，结合编者丰富的教学与临床经验，从实际出发，遵循急诊救护规律和急危重症的演变规律编写，阐述了急救护理方面的相关知识，突出急救特有的逻辑思维方式和可操作性，以及实际急救工作的先后顺序。

全书共九章，阐述了急危重症护理的相关知识，有助于学生适应现代护理学发展的需要，建立整体的护理观念和科学的护理方式，强化急诊、急救意识，掌握相关技能，实现了对基本理论和常用急救护理技术的综合运用。每章起始都设有学习目标和学习重点，明确需要掌握的内容；章后都设有本章小结和思考练习题，帮助学生巩固和理解所学知识。

本书在编写、审定和出版过程中，参考了医护领域一些专家、学者的著作，得到了各参编单位的热情指导和悉心帮助，在此深表谢意！本书编写数易其稿，尽管已力求尽善尽美，但是由于水平有限，不妥之处在所难免，敬请各教学单位、教学人员以及广大学生在发现问题后及时批评、指正，以期不断完善。

编　者

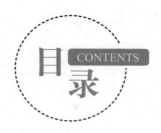

目录 CONTENTS

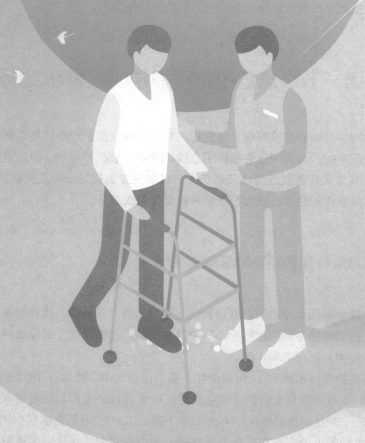

第一章

急危重症护理学概述

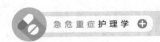

急危重症护理学（emergency and critical care nursing）是以挽救患者生命、提高抢救成功率、促进患者康复、降低伤残率、提高生命质量为目的，以现代医学、护理学专业理论为基础，研究急危重症患者抢救、护理和科学管理的一门综合性应用学科。

第一节　急危重症护理学的起源和发展

急危重症护理学是随着急诊医学、危重症医学的发展以及护理学的理论和内涵不断形成而逐步建立和发展起来的。在我国，它经历了急诊护理学、急救护理学、急危重症护理学等名称上的不断演变，其含义和研究范畴也日趋扩大，目前主要包括急诊和危重症护理领域的理论、知识及技术。急危重症护理学已成为护理学科的重要组成部分。

 国际急危重症护理学的起源和发展

急危重症护理学的起源可追溯到原始社会，原始人类为了自身的生存和发展，在与自然灾害、意外伤害、疾病等做斗争的过程中不断总结和实践，逐渐形成了最原始的急诊医学，同时也开始了急救护理的最初探索和实践。

现代急危重症护理可追溯到 19 世纪中叶，弗洛伦斯·南丁格尔在 1853—1856 年克里米亚战争期间，率领 38 名训练有素的护士奔赴战地医院负责救护工作。在短短 6 个月的时间内收治了 6 万余名伤员，并且使伤员的死亡率由 42% 下降到 2.2%。南丁格尔在《护理札记》中讲道："将危重患者或术后的患者安置在靠近手术室的一个小房间中，并让一名看护单独管理这位危重患者，直至患者恢复，或至少从手术的即时影响中解脱。"这种专门为危重患者或术后患者开设的"小房间"，就是重症监护室的雏形。同时，为重症患者进行的专门看护工作即为重症护理学的起源。南丁格尔是护理学的创始人，也为急危重症护理学的发展奠定了基础。

1923 年，美国约翰霍普金斯医院建立了神经外科术后病房；1927 年，第一个早产婴儿监护中心在芝加哥建立；第二次世界大战期间，还建立了休克病房，以救护在战争中受伤或接受了手术治疗的战士；第二次世界大战以后，由于护士短缺，人们将术后患者集中安置在术后恢复病房救治，收到了良好的救治效果；到1960年几乎所有美国医院都建立了术后恢复病房。这些都标志着急危重症护理雏形的出现。

20世纪50年代初期，北欧脊髓灰质炎大流行，许多患者因呼吸肌麻痹不能自主呼吸，而被集中辅以"铁肺"治疗，堪称是世界上最早的用于监护呼吸衰竭患者的"监护病房"。此后，各大医院开始建立类似的监护单元。美国巴尔的摩医院的麻醉科医生彼得·沙法（Peter Safar）将建立的专业监护单位正式命名为重症监护病房（intensive care unit, ICU）；20世纪60年代末，大部分美国医院至少有一个ICU。随着科学技术的不断发展，和人工呼吸机、心电示波仪、血液透析仪及除颤仪的应用，急危重症护理也进入了有先进抢救设备的崭新阶段。20世纪70年代中期，在德国召开的由国际红十字会参与的一次医学会议上，提出了急危重症急救事业国际化、国际互助和标准化的方针，提倡为急救车装备必要的仪器设备，建立国际统一紧急呼救电话并交流急救经验等。此后，急危重症护理学迅猛发展，挽救了成千上万人的生命。

可以说，急危重症护理学是现代社会以及急诊医学和危重症医学发展的必然趋势和结果。1970年，美国危重症医学会成立；1972年，美国医学会正式承认急诊医学为一门独立的学科；1979年，国际上正式承认急诊医学为医学科学的第23个专业学科；1983年，美国医学界正式承认危重症医学为独立学科；加之急救医疗服务体系的迅速发展，这些都显示了急诊医学和危重症医学的强大生命力。与此同时，急危重症护理学也逐步发展起来，1970年，美国急诊科护士学会成立，1985年更名为急救护士学会，该组织担当着急救护理的资质认证、议案表决和话语权的角色。

 二 我国急危重症护理学的起源和发展

战国时期的《黄帝内经》奠定了中医急诊学的理论基础，书中详细论述了相关急症的疾病名、临床表现、病因病机、诊治要点，同时对中医急诊学临床辨证思维有了纲领性的认识。《黄帝内经·素问》中写道："上工救其萌芽……下工救其已成"，指出技术精良的医生能在疾病早期积极救治，而技术差的庸医在疾病晚期缓慢救治，此为迄今为止医学文献中最早、最简明的"急救原则"。东汉名医张仲景所著的《伤寒杂病论》开创了急诊辨证论治的先河，并创造性地提出应用人工呼吸的方法抢救自缢患者，这是迄今为止世界上最早的关于胸外心脏按压等复苏急救方法的详细文字记载，我国应用本方法比西方国家早了1 000余年。晋代著名医学家葛洪的著作《肘后备急方》，开创了我国急救历史进程中的数个"第一"，是第一部中医急诊手册，第一次正式使用"复苏"和"急救"等词，第一次记载按压"人中穴"救治卒中，第一次应用"口咽通气道"，第一次以"舌下含服"给药救治心脏急症，第一次记载了蜡疗、烧灼止血、放腹水、小夹板固定等急救技术。在治疗抢救方面，他提出了"急则治本，因证而异，针药摩熨"综合治疗的学术思想。此后，唐朝孙思邈的《备急千金要方》、北宋末期的《急救仙方》、元朝危亦林的《世医得效方》，都记载了多种急症的医方和救治方法。历史上这些丰富的医学遗产充分体现了我国古代急救领域的繁荣，也为我国急诊医学和急救护理学的发展奠定了基础。

20世纪50年代，我国若干大中城市建立了急救站和救护站；20世纪70年代，建立了心脏监护病房；20世纪80年代，北京、上海正式成立了急救中心，各医院也先后成立了急诊科和危重症监护病房，促进了急诊医学和急诊护理学的发展，开始了我国急危重症护理学发展的新阶段；20世纪90年代，急救医疗服务体系有了较快发展，"120"急救电话网络开始普及，大中型医院拥有了初具规模的重症监护病房，一些发达地区还积极探索海、陆、空立体救援新模式；2003年，国务院颁布《突发公共卫生事件应急条例》，拨巨资建立突发公共事件的应急决策和紧急救援系统，急诊医学和急危重症护理学在应对大型灾害中的地位得到进一步提升；目前，我国各级医院已普遍设立了急诊科和急救科，各城市普遍设立了"120"急救专线电话，部分地区开始试行多系统联动机制。

1983年，中华人民共和国卫生部（以下简称卫生部）和中华人民共和国教育部（以下简称教育部）正式承认急诊医学作为一门独立的学科；1985年，国家学位评定委员会正式批准设置急诊医学研究生点；1986年12月，中华医学会急诊医学学会正式成立，随后重症医学和灾难医学分会相继成立，中华护理学会也分别成立了门急诊护理和危重症护理专业委员会；1988年，第二军医大学开设了国内第一门"急救护理学"课程；此后，教育部将"急救护理学"确定为护理专业的必修课程，2011年国家执业护士资格考试首次将"急救护理学"纳入考试范畴。2003年传染性非典型肺炎后，国家又投入巨资，建立和健全突发公共卫生事件紧急救治体系，急诊医学及急救护理学在应对大型灾害中的地位得到进一步提升。近年来中华护理学会及护理教育中心多次举办急危重症护理学习班，为开展急危重症护理工作及急危重症护理教育培训了大量人才，当前，在急危重症领域中，有急诊护士和危重症护士。

第二节　急救医疗服务体系的组成和管理

第二次世界大战后，城市人口集中，人口老龄化加快，自然或人为灾害事故增多，如何把急救医疗措施迅速送到事故现场的急危重症患者身边，经初步急救处理，再把患者安全地转送到医院内做进一步救治，成为国内外急救界共同关心的课题。于是，一种新的社会化的急救概念，即急救医疗服务体系应运而生。

急救医疗服务体系（emergency medical service system，EMSS）是集院前急救、院内急诊科诊治、重症监护病房（ICU）救治和各专科的"生命绿色通道"为一体的急救网络，即院前急救负责现场急救和途中救护，急诊科和ICU负责院内救护，其强调急诊的即刻性、连续性、层次性和系统性，既适用于平时的急诊医疗工作，也适用于战争或灾害事故的急救。

一个完整的急救医疗服务体系应包括：①完善的通信指挥系统；②现场救护；③备有监测和急救装置的运输工具；④高水平的医院急诊服务和强化治疗。各部分之间既有分工，又密切联系，共同组成一个有严密组织和统一指挥的急救网络。

🔗 知识链接

国外急救医疗服务体系概况

自20世纪50年代开始，美国就有急救专业人员进行科学、规范的现场救治并施行手术。1973年，美国国会通过了"急救医疗服务体系"法案，1976年完成了立法程序。美国的急救系统重在院内救治，主张"把患者送到医院"。美国的急救中心与消防署、警察局紧密联系，共同承担急救任务。英国是欧美国家中唯一实行国家卫生服务制度，并向国民提供免费医疗卫生服务的国家。英国和美国的急救模式相同，被称为"英美模式"。

法国是组建 EMSS 最早的国家之一。1956 年，巴黎首先成立一个急救系统，负责运送暴发性脊髓灰质炎患者到 Claude Bernard 医院，并建立了世界上第一个 ICU，成功救治呼吸肌麻痹的患者。这一成功经验被迅速推广，并应用于交通事故创伤患者的救治，1965 年发展成为急救医疗服务体系（法文为 SAMU）。与美国相反，法国急救提倡"就地稳定"，重在院前深入救治，"把医院送到患者身边"。SAMU 具有全球性，法国公民在世界上任何地方发生意外，均可向该机构呼救。

德国则拥有世界上最先进的急救装置和通信设备，是世界上空中急救水平最发达的国家。

 急救医疗服务体系的组成

我国的急救医疗服务体系起步于 20 世纪 50 年代中期，参照苏联的模式在一些大中城市建立了急救站。1955 年，北京市急救站成立；1980 年 10 月，卫生部颁布了我国首个有关急救的正式文件《关于加强城市急救工作的意见》，由此，我国的急救医学发展揭开了崭新的一页；1986 年 5 月，中华医学会常务委员会批准成立中华医学会急诊医学分会，标志着我国医学界确定了急诊医学为独立的医学学科；2009 年 6 月，卫生部正式出台了《急诊科建设与管理指南》，旨在指导与加强急诊科的规范化建设与管理；2011 年 10 月，卫生部急诊医学质控中心正式成立，旨在确保医疗质量和医疗安全，规范急诊科流程标准化建设，标志着"急诊质量控制和改进"的航程正式起航。

在过去的 30 多年里，急诊医学有了长足的发展。我国已经步入由单一的院前转运，转变为代表政府职能的，集医学救援、灾难救援、疫情防控、医疗保障、危重病救护及科学转运等功能为一体的 EMSS。若应用于院内，则浓缩形成"绿色生命通道"；若扩大到医院外，则与消防、公安、交通等相关职能部门联网协同，形成了广域性的应急救援系统。目前，我国二级以上医院均设有急诊科，市县级城市均有急救中心或急救站，综合性大医院均建有重症监护病房。

城市医疗救护网是在市各级卫生行政部门和所在单位统一领导下，实施急救的专业组织。城市医疗救护网承担现场急救和途中护送，以及医院急诊抢救等全过程的工作。各城市应逐步建立健全急救站、医院急诊科（室），并与街道卫生院等基层卫生组织相结合，组成医疗急救网。

根据我国农村的实际情况，农村的急救医疗服务体系与城市的建设思路略有不同。农村急救医疗服务体系依托现有的县、乡、村三级卫生网，既能满足急诊急救的需求，又可使农村有限的卫生资源得到最大限度的利用。一般村卫生室的功能为初步的现场急救，及时、合理、正确地转送患者；乡镇卫生院是急救网络的枢纽，功能是院前急救、一般急症处理和危重症的初步抢救；县医院是全县急救医疗服务体系的中心，功能为院前急救、急诊科（室）急救及危重症监护室抢救。

我国院前医疗急救呼叫电话号码为"120"，120 既是各医疗急救中心统一的电话呼救号码，也是各急救中心的简称。我国香港特别行政区的 EMSS 则有所不同，报警电话为"999"，整个特区的院前急救职能由消防署和圣约翰救伤队承担。

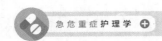

二 急救医疗服务体系的管理

为了建成更完备的急救医疗服务体系，提高急救水平，加强急救医疗服务体系的管理则尤为重要。在急救医疗服务体系中，必须把承担医院抢救和院前急救的各医疗机构组成上下相通、布局合理的急救网络，在区域急救指挥中心的领导下，切实落实现场急救、转运途中急救和医院内救治，才能有效提高急救医疗质量。

在EMSS中，院前急救是急诊的突击队，应配备先进的通信设备和专业的急救从业人员，以及具有急救和监护设备的快速交通工具；院内急诊科是急诊的桥头堡，应有专职急诊医护人员和先进的医疗设备；重症监护病房则是大本营，应有受过专门培训的医护人员应用现代医学理论和高科技的医疗设备，对急危重症患者进行集中监测和强化治疗。

（一）配备急救医疗服务体系的主要参与人员

1. 第一目击者

第一目击者指能参与实施初步急救，并能正确进行呼救的人员。

2. 急救医护人员

一般情况下，救护车上应配备 1 ~ 2 名合格的急救人员，随救护车在现场和运送途中开展救护工作。

3. 医院急诊科医护人员

患者被送到医院后，由急诊科医护人员进行确定性治疗。

（二）建立急救医疗服务通信网络

现代化急救医疗服务通信网络，可以说是急救医疗服务体系的灵魂。救护站、救护车与医院急诊科应配备无线通信设备，有条件的城市应逐步建立救护车派遣中心和急救呼叫专线电话。建立通信网络，有利于急救工作的顺利开展。尤其是当发生重大灾害事故时，急救通信系统又可发挥政府的医疗急救指挥联络系统的作用。

（三）改善城市救护站的条件，改变救护车只作为运送工具的状况

每一座城市都要建立救护站，大城市应设立一个救护中心站和若干分站。救护站要建立必要的通信设施，要配备一定数量的具有必要的救护装备的救护车，要有足够数量的经过专业训练的急救医护人员，以便进行及时、有效的现场救护和运送途中的救护。急危重症患者在现场得到正确、及时、有效的初步救治，可使患者在生命体征尽可能稳定的情况下被送到医院进行确定性治疗，将耽搁和延误降到最低限度。因此，必须彻底改变救护车仅作为运送工具的状况。急救医护人员在现场急救的同时，可用无线通信工具和就近的医院急诊科取得联系，及时得到急诊科医师的指导，并通报患者病情和转运情况，使急诊科做好相应准备。

（四）加强医院急诊科的建设，提高急诊科的应急能力

1995 年，卫生部联合人事部正式批准急诊医学为一门独立的临床学科，并确认为与内、外、

妇、儿科并列的二级学科，急诊科设立为一级科室。医院急诊科是医院医疗的第一线，承担24 h不间断的各类伤病患者的急诊，应不断改进急诊科条件，加强急诊科的业务管理，提高抢救成功率。城乡医院急诊科应有独立的"小区"，有专门的医护人员编制，有一定规模的装备，还要有对内、对外的通信联系设施。

综上所述，EMSS的建立及其科学、有效的运行，为挽救生命、减少并发症、改善预后和提高生命质量发挥着越来越大的作用。因此，我国应进一步健全和逐步完善EMSS，以造福于所有的急诊患者。

第三节 急危重症护士培训及其资质认证

随着护理专业的职能和内涵的不断拓展，专科护理逐步走向职业化、规范化的发展道路。急危重症护理人才的培养是践行专科护理质量的基本保证，也是发展急危重症护理事业的重要工作。

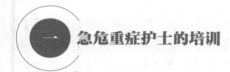

（一）国外急危重症护士培训

急危重症专科护士的概念最早源自美国，1969年，美国护理学会心血管护理委员会成立，并开始提供急危重症患者监护的专业教育，1971年更名为美国重症监护护士委员会。继美国之后，加拿大、英国等国也开始实施急危重症专科护士的培养制度，并且在新加坡、日本等亚洲国家也逐步开展起来。

（二）我国急危重症护士培训

我国急危重症护士培训近年来发展较快，正逐步与国际专科护士的培训、认证相衔接。1999年，"急救护理学"成为高等护理专业必修科目，我国安徽、江苏、北京、上海等许多地方开展了急诊和危重症护士培训工作，这些都进一步推动了急危重症护理人才的发展。目前，国内对急危重症专科护士的培训以在职教育为主，内容包括理论教学和临床实践。为了培养具有坚实的危重症护理学及相关学科理论基础、系统的专业知识和熟练的临床技能，能从事危重症护理学领域临床、教学和科研的高层次创造性人才，多所医学院校已开始招收和培养危重症护理的硕士研究生，2004年山东大学在国内率先招收危重症护理学方向博士研究生，对我国急救护理的发展起到了积极的促进作用。

随着我国护理学科的飞速发展，专科护士培训有了更高层次的培训形式。2016年《全国护理事业发展规划（2016—2020）》中提出：在2016—2020年，发展重症监护、急诊急救等领域的专科护士队伍，并加强培训，以提高护理专业素质和专科护理水平。专科护士一直在向适应卫生计生事业和人民群众健康需求的方向发展。

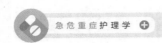

二 急危重症护士的资质认证

（一）国外急危重症护士资质认证

很多国家和地区对急诊和危重症护士实行资质认证制度，要求注册护士在经过专门培训合格后方可成为专科护士，待遇也优于普通护士。1976年，美国开始进行急危重症监护护士资质的认证。美国危重症护士协会将美国的危重症高级实践护士分为两类，即专科护士（certified critical care registered nurse，CCRN）和临床护理专家（critical care nurse specialist，CCNS）。专科护士是指在某一特定专科领域，具有熟练的护理技术和知识并取得专科护士执照的护士。而临床护理专家则是指具有硕士或博士学位，在某一特定领域有丰富的实践经验并精通临床护理技能的注册护士，临床护理专家被允许以一个独立的从业者的身份去发挥作用，也就是有一定的处方权。应该说，在美国，临床护理专家是比专科护士更高一层的护理工作者。日本在1995年正式开始急救护理专家的资质认证。

这些国家还实行持续认证制度，对证书的有效期做了具体规定，如美国急诊和危重症护士执照有效期为5年，在此期间必须通过继续教育保持执照的有效性，否则执照会被取消或被迫重新参加资格考试。日本则规定专科护士、临床护理专家必须每5年重新进行1次资格审查。这种非终身制的资格审查制度促使护理人员不断学习，不断完善自身知识结构，保证护理工作质量，推动临床急危重症护理工作向更高层次发展。

（二）我国急危重症护士资质认证

2006年，在上海市护理学会的牵头下，上海市开始进行急诊和危重症适任护士认证工作，对上海各级医院在急诊科或ICU工作2年以上的注册护士，分期分批进行包括最新专科理论学习、医院实训基地临床实践在内的培训，考核合格发放适任证书。2006年，安徽省立医院率先建立了第一个急诊急救专科护士培训基地。2007年，卫生部颁布《专科护理领域护士培训大纲》，制定了专科护士的培训对象、方法、内容和考核标准。目前，很多省市相继培养了一大批专科护理人才。

本章小结

本章介绍了急危重症护理学的定义、起源和发展，急危重症护士资质认证的趋势，重点介绍了急救医疗服务体系的概念、组成和发展。通过本章的学习，应对急危重症护理学这门课程的学习内容、研究领域有个初步和整体的认识。

思考练习题

1. 什么是急危重症护理学？
2. 什么是急救医疗服务体系？
3. 我国急危重症护士资质认证及培养的发展对策是什么？

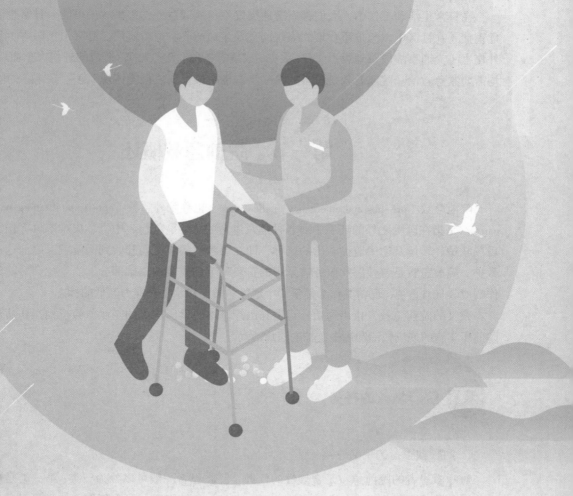

第二章

院前急救

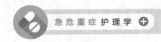

学习目标

  1. 识记：院前急救、急救半径、反应时间的基本概念，现场救护的检伤与分类，院前急救的主要任务与护理内容，灾难现场检伤分类的原则及初级检伤分类标志。

  2. 理解：院前急救的原则及组织体系。

  3. 运用：在灾难医学救援时，开展成批伤员的初检伤分类计数，在不同救援阶段发挥相应作用。

学习重点

  1. 现场救护的检伤与分类。

  2. 院前急救的护理内容。

  在日常生活和工作中，人们都有遭遇突发性疾病或意外伤害事故的可能，日常生活中的急危重症（在社区中以急危重症形式表现而危及生命的心脑血管疾病、呼吸道梗阻等）和各种意外伤害（交通事故以及地震、水灾、火灾、战争等各种"天灾人祸"造成的外伤大出血、骨折等）均需要紧急救治。院前急救是急救的第一步，也是最重要、最能体现"急"与"救"的阶段。

第一节 院前急救概述

  院前急救（pre-hospital emergency medical care）也称院外急救（out-hospital emergency medical care），是指在医院之外的环境中对各种危及生命的急症、创伤、中毒、灾难事故等伤病者进行现场救护、转运及途中监护救治的统称，即在患者发病或受伤开始到医院就医之前这一阶段的救护。院前急救是急救医疗服务体系中的首要环节和重要的基础部分，当今社会对院前急救工作的成效日益重视，已将其作为衡量一个地区急救工作水平和能力高低的标志。

  狭义的院前急救专指由通信、运输和医疗基本要素所构成的专业急救机构在伤病员到达医院前所实施的现场救治和途中监护的医疗活动。

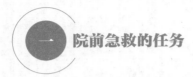

一 院前急救的任务

1. 对呼救患者的院前急救

  对呼救患者的院前急救是常规性的任务，呼救患者一般可以分为三类：第一类是短时间内有生命危险的危重患者，如急性心肌梗死、窒息、急性中毒、严重创伤、休克等患者，占呼救患者的10%~15%，其中需要进行现场心肺脑复苏的患者低于5%，对这类患者必须现场抢救，目的在于挽救患者的生命或维持基本生命体征；第二类是病情紧急但短时间内无生命危险的急诊者，如骨折、急腹症、高热、哮喘等患者，大约占60%，现场急救处理的目的在于稳定病人病情、减轻病人痛苦，防止并发症发生；第三类是慢性病患者，呼叫的目的是需要救护车提供转运服务，而不需要现场急救。

2．灾害或战争时对伤病员的院前急救

灾害或战争发生后，伤病员数量大，伤情复杂，危重伤员多，对伤病员的急救除了应达到平时的要求外，还应注意与现场的其他救援系统如公安、消防、交通等部门密切配合，本着先救命后治伤、先治重伤后治轻伤的原则，对伤病员进行现场检伤分类、处置、运送，以充分发挥现场有限的人力、物力的作用，提高伤病员的存活率，降低伤残率。同时，在灾难事故现场，除了要保护伤病员免受再次伤害外，也要注意自身的安全。遭遇特大灾害或战争而有大批伤病员时，应结合实际情况执行有关抢救预案，无预案时需要加强现场伤病员分类和现场救护，并根据不同情况进行及时分流，转送到预定医院。不能转运的危重患者可就地搭建手术棚，术后再安全转送。

3．特殊任务的救护值班

特殊任务是指当地的大型集会、重要会议、国际比赛、外国元首或重要外宾来访等救护值班。要求参与救护值班的急救单位，加强责任心，严防擅离职守。一旦发生意外，立即赶赴现场，做好救治工作。

4．通信网络中的枢纽任务

通信网络由以下 3 个方面组成：①市民与急救中心的联络；②急救中心与救护车、急救医院的联络；③急救中心与上级领导、卫生健康行政部门和其他救灾系统的联络。院前急救的通信网络在整个急救过程中不但承担着急救信息的接收任务，而且要传递信息、指挥调度及与上级领导、救灾急救指挥中心、急救现场、急救车、医院急诊科进行联络，起承上启下、沟通信息的枢纽作用。

5．急救知识的普及

院前急救的成功率与公民的自我保护意识、自救与互救能力相关。因此，全社会应大力普及救护知识、提高全民的急救意识，增强自我保护意识，降低发生伤害的可能性，掌握自救及互救技能，在突发现场成为能开展现场救护的"第一目击者"（first responder），赢得抢救时间，从而达到"挽救生命，减轻伤残"的目的。一方面，可通过广播、电视、报刊等对公众普及急救知识，开展有关现场救护及心肺复苏的全民教育；另一方面，可针对特殊人群，如红十字会成员、司机、警察、导游等进行专项培训。有条件的急救中心还可承担一定的科研、教学任务。

二　院前急救的原则

1．先排险后施救

先排险后施救是指在实施现场救护前应先进行环境评估，必要时，排险后再实施救护。例如：因触电导致的意外事故现场，应先切断电源排险后再进行救护；车祸现场，把可移动的伤

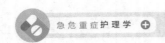

病员移至路边，若不能移动则先放置路障；有害气体造成的中毒现场，应先将患者抬离中毒现场至通风处，以保证救护者与伤病员的安全。大量事实证明，不搬运、少搬运对伤病员是有利的，但为了使伤病员脱离危险区，迅速转运到安全处或理想的医院则必须搬运。

2. 急救与呼救并重

从急救生存链可以看到，现场群众的呼救是重要的一环。有多人在现场的情况下，救护与呼救应同时进行，以尽快得到外援。只有一人的情况下，应先施救，然后在短时间内进行电话呼救。

3. 先救命后治病

先救命后治病要求先复苏后固定、先止血后包扎、先重伤后轻伤、先救治后运送。先救后治可以有效地降低战争与和平时期急救中的病死率和致残率。

4. 先施救后运送

先施救后运送是指对垂危重伤病员，先进行现场初步的急救处理后，才可在医疗严密监护下转运至医院。

5. 转送与监护急救相结合

转送与监护急救相结合是指在转运途中要密切观察、监护伤病员的病情，必要时进行相应的急救处理，如除颤、气管插管、面罩–球囊加压通气、心肺复苏术等，以使伤病员安全到达目的地。

6. 搬运与医护的一致性

搬运危重伤病员时，医护人员必须步调一致，以减轻痛苦、减少死亡的可能性，安全地把伤病员送达目的地。

7. 紧密衔接、前后一致

紧密衔接、前后一致是指防止前后重复、遗漏和其他差错，确保现场急救措施完善，并正确填写规定的医疗文本，使前后医疗急救有文字依据，并妥善保管，做好交接工作。

三 院前急救的组织体系

20 世纪 80 年代中期至 90 年代，现代的急救医疗中心陆续在各大城市建立，进一步完善了急救网络系统。我国有些地区的急救体系已由单独的医护人员发展为 110（公安）、112（交警）、119（消防）和 120（急救）"四警合一"的报警救援系统，提升了综合应急能力。目前，我国主要城市的院前急救组织管理形式，按其与医院关系大致可分为以下 6 种模式。

1. 广州模式

广州于 1990 年建立了以广州市"120"急救指挥中心作为全市急救工作的总调度，以 25 家医院急诊科为区域，按医院专科性质分片、分科负责急救的模式。急救流程为市急救指挥中心收到"120"呼救电话后，立即通知区域内承担院前急救任务的医院急诊科，急诊值班护士接到电话指令后，分别通知有关专科医护人员及驾驶员赶赴现场抢救，然后监护运送伤病员回本院继续治疗。市急救指挥中心为单纯性的指挥中心，与各医院无行政的隶属关系，但具有全市院外救护的调度指挥权。其特点是投资少，充分利用现有的医疗资源合理安排急救半径，但其不具备急救医疗支持力量，与各医院急诊科的协调也存在一定的困难。

2. 重庆模式

1987年，重庆市医疗急救中心成立，其依托于一家综合性医院，拥有现代化的急救设备和救护车，经院前处理后可送入附近医院或收入自己的附属医院。其特点是投资少，对院前患者处理能力强，但指挥权威性的建立有一定困难，适用于中小城市。其急救流程为市急救中心首先收到呼救信息，急救中心的院前急救部派车派人赶赴现场，然后监护运送伤病员回救护中心，由院内急救部继续救治。

3. 上海模式

上海模式是由医疗救护中心和其所属分站与该市若干协作医院紧密配合的急救模式，是目前我国大多数城市采用的模式，习惯上称为"上海模式"。采用这种模式的城市，设有一个急救中心站，各县、区设若干分站，各分站负责院前急救，院内治疗则由各协作医院负责，其功能与广州急救指挥中心相似，但院前急救的人、财、物均属中心。其特点是院前人员亦属于中心的编制，管理起来较容易，院前反应速度快。其急救流程为救护中心收到"120"呼救电话，中心站调度室派遣就近分站派车派人赶赴现场急救，然后监护运送伤病员到协作医院或伤病员的劳保医院继续院内救护。

4. 北京模式

北京模式由指挥调度科、院前急救科、院内急诊科、重症监护室、住院病房构成。急救中心拥有现代化的调度通信设备，部分患者经院前抢救后送本中心继续治疗，多数患者则被转入其他医院。急救中心是北京院前抢救和重大急救医疗任务的统一指挥、调度和抢救中心。其特点是具有院前、院内、重症监护和住院部，是个"大而全"的模式；但由于未能充分利用其他医院的急救资源，需要巨额资金和大量人才来完善急救指挥系统和急救网络。

5. 深圳模式

深圳模式依托于红十字会和各大医院，自成体系保持急救中心指挥的权威性，实行"一套班子两块牌子"。其特点是充分利用现有的医疗资源，集中财力，完善指挥调度系统（调度原则是"集中受理，分区处理，就近派车"），并具有合理的抢救半径和有力的医院支持，在短期内形成了强大的社会效益；但急救中心与各医院急诊科的协调管理仍需不断完善。

6. 香港模式

香港模式采用消防、警司统一的通信网络，报警电话为"999"。日常的医疗急救任务由消防署负责，从就近的救护站派救护车赶赴现场，把伤病员送入医管局所辖医院或伤病员指定医院。遇大型事故时，还有志愿团体如医疗辅助队和救伤队参与抢救。

上述各城市院前急救组织形式各有不同特点，工作效率也有差异，但共性是具有现代化的灵敏通信设备，急救网络基本健全，抢救半径缩短在5 km左右，伤病员能得到最快速度和高效的院前急救护理，从而降低了伤残率、病死率。

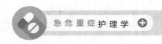
 知识链接

院前急救人员配置模式

医生和护士模式是我国院前急救人员的主要配置模式，但当今医护人员严重短缺，可能会进一步加重医院内的人力资源短缺问题。为解决这一问题，2013 年 11 月中华人民共和国国家卫生和计划生育委员会颁布了《院前医疗急救管理办法》，规定了医疗急救员（emergency medical technician，EMT）从业的相关内容，提出 EMT 是当前医学专业院前急救人员的重要补充。

EMT 是指运用救护知识和技能，在各种急诊、意外事故、创伤和突发公共卫生事件现场施行初步紧急救护的人员。在美国等国家，从事院前医疗急救的相关人员除医生和护士以外，还有 EMT。我国从施行《院前医疗急救管理办法》起，院前医疗急救也新增了力量——EMT。

四 院前急救的设置与管理

（一）院前急救服务系统设置原则

1. 院前急救中心设置原则

（1）数量：一个拥有 30 万以上人口的区域应该设置一个院前急救中心（站）。该急救中心可设在某一个医院内，也可设在医院外，应该有独立的"120"急救专用电话和其他基础设施。原则上，在一个区域内只能设立一个急救中心（站）和若干个分中心（站）。

（2）地点：基地选择与设置急救中心（站）的合理性、经济性和创造良好的急救条件有密切关系。急救中心（站）地点应符合以下条件：①在区域中心地带；②车辆进出方便；③可设在医院内也可设在医院外，设在医院外时最好靠近大医院，既便于形成 EMS 体系，也便于行政管理。

（3）基本建筑：基本建筑面积大小应根据区域实际情况决定，一般可定为每辆急救车占地 $100 \sim 200 \mathrm{m}^2$，各类建筑最好独立，无条件时只能合并在一起，但应尽量减少相互干扰。教学科研建筑包括教室、实验室、图书馆、活动室等，行政业务建筑包括办公室、调度室、会议室等，后勤建筑包括食堂、浴室、锅炉房、洗衣房、仓库、车库、车间及其他设施。

（4）基本设备：设备的数量和质量需根据区域实际情况配置，但基本设备不可缺少，如运输的急救车辆、车修设备、医疗药品器材、通信设备、电脑设备、教学科研设备、生活设备及其他必需设备等。

2. 分中心（站）设置原则

（1）数量：按社区需要确定数量。

（2）地点：地点应该相对按城市医院规划点均匀地分布，例如人口密集地带，特殊需要地带如旅游景点、大企业附近，交通比较方便处，在医院内或与医院相毗邻处。

（3）基本建筑：建筑面积根据区域实际情况确定，一般为每辆急救车占地 $50 \sim 100 \mathrm{m}^2$，应包括值班人员休息室，餐室、盥洗室、厕所等生活室，活动室，车库。

（4）基本设备：急救车辆，急救医疗药械，通信设备，生活设施。

3. 区域人口与急救车辆比例

急救车辆数量配置标准，原则上每 5 万～10 万人配 1 辆急救车。急救车应该是完好的，车况和性能要适应或满足急救需要，经济实力较强区域、灾害多发区域可提高车辆比例。

4. 随急救车医护人员、驾驶员配置原则

每辆急救车与医师及护士编配比例为 1:5，驾驶员数量以急救车辆数配比，以每辆急救车配 5 名驾驶员为宜。

5. 急救半径与反应时间要求

急救半径是指急救单元所执行院前急救服务区域的半径，它代表院前急救服务范围的最长直线辐射距离，缩小急救半径是急救单元能快速到达现场的重要条件之一，城区急救半径应≤5 km。反应时间是急救中心（站）调度室接到呼救电话至急救车到达现场所需要的时间。平均反应时间指区域内每次反应时间的平均值。反应时间的长短是判断院前急救服务功能的重要的综合指标之一，市区要求 15 min 以内，条件好的区域要在 10 min 以内，郊区要求 30 min 以内到达现场。

（二）院前急救服务系统的管理

1. 具备良好的系统通信网

急救指挥系统通信网应具有自动控制与调度功能。要做好通信器材维修保养工作，始终保持急救通信指挥系统的灵敏有效。

（1）急救电话（120、999 等）收接畅通：电话线路数要满足需要，每日 24 h 有专职指挥调度人员值守。要充分利用各种有线、无线通信器材来进行联络、指挥、调度。

（2）自动显示呼救方位与救护车的动态变化：调度室的计算机与卫星导航联网，并在救护车上装置接收器。急救车待命、执行任务与空车返回的动态变化可在电脑屏幕上显示。一旦有"呼救"信号，根据呼救方位，计算机会依据编制的程序，提供最佳调度方案，调度员可通过电脑屏幕进行调度。

（3）自动记录呼救时间，自动同步录音：患者或家属在呼救时，计算机会自动将电话号码、家庭地址、来电时间和呼救者记录在案，并显示在屏幕上，调度员与呼救者对话也会自动录音。这不但能提高调度的效率，也可避免医患纠纷的发生。

（4）急救资料储存：急救车出车次数、人次、千米次、病种分类、病情程度、疗效、收费、油料消耗等可输入计算机储存，并可在调度过程中完成统计，这样可即时查阅有关的资料，也可按报表提供的数据事后输入储存以备查阅。

（5）危重患者病情资料储存与提供医疗咨询：将危重患者病情输入电脑储存，一旦遇到持卡者发病抢救，可通过计算机查询，从而提高抢救的成功率。

2. 装备齐全、完好的运输工具

在急救中起着重要作用的现代救护车、飞机等已不仅仅是运输患者的工具，也是抢救患者

的"流动急诊室"。我国目前最常用的运输工具是救护车。全国目前还无法制定救护车内药品、器械及仪器设备的种类和数量配备的标准，因此，只能按各院前急救组织的实际情况，在保证临时够用的前提下，根据救护车的不同类型与功能，进行科学合理的配备。以下所需用品供参考。

（1）担架与运送保护用品，包括普通或折叠式担架、床垫、床单、枕头、被子、医用胶布等。

（2）各种止血、包扎、固定用品，包括止血带、压迫绷带、三角巾、急救包、纱布、夹板、止血钳等。

（3）人工呼吸器具，包括气管插管盘、气管切开包、简易人工呼吸器、面罩、开口器、压舌板、通气管道和氧气管道等。

（4）手术器械，包括手术刀、剪刀、镊子、缝针、线等。

（5）仪器设备，包括心电图机、持续心电监护仪、吸引器、吸氧设备、呼吸机、气管切开物品、心脏起搏器、除颤仪等。

（6）急救用品，包括救生带、救生衣、安全帽、非常信号用具、手电筒、救生器具、患者标记卡片等。

（7）护理用品，包括皮肤消毒用品（含碘伏、酒精等）、输液用品（含输液管、一次性注射器等）、生命体征监测用品、洗手与手消毒设备、创口敷料、导尿器具、手电筒、砂轮等基础护理用品。

（8）必要的药物等。

急救车管理制度如下所示。

（1）车辆维修保养制度，始终保持车辆的完好状态。

（2）严格值班制度，受理呼救电话后在规定时间内出车。

（3）随车记录制度，及时记录伤病员病情以及院前急救情况和疗效。

（4）急救用品与仪器设备维护制度，以保证救护的质量。

3. 院前急救护士的基本要求

（1）责任心强，身体与心理素质良好，具有一定的急救医学知识。

（2）掌握基础和高级生命急救的基本理论和操作技术，反应敏捷，判断准确，处置安全迅速。

（3）掌握院前急救药物的作用机制、应用剂量和观察要点。

（4）掌握院前急救中患者常见急症的病因、病理、症状和体征，能熟练配合医师完成救护。

（5）熟悉急救车内所有设备的操作方法和所处位置。如除颤器、监护仪、呼吸机、心电图机等。

（6）在执行抢救任务中，必须服从统一命令，不得擅离岗位，须随时解决患者的需要。

（7）对待患者态度和蔼，举止稳重，沉着冷静，同情、理解和体贴患者。

运转良好的急救网络相应的指标有：城区急救半径 ≤ 5 km；平均急救反应时间 ≤ 15 min；监护型救护车 ≥ 3 辆；危重患者医疗处理率达 100%；救治显效、有效稳定率 ≥ 90%；急救途中死亡率 ≤ 1%；医疗责任事故发生次数为 0；3 年内行车重大交通事故次数为 0；心脏骤停现场复苏成功率≥5%；急救物品完好率为100%；通信设备完好率为100%；急救车辆完好率≥85%；万元以上仪器设备完好率≥95%；甲级病例率≥90%；一人一针一管一用一灭菌执行率为100%；一次性注射器、输液（血）器用后消毒并毁形率为100%；患者对急救满意率≥85%；完成指令性任务为100%；来信来访处理率为100%；调度室3声呼救响铃接电话率为100%；回车率≤3%；法定报告传染病漏报率为0。

第二节　院前急救护理

一　现场检伤分类

在院前急救工作中，护士配合医生共同完成救护任务。主要护理工作包括现场评估，大批量患者的检伤分类，现场急救护理，转运和途中监护等几个阶段。

（一）现场评估

1．快速评估造成伤害或发病的原因及急救现场是否安全

（1）评估造成伤害或发病的原因，如车祸、淹溺、急性心肌梗死、急性脑出血等，若为成批伤病员还要评估伤亡人数及程度。

（2）评估是否存在危害救护者、伤病员、旁观者的安全因素，如果存在，应先消除险境。例如：对触电者进行现场救护，必须先切断电源；若为有毒环境，应做好防护措施，以保安全。环境中无危险存在，原则上尽量不移动伤病员身体，尤其对不能确定伤情的伤病员，以免造成再次损伤。

2．初步快速评估危重病情

现场伤病员的伤情判定方法可按A、B、C、D、E的先后顺序进行。

（1）A（airway），即气道是否通畅：有无血块、异物、呕吐物阻塞，如有气道阻塞，应立即用手指抠出口、咽部异物。患者采取头后仰，头颈胸保持直线，抬颏、下颌前推打开口腔，保证气道开放。有条件时插口咽通气道，必要时行环甲膜穿刺或气管插管。

（2）B（breathing），即呼吸是否正常：按"望、听、感觉"的方法检查呼吸系统。望，即通过观察胸壁的运动判断呼吸；听，即用一侧耳朵接近伤病员的口和鼻部听有无气体交换；感觉，即在听的同时，用脸感觉有无气流呼出。呼吸次数是呼吸窘迫的一个敏感指标，应数15 s，再乘以4计算出每分钟的呼吸次数。特别注意开放性气胸或张力性气胸的存在，必要时进行穿刺抽气减压及伤口加压包扎。

（3）C（circulation），即循环情况：四肢血管大出血者应直接用指压法或敷料加压包扎。测

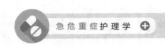

定脉率和血压：血压测定困难时可进行血压估计，若可触及桡、股、颈动脉搏动，则收缩压一般分别在 80 mmHg（10.7 kPa）、70 mmHg（9.3 kPa）、60 mmHg（8.0 kPa）左右。

（4）D（disability），即神经系统障碍：观察意识状态，双侧瞳孔大小改变、对光反应，有无截瘫、偏瘫等。

（5）E（exposure），即暴露检查：根据天气等情况暴露全身各部以发现危及生命的重要损伤，此项检查可以在系统针对性检伤时进行。

（二）系统针对性检伤

在快速完成现场危重病情评估后，根据实际情况，从头到脚进行系统的、有针对性的重点检查。注意：①检查应迅速而轻柔，根据不同病因、检查者的经验选择伤病员检查的侧重点；②重点观察伤病员的生命体征及伤病主要部位的情况，如头部、胸腹、脊柱、四肢及是否有内脏损伤、大出血、骨折等；③在检伤中尽量少移动或不移动伤病员；④在检伤的同时，注意倾听伤病员或目击者的主诉以及与伤病有关的细节，通过与伤病员对话，判断其意识状态，对伤情、症状的耐受程度，能否正确表达病情，是否有医疗护理要求，不要对清醒伤病员反复提问，要尽量使伤病员安静休息并减轻其心理压力；⑤检查中，要随时处理直接危及生命的症状和体征。

1．生命体征

生命体征包括瞳孔、血压、脉搏、呼吸、体温。

（1）瞳孔：检查内容包括：①瞳孔是否等大、等圆；②瞳孔是否固定；③对光反射是否灵敏；④有无压眶或角膜反射。瞳孔不等大提示可能存在颅脑损伤，双瞳孔改变（缩小或散大）与中毒、呼吸心搏停止或恢复等有直接关系。

（2）血压：常规测量健侧肱动脉血压。若伤病员双上肢受伤，应测量腘动脉血压，其压力值比上肢动脉压高 20 ～ 30 mmHg。血压过高有颅内出血的危险，需立即控制；血压过低则提示存在大量出血或休克。

（3）脉搏：测量脉率及脉律，并注意脉率（律）的异常，包括强弱、动脉壁的弹性和动脉走向、深浅、节律的异常。常规触摸桡动脉，脉搏微弱者触摸颈动脉或股动脉。脉搏微弱与心脏活动和血容量有直接关系，如缺氧、失血、疼痛、心力衰竭、休克时，脉率快而弱；心律失常时出现脉搏不规则。

（4）呼吸：观察呼吸的频率、幅度和节律有无改变，有无呼吸阻力、呼吸困难，呼出气体有无异味。

（5）体温：必要时用体温计测量体温。通过观察或触摸了解伤病员肢体末梢循环血供情况，若皮肤出现发绀、花纹、湿冷，提示血液循环不良。

2．头部体征

（1）口：①口唇有无发绀，如有发绀提示缺氧；口唇有无破损，如误服腐蚀性液体可致口唇烧伤或色泽改变。②口腔内有无异物，如呕吐物、血液、食物、脱落牙齿，发现牙齿松动或安装有活动义齿者要及时清除，以免造成窒息。

（2）鼻：①鼻腔是否通畅；②有无血液或脑脊液自鼻孔流出；③鼻骨是否完整或变形。

（3）眼：①观察眼球表面及晶状体有无出血、充血；②视物是否清楚；③眼睑缘是否完整；④眼结膜是否苍白。

（4）耳：①耳道是否有液体流出及流出液体的性质，如有血液或脑脊液流出，提示有颅底骨折；②检查听力如何；③耳郭是否完整，有无异物、变形。

（5）面部：①面色情况，是否苍白或潮红；②额部有无大量出汗。

（6）头颅骨：①注意头颅大小、外形，有无血肿或凹陷；②头皮是否完整，有无外伤。

3. 颈部体征

观察并检查颈部有无损伤，如有无颈椎损伤、有无出血或血肿、颈后部有无压痛、有无颈项强直、气管是否居中等。

4. 脊柱体征

检查时用手沿伤病员后背自上向下触摸，检查有无肿胀或形状异常。

5. 胸部体征

①检查锁骨：在其上稍施压力，观察有无压痛，以确定有无骨折并定位。②检查胸部：观察两侧胸廓在吸气时是否扩张、对称；胸部有无创伤、出血或畸形；可双手轻轻在胸部两侧施加压力，检查有无肋骨骨折。

6. 腹部体征

①观察腹壁有无创伤、出血或可见畸形；②检查腹壁有无压痛或肌紧张；③确定可能损伤的脏器及范围。

7. 骨盆体征

①两手分别放在伤病员髋部两侧，轻轻施加压力，检查有无疼痛或骨折存在；②观察外生殖器有无明显损伤。

8. 四肢体征

（1）上肢：①检查上臂、前臂及手部有无异常形态、肿胀、压痛；②让神志清醒、能配合的伤病员活动手指及前臂，检查推力和皮肤感觉；③注意肢端、甲床血液循环情况。

（2）下肢：①用双手在伤病员双下肢两侧相互对照，同时进行检查，看有无变形或肿胀，注意不要抬起伤病员的下肢，以免加重创伤；②对照检查足背动脉搏动情况。

（三）分类

成批伤病员出现时，需要进行快速、准确、无误的现场分类，在 1 ~ 2 min 内完成一个伤病员的伤情判断，决定优先急救对象，使各类伤病员能得到及时、恰当的处理。

现场伤病员分类的原则：按照先危后重、再轻后小（伤势小）的原则进行分类。

现场急救的分区及标记：伤病员集中的，按伤病员的病情严重程度，用红、黄、绿、黑等不同颜色将伤病员分类标记。急救系统统一印制不同颜色的分类卡，背面有扼要病情转归，挂在伤病员左胸的衣服上。

（1）第Ⅰ急救区——红色标记，病情严重，第一优先。此类伤病员对检查完全无反应，意识丧失，随时有生命危险，需立即给予生命支持，应在 1 h 内转运到确定性医疗单位救治。如

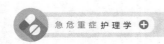

窒息、大出血、休克、严重中毒及心室颤动、呼吸与心脏骤停者。

（2）第Ⅱ急救区——黄色标记，第二优先。标记生命体征稳定的严重损伤，有潜在危险。此类伤病员应急救后优先护送，在4～6 h内给予有效治疗。

（3）第Ⅲ急救区——绿色标记，代表轻伤，第三优先。表示病情不紧急，多为能行走的伤病员，受较轻的损伤，可能不需要立即入院治疗。

（4）第Ⅳ急救区——黑色标记，指已死亡、没有生还可能性、治疗为时已晚的伤病员。

知识链接

医学伦理与器官捐献

急危重症患者的医学伦理与器官捐献问题伴随现代化的生命维持技术与人体器官移植技术的出现而出现。

急危重症患者的医学伦理问题包括：①以患者安全为主要目标的无伤害原则。由于急危重症患者病情重、变化快、救治方案复杂，而临床和护理干预本身可能带来不确定性、安全性问题，因此应遵循以患者安全为主要目标的无伤害原则。②急危重症疾病终末期患者的尊严死。当重症患者的脏器功能无法逆转时，应尽可能保持患者身体的舒适性和自主性，协助其尽可能具备与外界交流的能力及做好面临死亡的各种准备。③患者及家属的意愿和需求。主动与患者或亲属沟通交流，为患者创造条件表达诉求，了解患者自身的价值观，避免不必要的干预，保留其生命最后的尊严。④撤离生命支持的最后阶段的护理。患者的治疗目标一旦从治愈转变为安慰，应根据患者的需求制订个性化的临终方案，但即使撤离生命支持的最后步骤，亦应继续关心体贴患者及家属，保证护理照顾质量。

美国于1954年成功实施世界上首例器官移植手术后，世界各国广泛开展器官移植。

我国人体器官分3类：中国一类（C-Ⅰ），即国际标准化脑死亡器官捐献（donation after brain death，DBD）；中国二类（C-Ⅱ），即国际标准化心脏死亡器官捐献（donation after cardiac death，DCD）；中国三类（C-Ⅲ），即中国过渡时期脑—心双死亡标准捐献（donation after brain death awaiting cardiac death，DBCD）。我国自2015年8月22日发布首部《中国器官捐献指南》起，公民自愿捐献成为唯一合法的器官来源。

护士在器官捐献中的作用包括：作为教育者，积极开展器官捐献知识及政策的记录、宣传，引导人们树立正确的价值观，提高人们自愿捐献器官的积极性；评估发现潜在捐献者，尤其是急危重症护理领域工作的护士；起到协调员的作用，为捐献者家属提供好各方面的护理。

 二 伤病员的安置与救护

对检伤分类区的伤病员进行病情评估和分类后，将其安置于伤病员治疗区，再进行相应的救治，治疗区一般设在比较安全的建筑物或帐篷内。对伤病员进行救护时，应遵循灾难现场救护原则：对危及生命的伤情，应充分利用现场条件，予以紧急救治，使其稳定或好转，为转送创造条件，尽最大可能确保伤病员的生命安全。

（一）摆好体位，注意保暖

在不影响急救处理的情况下，协助伤病员取舒适体位，给予保暖。

1. 无意识、无呼吸、无心跳的伤病员

针对无意识、无呼吸、无心跳的伤病员，应取复苏体位（平卧位头偏向一侧），仰卧于平地上，或在软床垫上放一块跨床档的硬木板，解开衣领、纽扣与裤带。

2. 神志不清，但有呼吸和循环的伤病员

若确知伤病员无脊髓损伤，取恢复体位（屈膝侧卧位），侧卧位使伤病员被动放松并保持气道通畅，防止分泌物或呕吐物吸入气管而窒息。在处理成批伤病员时不能照顾周全，采用这种体位最安全。

3. 意识、呼吸与心跳都存在的伤病员

针对意识、呼吸与心跳都存在的伤病员，应根据不同的损伤部位摆放体位：①毒蛇咬伤者的肢体位置宜低，以减慢毒汁的扩散；②咯血者患侧卧位，防止患侧血液流入健侧支气管和肺内；③腹痛者双膝放于腹前，使腹肌放松；④脚扭伤者抬高患肢，以利于血液回流，减轻扭伤处的肿痛。

（二）保持呼吸道通畅

当伤病员无反应或无意识时，肌张力下降，舌体和会厌可能阻塞咽喉部，而舌体后坠是造成呼吸道阻塞最常见的原因，并且当患者有自主呼吸时，吸气时产生的气道内负压会将舌体、会厌或两者同时吸附到咽后壁，进一步加重气道阻塞，此时可采用口咽通气道来保持呼吸道通畅。如无颈部创伤，可用仰头抬颏法开放气道，并清除口鼻内异物和分泌物。如果义齿松动，应取下，以防脱落阻塞气道。

1. 仰头抬颏法

把一只手放在伤病员前额，用手掌把额头用力向后推，使头部向后仰，另一只手的手指放在下颏处，向上抬颏（图2-1）。

2. 托颌法

把手放置于伤病员头部两侧，肘部支撑在伤病员躺的平面上，握紧下颌角，用力向上托下颌。舌附在下颌上时，把下颌向上抬，可使舌离开咽喉部，使气道打开，此法效果明显，但有一定技术难度。对于怀疑有头、颈部创伤的伤病员，此法更安全，不会因颈部动作而加重颈部损伤（图2-2）。

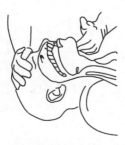

图2-1 仰头抬颏法

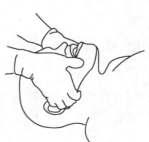

图2-2 托颌法

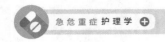

（三）进行有效的氧疗

院前急救中心的给氧途径包括鼻塞、鼻导管、面罩、简易呼吸囊、气管插管等。可根据伤病员发生缺氧的可能机制选择切实有效的给氧途径，并根据呼吸困难的程度，随时调节给氧的浓度。密切观察氧疗的效果，判断缺氧是否改善。

（四）建立有效的静脉通道

在院前抢救伤病员时，常规开通较大的静脉通道，便于提高输液速度，准确、有效使用急救药物。

（1）静脉穿刺部位一般选择前臂静脉或肘正中静脉，尤其在进行心肺脑复苏时，选择上肢静脉明显优于下肢静脉。

（2）尽量选择使用留置针，并固定牢固，以防在伤病员躁动、体位改变和搬运过程中脱出或穿破血管。

（3）对于低血容量休克的患者来说，尽快恢复有效循环血量是抢救成功的关键，应争分夺秒，迅速建立2条以上的静脉通道，多采用16～18号静脉留置针进行静脉穿刺，以迅速达到补充血容量的目的。

（4）疑有骨盆骨折、腹部内脏出血损伤时，不能从下肢静脉输液，不能在受伤肢体远端输液。

（5）心肺脑复苏时，如在静脉通道尚未建立之前已完成气管插管，急救药物如肾上腺素、利多卡因、阿托品可通过气管内给药。

（五）去除患者衣物

有时为了暴露伤口、便于抢救与治疗、减少脏衣物的污染，要为患者去除衣物。为了避免加重伤情，去除患者衣物时需要掌握一定的技巧。

1. 脱上衣法

解开衣扣，将衣服尽量往上推，背部衣服向上平拉，提起一侧手臂、弯曲，脱去一侧衣袖。之后，把扣子包在衣服内卷成一卷，将衣服从颈后推至对侧，拉出衣袖从另一侧手臂脱下。要注意先健侧后患侧，如为争取抢救时间，可用剪刀剪开衣服。

2. 脱长裤法

患者平卧位，把长裤退至髋下，保持双下肢平直，将长裤向下拉出。注意不要随意将下肢抬高或弯曲。

3. 脱鞋袜法

托起并固定踝部，顺脚型方向脱下鞋袜。

4. 脱除头盔法

用力将头盔向两侧扳开，解除夹头的压力，再将头盔向后上方托起，即可除去。动作要稳妥，以免加重伤情。

（六）配合医生进行现场急救

配合医生进行现场急救包括心肺脑复苏、给药、止血包扎、固定等急救处理。

（七）保存好离断的肢体

及时妥善处理好离断肢体。手指或肢体被截断时，要将离断的部分用生理氯化钠溶液冲洗后，用无菌纱布包好放入塑料袋内，同时将碎冰放在塑料袋外面，带到医院以供再植。注意不能把离断肢体直接放入碎冰中，致使离断的部位无法再植，离断的组织亦可能对创面修复有作用。

经过现场的急救处理后，一旦病情允许，应迅速将伤病员转送医院接受进一步的治疗。

三　伤病员的转运护理

转运包括搬运与运输。快速、安全的转运，使伤病员得到进一步的救治，对提高抢救成功率起着重要的作用。但要避免不视病情而一味强调迅速转运，导致严重的后果。例如：外伤大出血未先进行止血处理就运送，可致失血性休克，甚至导致死亡；脊椎骨折未进行固定即搬运和转送，可致使瘫痪等严重的并发症发生；对心跳骤停的患者不及时进行现场初步心肺复苏即转运，会使患者失去宝贵的抢救时机而不能得救。因此，对一些危重患者，先畅通气道、行心肺脑复苏、控制大出血、骨折制动等再转运是极其重要的。同时，要做到医疗监护运输，医疗运输工具除运输之用外，还必须成为途中监护急救的场所，这样才能使伤病员安全到达目的地。

（一）常用的转运工具与特点

担架、救护车、卫生列车、卫生船或汽艇是我国使用较广的运输工具，我国某些城市已在陆地急救运输的基础上，开展了空中运输与急救。一般应根据不同的病情选用合理的搬运方法，结合运输工具的特点与实际情况选用合适的转运工具。

1. 担架转运特点

担架转运较舒适平稳，一般不受道路、地形限制，工具不足时可用木板、树枝、竹竿等为代用品来临时制作使用。但因其为非机械化转运，速度慢、人力消耗大，而且受气候条件影响。

2. 汽车转运特点

汽车转运速度快，受气候条件影响小，但在不平的路面上行驶颠簸较严重，途中救护会受到影响，而且部分伤病员易晕车，出现恶心、呕吐，甚至加重病情。

3. 轮船、汽艇转运特点

轮船转运平稳，但速度慢，遇风浪颠簸厉害，极易引起晕船。汽艇转运速度快，一般作为洪涝灾害时的运输工具。

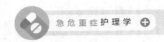

4. 飞机转运特点

飞机转运速度快、效率高、平稳，不受道路、地形的影响。但随飞行高度的上升，空气中的含氧量会下降，对肺部病变、肺功能不全等患者不利。飞机上升与下降时气压的变化对开放性气胸、腹部术后的伤病员、外伤致脑脊液漏患者不利；湿度低、气压低对气管切开患者不利。

（二）转运中的监测与护理

（1）根据不同的运输工具和伤病情摆好伤病员体位，一般患者平卧，恶心、呕吐者应取侧卧位；颅脑损伤、昏迷者头侧向一边；胸部创伤呼吸困难者取半卧位；下肢损伤或术后患者应适当抬高 15°~ 20°，以减轻肿胀及术后出血；颅脑损伤者应垫高头部。

（2）担架在行进途中，伤员头部在后，下肢在前，以利于观察病情。注意途中安全，必要时在担架上捆保险带，并注意防雨、防暑、防寒。

（3）若遇脊椎受伤者，应保持脊柱轴线稳定，将其身体固定在硬板担架上搬运，观察生命体征变化，预防并发症发生。对已确定或疑有颈椎创伤的要尽可能用颈托保护颈椎，运送时尽可能避免颠簸，不摇动伤者的身体。

（4）救护者在拐弯、上下坡、停车掉头时要防颠簸，以免患者病情加重，发生坠落等。

（5）空运中，注意保温和湿化呼吸道，这是因为高空中温度、湿度较地面低。对气管切开者应用雾化器、加湿器等湿化空气，或者定时给予气管内滴入等渗盐水。对使用气管插管者，应减少气囊中注入的空气量，或者改用盐水充填，以免在高空中气囊过度膨胀压迫气管黏膜造成缺血性坏死。外伤致脑脊液漏者，因气压低漏出量会增加，需用多层无菌纱布保护，及时更换敷料，预防逆行感染。中等以上气胸或开放性气胸者，空运前应反复抽气，或做好胸腔闭式引流，使气体减少至最低限度。

（6）转运途中要加强生命支持性措施，如输液、吸氧、吸痰、气管插管、气管切开、心肺复苏、深静脉穿刺等，注意保持各种管道在位、畅通。

（7）用先进的监测、治疗手段加强生命维护，要随时观察、监测患者呼吸、体温、脉搏、血压等生命体征以及意识、面色变化、出血等情况；使用心电监护仪对患者进行持续心电监测，一旦出现病情突变，应在途中进行紧急救护，如采取电除颤术等。

（8）做好抢救、观察、监护等有关医疗文件的记录，并做好伤病员的交接工作。

（三）转运注意事项

1. 转运顺序

危及生命需立即治疗的严重创伤者＞需急诊救治可能有生命危险者＞需要医学观察的非急性损伤者＞不需要医疗帮助或现场已死亡者。

2. 保持通信通畅

转运方与接收方需及时沟通转运与接收要求和注意事项，并保持联系。

3. 评估转运安全性

转送前再次全面评估并记录生命体征、气道、神经系统检查结果等，确保转运安全。

4. 知情同意

向患者及家属交代病情，并告知转运的必要性和途中可能的风险，征得同意并签字后实施转运。

知识链接

团队合作

团队合作对急救医疗服务具有重要的意义，有效的团队合作和沟通不仅能使急救人员保持积极态度，有助于改进急救人员的工作表现，还可使团队成员职责明确、效率提高，有助于改善患者临床结局、减少不利事件发生和提高患者满意程度。在急危重症的抢救过程中，有效的团队合作能有效提高抢救效率和抢救成功率。

团队包括相应的人员构成及系统构成。狭义的医疗团队是指医生与护士组成的团队。急危重症救治团队主要包括急诊或重症监护科室医生和护士等人员，也包括相关专科的医生和其他相关的卫生保健人员。团队系统构成包括团队投入、团队过程和团队产出。

美国"提高团队性能及患者安全的团队策略与工具"的团队培训模式指出，医疗团队成员应具备的基本能力要点包括知识、技能和态度；团队成员核心技能包括领导力、情境监管能力、互相支持和沟通能力。在急危重症领域，护士作为参与急危重症患者救治的主要成员，不仅能够协助医生完成救治，尽量满足患者的个性化需求，起到患者支持的作用，还是信息传递与协调、协助者。

本章小结

院前急救是急救医疗服务体系中的首要环节和重要组成部分，面对现代社会的各种急危重症与灾害事故的挑战，救护概念在不断演变，院前急救有了突飞猛进的发展。本章介绍了院前急救的概念、任务、原则和院前急救的组织形式，重点介绍了院前急救的护理内容。通过本章的学习，应初步了解院前急救的任务及我国院前急救的组织形式，掌握院前急救的概念和护理要点。

思考练习题

1. 何为院前急救？其原则是什么？
2. 院前急救护理包括哪些内容？应从哪些方面进行危重病情的现场评估？
3. 在转运途中要对伤病员做好哪些监测与护理？

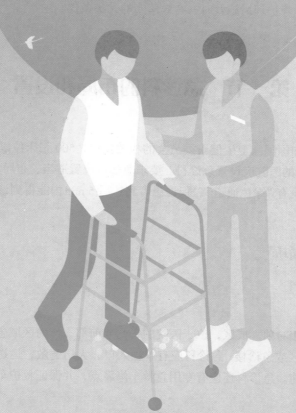

第三章

急诊科的设置及管理

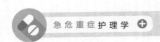

急诊科是现代医疗服务体系中的一个重要组成部分。急诊服务质量直接关系到患者的生命安全，同时也是反映医院管理、医疗技术和服务水平的窗口。合理的急诊科布局，完善的急诊科设置，是保证各项诊疗护理措施及时、有效落实的先决条件。

第一节　急诊科的布局和设置

根据中华人民共和国国家卫生健康委员会的相关要求，500张床位以下的医院应设立急诊室，500张及以上床位的医院应设置急诊科。要求急诊科位置适当、布局合理、标志清晰明确，且保证24 h应诊，并设有"绿色通道"，保证患者到达后5 min内能得到诊治。

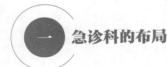

一　急诊科的布局

1. 急诊科的位置

急诊科应独立或相对独立成区，位于医院的一侧或前部，作为区域急救中心的三级医院应建立独立的急诊工作区或急诊楼；急诊科应有单独入口，大门宽敞，运送患者的车辆可直接到达急诊科或抢救室门前。急诊科还应有专用急救车停靠点，并保证救护车辆畅行。

2. 急诊科的标志

急诊科应有标志和路标，且各部门标志醒目，路标明确，二者均应昼夜可见。急诊大厅应有急诊科各层面的平面图。同时，一些重要部门，如CT室、手术室、住院部应设立明显指示标志。

3. 急诊科的布局

急诊科应光线明亮、空气流通、温度适宜、电源设施合理充足，抢救设施齐全且处于良好的使用状态。候诊区应宽敞明亮，轮椅、推车畅通无阻。预检分诊台应位置明显。各诊室和功能科室应设置在同一平面，且以减少交叉穿行和院内感染以及节约时间为准则。急诊科面积和医院总床位数及急诊日就诊量成适当比例且独立成区。

二 急诊科的设置

（一）基础部门设置

1. 分诊处

分诊处又称预检室，是急诊患者就诊的第一站，应设在急诊科入口附近最醒目的位置，且标志清楚，出入方便，面积、布局合理，避免造成拥挤。同时备有简单的医疗检查器材，如血压计、听诊器、手电筒、体温计、血糖仪、压舌板等；配备必要的通信器材，如电话、对讲机、呼叫器、信号灯等，以便及时联系相关科室人员；为方便就诊患者，应备有候诊椅、轮椅、平车等，以及就诊登记本、计算机、病历、各种常用检查表单、笔等；还可提供开水、一次性杯子、吸管、手纸等便民服务措施。

2. 急诊科

一般综合性医院急诊科应设有内、外、妇、儿、眼、耳鼻喉、口腔、皮肤、骨科等诊察室，室内除设有普通的诊查用具及设备外，还应根据各科室特点备有特殊的检查用具及器材，并定期清洁消毒、检查维修、及时补充。有条件的医院还可设立精神病、囚犯等特殊诊室。

3. 急诊抢救室

急诊抢救室是急危重症患者抢救的场所，应设在分诊处及入口的近处，以便患者在最短的时间内得到最有效的救治。室内应备有必要的抢救器材、设备及药品；室内光线明亮，空间宽敞，单床抢救室面积不小于 $20\ m^2$，多床抢救室床均面积不小于 $12\ m^2$。抢救床最好是方便移动、可升降的多功能床，每床单元应配有输液装置、吸氧及负压装置，有足够的电源，最好有屏风或床帘。

4. 急诊清创室或手术室

急诊清创室或手术室应紧靠外科诊察室，以便尽快处置外伤患者。室内根据接诊量设 1～3 张手术床，同时备有洗手、麻醉、抢救、消毒及照明设施，以便及时开展急诊清创及急救手术。

5. 急诊治疗室

急诊治疗室应设在急诊室的中心部位，一般靠近护士办公室，方便为患者进行各种护理操作。室内除备有无菌物品柜、治疗桌、配液台、多个治疗盘及各种必需消毒用品外，还应有空气消毒设施。旁边应设处置室，方便及时处理产生的垃圾。

6. 急诊输液注射室

急诊输液注射室应紧邻治疗室，室内配备专用的输液椅，有条件的可以把成人和小儿分区注射。

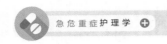

7. 急诊留观室

急诊留观室一般收治短时间内不能明确诊断、病情介于住院和非住院之间，或需要等待床位进一步住院治疗的患者。原则上患者在 2～3 d 内离院、转院或住院。观察室床位一般按医院总床位的 5% 设置。观察室内的设备、人员配置、工作程序和普通住院病房类似。

8. 急诊重症监护室

急诊重症监护室（emergency intensive care unit，EICU）的床位数主要根据急危重症患者所占急诊患者的比例来确定，同时考虑医院有无其他相关科室（如 ICU）等因素。一般以 4～6 张床为宜，多床监护室每床占地面积不小于 15 m^2，单床监护室不小于 20 m^2。监护室应设有中心监护系统，并有呼吸机、除颤仪、起搏器、心电图机等相关的急救设备及器材。EICU 主要收治急诊科病情危重，暂时不能转运或急诊术后需要监护的患者。

有条件的医院还可设立单独的洗胃室，用来收治中毒需要洗胃的患者，还可设立隔离室用来收治确诊或疑似有传染病的患者。

（二）辅助设施设置

急诊科良好、顺畅的运作，离不开配套齐全的辅助部门，如急诊挂号室、急诊收费室、急诊药房、检验科、影像科（X 线、B 超、CT、磁共振）、保卫室等。各科室应在一个功能区，且要密切配合，以方便急诊患者。同时，为了充分利用医疗资源，在医院部门设置布局时，大型的辅助科室应采取门急诊共用的原则。

（三）急诊科护理人员配置

急诊科应有固定的护理人员，且护士结构梯队合理，护理人员应当具有 2 年以上临床工作经验，经规范化培训合格，掌握急诊、危重症患者的急救护理技能，且应具有良好的心理素质、较全面的医学理论知识、娴熟的操作技术、较强的法律观念、良好的团队精神及健康的体魄。急诊科护士长应由具有主管护师资格且有 2 年以上急诊科临床工作经验的护理人员担任。各医院根据急诊就诊量、抢救人数及观察床位数设置相应的急诊护士编制。

（四）仪器设备及药品配置

1. 仪器设备

（1）抢救监护设备：呼吸机、多功能监护仪、除颤仪、起搏器、心电图机、床边 X 线摄片机、中心负压吸引装置和电动吸引器、中心吸氧装置和氧气筒、氧气袋、输液泵、微量泵等。

（2）手术设备：心电监护除颤仪、麻醉机、无影灯、手术床、电刀、显微镜、激光刀及各种常规手术器械。

（3）急诊出车设备：

①普通转运型急救车主要负责恢复期患者的转运、复查等。车内备有担架车，为患者提供方便服务。

②普通型急救车主要负责一般患者的转运、现场救治和途中监护等。车内医疗舱应配置管道供氧装置，12 V、220 V 不间断供电系统，备有急救箱（内有常用急救器械和各种急救药品）、

心电图机、氧气瓶等，并可根据病情需要随车携带除颤器、监护仪、电动吸引器、血糖仪等设备和仪器。

③重症型急救车用于急危重症患者现场抢救、途中监护和安全转运。选择发动机动力强、减震性能好、医疗舱宽敞、配置合理、综合性能好的较大车辆。重症型急救车需配备较普通急救车更全面的急救设施、急救药品和医疗设备，配有除颤起搏器、气管插管装置、气囊面罩人工呼吸机、自动上车担架、铲式担架、上楼担架椅、负压真空担架、负压真空夹板、颈托等，类似一间流动的监护室或ICU病房。

④医疗急救指挥车是突发公共卫生事件的临时移动指挥场所，主要为亲临现场的领导提供指挥调度和研究处理决策的技术环境。指挥车分为六大功能子系统，分别为图像采集系统，显示、存储和控制系统，数据及视频传输系统，通信指挥系统，办公管理系统，智能配电系统。

（4）急救包：气管切开包、胸腔穿刺包、腰椎穿刺包、清创缝合包等。

（5）抢救车：医院抢救车是存放抢救药品、物品的专用车，在抢救患者时应具备及时、准确、方便、易取等特点。因此，要求抢救车内的急救药品、物品、仪器齐全并相对定位，性能良好，处于备用状态。要求每班清点物品数量及有效期。一般抢救车分6层，分别摆放各种抢救药品和物品，由上至下分别是：

第一层：抢救物品登记本、抢救药品使用说明、抢救物品一览表。

第二层：压舌板、开口器、拉舌钳、吸痰管（一般5个）、吸氧管（一般5个）、各型号气管插管用具（各1个）、各型号气管切开套管（各1个）、牙垫、医用胶布。

第三层：抢救药品（按顺序摆放）。

第四层：输液器、输血器及各型号注射器（50 mL注射器2个即可）、各型号注射针、输液延长管及心电监护仪电极片各5个，且同种同型号物品分别捆扎，各类物品集中摆放。

第五层：常用液体，分别是5%碳酸氢钠250 mL，20%甘露醇250 mL，右旋糖酐40葡萄糖500 mL 1瓶，0.9%氯化钠250 mL 2瓶及输液用具（如止血带、输液贴、棉签、碘伏、输液网套）。

第六层：氧气袋、吸氧面罩、简易呼吸器、扳手、手电筒。

（6）另外还需配备负压吸引装置、吸氧装置、各型号麻醉科喉镜。

2. 抢救药品

（1）呼吸兴奋剂：尼可刹米注射液（可拉明）、盐酸洛贝林注射液（山梗菜碱）。临床上尼可刹米注射液和盐酸洛贝林注射液常同时使用，能协同兴奋呼吸中枢。

（2）抗心律失常药：盐酸利多卡因注射液、盐酸普罗帕酮注射液（心律平）、盐酸异丙肾上腺素注射液、盐酸胺碘酮注射液。

（3）强心升压药：重酒石酸去甲肾上腺素注射液、盐酸肾上腺素注射液、盐酸多巴胺注射液、重酒石酸间羟胺注射液（阿拉明）。

（4）强心药：去乙酰毛花苷注射液（西地兰）。

（5）血管扩张药：硝酸甘油注射液。

（6）利尿剂：呋塞米注射液（速尿）。

（7）脱水剂：甘露醇注射液。

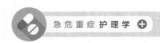

（8）镇静解痉药：盐酸氯丙嗪注射液（冬眠灵）、地西泮注射液（安定）、苯巴比妥注射液（鲁米那）、硫酸阿托品注射液、盐酸消旋山莨菪碱注射液（654-2）。

（9）局麻药：盐酸利多卡因注射液。

（10）解毒药：氯解磷定注射液、盐酸纳洛酮注射液。

（11）激素类药：地塞米松磷酸钠注射液。

（12）平喘药：氨茶碱注射液。

同时还应备有葡萄糖注射液（50%、10%、5%）、5%葡萄糖氯化钠注射液、10%氯化钾注射液、0.9%氯化钠注射液、5%碳酸氢钠注射液、20%甘露醇注射液、右旋糖酐40注射液等。

抢救药品和物品要做到"五定"（定品种数量、定位放置、定人管理、定期检查、定期消毒灭菌）、"三及时"（及时检查、及时维修、及时补充）、"一保持"（保持良好的备用状态）。

第二节　急诊科的管理

　急诊科工作流程

急诊科工作流程，如图3-1所示。

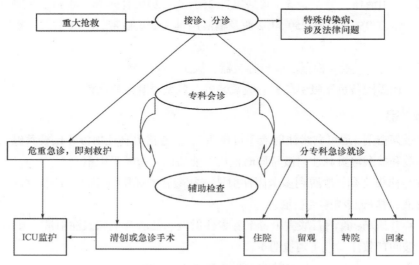

图3-1　急诊科工作流程

（一）急诊接诊

接诊人员应主动、热情地接待咨询患者，指导患者就医，维持就诊秩序。分清患者病情的轻重缓急，有急危重症患者时立即按照危重患者抢救制度进行抢救。患者有传染性疾病或疑似

有传染性疾病时，应按照相应的隔离制度进行隔离和汇报。做好卫生宣教及医院新业务、新技术的宣传工作，熟悉、了解医院各个科室的分布，以及各专科特色，为患者提供更好的咨询服务。

（二）急诊分诊

急诊分诊见本章第三节。

（三）分诊后处理

分诊后处理指急诊患者由分诊护士经过初步评估后，根据病情的轻重缓急和疾病种类，给予准确、及时救治以及妥善安置，并按规定要求进行终末处理的过程。

1.患者安置

（1）一般患者：患者经分诊至专科诊室就诊后，专科医生根据病情需要，使需进一步住院治疗的患者转入普通病房；不具备收入院标准、院外观察达不到目的者均应收急诊留观室，急诊留观时间一般不超过72 h；可行院外观察治疗的患者，医生初步处理后回家或带药回家，需要时遵医嘱门诊复查。

（2）急重症患者：遇急重症患者应立即启用绿色通道，病情危急时就地抢救，待病情允许时进入急诊抢救室进一步抢救治疗；病情允许者，直接进入急诊抢救室进行抢救治疗。

（3）传染病患者：对疑似传染病患者应进行隔离，确诊后及时转入传染病区进一步治疗，属于法定传染病的还应按《中华人民共和国传染病防治法》的规定上报。

（4）特殊患者：对三无人员（无生活来源、无劳动能力、无法定赡养人）或无助人员、无名氏患者、流浪乞讨人员、精神病患者、流浪精神病患者，其他如吸毒者、弃婴、自杀者、醉酒者、犯人等应以救死扶伤为原则，以患者为中心，制定、实施相应的救治措施，同时与有关部门协调，使患者得到妥善救治，充分体现急诊科的社会效益。

（5）批量患者处理：遇突发重大事件有大批量患者时，应本着"先救命，后治病"的原则，同时做好医疗安全措施，安全分流转运患者。

2.终末处理

患者安置妥当后，对患者所用物品、医疗器械，患者产生的医疗和生活垃圾，患者所处的空间，都应按医院感染管理要求进行消毒、灭菌、焚烧等处理。

另外，急诊护士在患者处理过程中要按"护理文书书写规范及要求"准确、及时地做好各项记录工作。

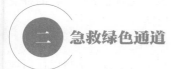 急救绿色通道

为了适应现代急救医学的发展，提高患者在急诊室中的抢救成功率，保证急危重症患者的抢救工作及时、准确、有效进行，急诊科应开设绿色生命安全通道，对危重症患者一律实行优先抢救、优先检查和优先住院的原则，相关的医疗手续酌情补办。急救绿色通道是指医院为急危重症患者提供快捷高效的服务系统，包括在分诊、接诊、检查、治疗、手术及住院等

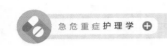

环节上，实施快捷、有序、安全、有效的急救服务，此服务的目的是畅通、高效、规范。落实在急救护理中，应突出一个"急"字；在护理管理中，应突出一个"畅"字；在护理服务中，应突出一个"效"字。同时，做好急救绿色通道的保障工作，为抢救患者争取时间，提高急危重症患者的抢救成功率。

（一）急救绿色通道流程

急救绿色通道流程为：急诊患者—急诊医生、护士主动迎接，分秒必争进行分诊、抢救—急诊抢救室抢救—补办挂号、收费手续—ICU室进行重症监护病情缓解控制—离院或住院。

（二）急救绿色通道收治范围

急救绿色通道收治范围如下：①心跳呼吸骤停；②昏迷、休克；③急性心肌梗死；④致命性心律失常；⑤急性心力衰竭；⑥急性呼吸衰竭；⑦严重创伤、多发伤；⑧中毒；⑨溺水；⑩其他急性病引起的生命体征不稳定需要抢救者；⑪无人陪护的所有生命体征不稳定的患者或预见可能出现危及生命的各类急危重症患者和"三无"人员。

（三）急救绿色通道要求

（1）在抢救通道设定"急救绿色通道"醒目标志，急诊大厅设"急救绿色通道"流程图，方便患者及陪同人员等。

（2）设有24 h专职导（分）诊人员，包括护士和护工，随时到急诊大门前迎接急危重症患者进入急诊抢救室抢救。值班护士应立即准备好所需抢救设备和备用抢救药品。

（3）值班医生和护士必须坚守岗位，在5 min内投入抢救，急诊科呼叫院内抢救会诊原则上10 min内到达。

（4）遇重大抢救必须报告科主任，白天同时报告医务处，夜间报告总值班，必要时由医务处组织医院抢救小组成员进行抢救会诊，也可以由急诊主任直接请相关专业的抢救组成员会诊抢救。急诊主任和护士长随叫随到，组织协调抢救工作。

（5）经急救绿色通道抢救的患者处方、各种辅助检查申请单、住院证应标注"急"字标签，并盖有"急诊"印章。各相关科室予以优先处理，经医务处（白天）或总值班（夜间）签字并经收费处登记签章后可先取药、检查、住院，后付款。

（6）对急救绿色通道抢救的患者，值班医师必须尊重家属的知情权，及时告知病情及变化，根据病情发给病重或病危通知，并请家属书面签字。

（7）为保证抢救及时，遵循生命权高于知情同意权原则，对急救绿色通道抢救患者的各类有创操作，值班医师按照国家有关规定和实际情况可以先操作后补谈话。

（8）抢救病历应由相关医护人员根据实际情况填写完整并妥善保管。

（9）值班医护人员及其他相关工作人员必须对急危重症患者进行全力抢救，不得以任何理由推诿、延误患者的诊疗。

（四）工作方法

（1）工作人员要发扬革命人道主义精神，及时开通急救绿色通道，以便急危重症患者在最短时间内得到最好、最大范围的处置。

（2）从院前急救到患者进入病区进一步治疗，各环节、相关科室及参加人员应尽心尽责，密切配合，以确保急救绿色通道的畅通。

（3）接诊迅速，初步诊断和处理准确、合理；相关科室会诊及时、到位；必需的检查和治疗，尽可能在急诊抢救室完成；若在急诊科内完成有困难，应在急诊护士的护送下，到相关科室优先检查；必须住院进一步治疗时，由急诊护士与相关的科室联系，该科室要立即给予安排，患者由急诊护士送到病区，病区护士优先接待安排，并做好交接班；对需要紧急手术的患者，及时通知手术室，在急诊科内完成术前准备，由急诊护士送至手术室，手术室立即安排进行手术。

（4）在患者医疗费用暂时无法落实的情况下，先抢救后收费，以免延误抢救时机。

（5）严格执行请示汇报制度，及时向医务处、院办及总值班汇报。

（五）急救绿色通道保障措施

（1）凡急危重症患者，都应该开通急救绿色通道以确保在最短的时间内，得到最大范围的处置。

（2）在急救绿色通道中的患者，任何科室都应予以优先救治，化验科、功能科以及相关科室人员，在接到救援电话后，5 min内赶到急诊科，协助和参与抢救。

（3）急救绿色通道中的患者，所有的检查单均标有"急"字标签或"急诊"章，各科室应予以优先检查，B超、心电图检查后立即出报告，化验、放射在30 min内出报告。

（4）在急救绿色通道中的患者，任何科室不得以任何理由拒绝检查和抢救。

（5）在患者的医疗费用暂时无法落实的情况下，要发扬革命人道主义精神，先抢救后收费，以免耽误抢救时机。

（6）及时请示汇报医务处或总值班，确保急救绿色通道畅通，下列情况必须汇报。

①严重工伤、重大交通事故、涉及法律纠纷的患者，大批中毒、法定传染病或灾情患者。

②病情危重需开通绿色通道，但又无家属（单位领导）、无钱患者。

③重大手术、重大脏器切除患者及截肢患者。

随着急救绿色通道的建立和不断完善，急危重症患者的抢救成功率得到了极大的提高。严格的规章制度，是急救绿色通道畅通的保障；完善的设备保证，是急救绿色通道畅通的前提和基础。一支训练有素、技术娴熟、热爱急救事业、有高度责任心的急救队伍是急危重症患者抢救成功的关键。

 ## 三　急诊科工作制度

医院急诊科应严格执行《全国医院工作条例》有关急诊方面的各项规章制度，除执行首诊负责制、危重患者抢救制度、值班交接班制度、消毒隔离制度、不良事件上报制度、医疗废物管理制度等医院规范化管理制度外，应根据条例的相关规定，制定出适合急诊科并切实可行的急诊科工作制度，主要包括以下几个方面。

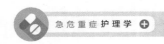

（一）急诊分诊制度

（1）分诊应由有经验的护士主持，一般急症患者要按病情轻重缓急依次就诊，对危重病患者应迅速组织抢救，对婴幼儿、年老体弱及特殊患者应酌情优先照顾，同时做好其他就诊患者的解释工作。

（2）主动组织人员迎接救护车，对急危重症患者，需立即开通绿色通道，予以紧急处理的同时，护送至抢救室并通知有关医护人员进行抢救。

（3）必要时挂号、交费、取药等可由医护人员或陪同人员代办。

（4）分诊护士应热情接待每位患者，并扼要了解伤病情，重点观察体征，根据患者主诉辅以必要检查。

（5）根据病情需要，填写血、尿、粪等检验申请单，并记录在病历上。

（6）急危重症患者应先抢救，后补办手续。采取首诊负责制，各有关科室接到分诊护士通知后要积极主动配合，不得以任何理由推诿。

（7）遇到大批伤病患者或突发性灾难事件，患者集中到达时，应立即报告科主任、护士长、医务处或总值班等协同抢救，遇到涉及法律等问题时应向公安等有关部门报告。

（8）在分诊中遇到困难时，应由护士长组织护士共同会诊解决，必要时可请有关医师协助，以提高分诊质量，分诊正确率应在90%以上。

（9）传染病病例或疑似传染病病例应到隔离室就诊，确诊后转到传染病医院或医院传染病科，并按传染病报告制度及时汇报；体温≥38 ℃、伴有呼吸道症状的病例，应当将患者分诊至发热急诊就诊。同时对分诊处进行必要的消毒，以预防交叉感染和传染病扩散。

（10）遇涉及刑事、民事纠纷的患者，按规定上报院总值班。

（二）急诊科工作制度

（1）急诊科必须24 h随时应诊，节假日照常应诊。工作人员必须明确急救工作性质、任务，严格执行首诊负责制和抢救原则、程序、职责、制度及技术操作规范，掌握急救医学理论知识和抢救技术，实施急救措施，遵守抢救制度、分诊制度、交接班制度、查对制度、治疗室工作制度、观察室工作制度、监护室与抢救室工作制度、病历书写制度、查房会诊制度、消毒隔离制度等，并严格履行各级各类人员的职责。

（2）值班护士不得擅自离岗。急诊患者就诊时，值班护士应立即通知有关科室值班医生，同时给予一定处置，如测体温、脉搏、血压等，并登记姓名、性别、年龄、住址、来院准确时间、单位、职业等项目。值班医生接到通知后，必须在5 ~ 10 min内对患者进行诊治。对拒绝来急诊科诊治患者或接急症通知后10 min不到的医生，急诊科护士应通知医务处或总值班，与有关科室负责人联系，查明原因后予以严肃处理。

（3）临床科室应选派技术水平较高的医生担任急诊工作，每人任期不得少于6个月，实习医生和实习护士不得单独值急诊班。进修医生经科主任同意报医务处批准，方可参加值班。

（4）急诊科各类抢救药品、器材要准备完善，做到"五定""三及时""一保持"。

（5）对急诊患者要有高度的责任感和同情心，迅速、及时、正确地进行救治，严密观察病情变化，做好各项记录，疑难、急危重症患者应在急诊科就地组织抢救，待病情稳定后再护送至病房。对需立即进行手术治疗的患者，应及时送手术室进行手术。急诊医生应向病房或手术医生直接交班。任何科室或个人不得以任何理由或借口拒收急危重症患者。

（6）急诊患者收入急诊观察室，由急诊医生书写病历，开好医嘱，急诊护士负责治疗，对急诊患者要密切观察病情变化并做好记录，及时有效地采取治疗措施。观察时间一般不超过 3 d。

（7）遇重大抢救患者，需通知医务处、护理部、门诊部，保证有关领导亲临指挥。凡涉及法律、民事纠纷的患者，在积极救治的同时，应积极向有关部门报告。

（三）急诊科护理工作制度

（1）工作人员必须遵守各项规章制度和工作流程，以主动、热情、及时、敏捷、负责的态度对待每一位就诊患者。

（2）对患者具有高度的责任心和同情心，积极、主动地配合医生进行救治，严密观察病情变化，做好各项记录。

（3）护士必须坚守岗位，各尽其责，熟练掌握各种抢救技术及各项基础护理操作技能，随时做好抢救患者的准备工作。

（4）在操作过程中严格遵守无菌技术操作原则和"三查七对"（操作前查、操作时查、操作后查，对床号、对姓名、对药名、对剂量、对时间、对浓度、对方法）制度，根据医嘱合理用药，掌握配伍禁忌。工作做到迅速、准确，既要减少患者等候时间，又要防止差错发生。

（5）对危重不宜移动的患者，应在抢救室就地抢救，待病情稳定后再护送至病房；对需要立即进行手术的患者，应送手术室进行手术，并需事先电话通知相关科室并简单介绍病情。

（6）各类抢救药品及器材要准备完善，专人管理，放置固定位置，标识清晰，便于使用，班班交接，及时消毒、补充、更新和维修，急诊药械合格率 100%。

（7）遇重大抢救或突发公共卫生事件，需立即向医院和急诊科主任汇报，凡涉及法律、纠纷的患者，在积极救治的同时，要及时向有关部门报告。

（8）能够运用整体护理的观点为患者提供高质量的服务，牢记急诊、急救的宗旨：高速度、高效率、高度责任感，一切以患者为中心。

（四）首诊负责制度

（1）每一个接收急诊患者就诊的科室、医师分别为首诊科室和首诊医师。首诊医师对所接诊的患者，包括检查、诊断、治疗、转科和转院等环节工作负责到底。

（2）首诊医师对接诊的患者应询问病史、做好病历记录，完成相关检查并积极治疗处理。如病情涉及其他科室，应在紧急处置后请相关科室会诊，会诊科室签署接收意见后方可转科。严禁私自涂改科别或让患者自行去预检分诊处更改科别。

（3）遇有多发伤、涉及多学科疾病或诊断不明确的患者，首诊科室或首诊医师应承担主要救治责任，并负责邀请相关科室会诊，在未明确收治科室前，由首诊科室和首诊医师负责。涉及两个或两个学科以上疾病患者的收治，由急诊科组织会诊、协调解决，相关科室应服从、配合。

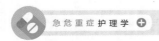

<h1 style="text-align:center">第三节 急诊分诊</h1>

分诊

急诊分诊（emergency department triage）是指急诊患者到达急诊科后，由预检分诊护士对其病情严重程度进行快速、准确的评估，判断分诊级别，根据不同等级安排就诊先后顺序及就诊区域，科学合理地分配急诊医疗资源的过程。从临床狭义的角度看，急诊分诊是急诊护士根据患者的主诉、主要症状和体征，区分疾病轻重缓急及隶属专科，进行初步判断并合理安排专科救治的过程。从广义上说，急诊分诊是在综合各种因素的基础上，最大限度地合理利用医疗资源，使最大数量的患者获得及时有效救治的决策过程。

 急诊分诊的作用与目的

预检分诊包括院前预检分诊和院内预检分诊。

（一）院前预检分诊

院前预检分诊分为单个患者现场预检和灾害性事件发生时的大批伤员现场预检。

1. 单个患者现场预检

单个患者现场预检需考虑急诊途径、急救员调遣、转送所需时间、转送地点、现场处理还是立即转送5个方面。

2. 大批伤员现场预检

大批伤员现场预检需启动急救医疗服务体系系统，充分利用完善的通信指挥系统、有监测和急救装置的运输工具，进行高水平的医院急诊服务和强化治疗（如加强监护病房等）。原则就是根据国际标准，使用黑红黄绿统一标记快速进行检伤分类，决定是否给予优先救治和转运，以救治更多的伤员。

（二）院内预检分诊

1. 患者登记

患者登记（patient registration）包括患者医疗信息和挂号两部分内容。医疗信息包括到达急诊的时间和情形（如生命体征，意识状态等）；挂号则是登记患者的姓名、年龄、住址、联系电话、医疗保险情况等。

2. 治疗作用

治疗作用（medical treatment）有两个层面的意思：一是分诊护士对患者进行评估后，及时发现病情危重、生命危急患者，并对其采取初步急救措施；二是对暂无生命危险患者进行有助于治疗的简单处置，如外伤部位的压迫止血等。

3. 建立公众关系

建立公众关系（public relation）是指分诊护士通过及时有效的分诊，安排就诊次序，使每位患者都能得到及时、有效的关注，与急诊科其他相关人员建立有效沟通及和谐的医患、护患关系，为患者的及时有效诊治建立有机的信息—关系网络。

4. 统计数据的收集与分析

统计数据的收集与分析（statistical data collection and analysis）是指应用计算机对患者信息进行整理、统计分析，为急诊科管理与决策提供相应的数据与依据。

 急诊分诊处设置

为保障患者获得便捷的急救服务，保证急诊科救治连续与畅通，并能与院前急救有效衔接，分诊处的地理位置、物品配备与人员设置对做好分诊工作是非常重要的。

（一）地理位置

分诊处需设置在明显的位置，一般设在急诊科的最外端，即急诊科入口处，有可直达救护车的通道，方便接收或转送求诊者。具有明显的标志，使患者一进入急诊科就能看到分诊处，急诊分诊护士也能够首先清楚地看到每一位前来就诊的急诊患者，根据患者需要主动提供服务。

（二）物品配备

急诊分诊处一般配备下列物品：①基本评估用物，如体温计（耳温仪）、血压计（多功能监护仪）、听诊器、体重计、手电筒、压舌板等；②办公用品，如计算机、电话、病历和记录表格等；③患者转运工具，如轮椅、平车；④简单伤口处理用品，如无菌敷料、包扎用品、固定骨折用品等；⑤其他配备，如一次性手套、口罩、洗手液以及纸杯、手纸、呕吐袋等简单便民物品，必要时亦可备用快速血糖检测仪、心电图机等。

（三）人员设置

急诊分诊处可设置下列人员：①急诊分诊护士，分诊区至少应设置一名急诊分诊护士，负责收集医疗护理相关信息，如患者就诊时的主诉、血压、脉搏、呼吸、体温、病情危重程度的判断等级等。急诊量大、分诊工作任务多的医院，可适当增加分诊人员的数量。②其他人员，如设置可负责提供急诊就诊病历，收集患者的基本信息情况、保险情况或挂号收费情况等的职员；配备护理辅助人员，陪同患者检查、入院等；配备保安人员，协助维持工作秩序，保障医护人员与患者安全。

 急诊分诊程序

当患者急诊就诊时，分诊护士应该对每一位患者快速启动分诊程序，一般要求在 3 ~ 5 min 内完成。如果是"120"或其他转运工具送来的患者，急诊分诊护士应主动到门口进行引导并协

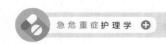

助患者转入。在传染病或特殊疾病流行期间，应先做必要的筛查，再进行急诊分诊，根据部门具体规定，安排到相应区域就诊，减少感染的机会。

1．分诊问诊

分诊问诊应围绕患者主诉进行简短有针对性的问诊，避免遗漏有意义的资料。对于昏迷、意识模糊患者，可通过其家属、朋友、救护人员、转送人员等收集资料。常用的问诊模式有以下2种。

（1）OLDCART公式由英文单词首字母组成，用于评估各种不适症状。

O（onset）：发病时间，即"何时感到不适"。

L（location）：部位，即"哪儿感到不适"。

D（duration）：持续时间，即"不适多长时间了"。

C（characteristic）：不适特点，即"怎样不适"。

A（aggravating factor）：加重因素，即"是什么引起不适"。

R（relieving factor）：缓解因素，即"有什么可舒缓不适"。

T（treatment prior）：来诊前治疗，即"有没有服过药或接受过治疗"。

（2）PQRST公式适用于疼痛患者的评估方法，它从疼痛的诱因、疼痛的性质、疼痛是否有放射、疼痛的程度及疼痛时间5方面进行评估，PQRST是5个评价项目英文单词首字母的组合。

P（provoke，诱因）：疼痛发生的诱因，使疼痛加重与缓解的因素。

Q（quality，性质）：疼痛的性质，如绞痛、钝痛、刺痛、灼痛、电击样痛、刀割样痛等。

R（radiate，放射）：是否为放射痛，疼痛向哪些部位放射。

S（severity，程度）：疼痛的程度如何，把疼痛程度从无痛到不能忍受的疼痛用1～10来描述，让患者说出自己的疼痛程度相当于哪个数字。

T（time，时间）：疼痛开始、持续及终止的时间。

2．分诊评估

分诊评估包括：①测量生命体征：作为患者就诊的基本资料，生命体征包括血压、脉搏、体温、呼吸、血氧饱和度等，可根据患者不同情况增加格拉斯哥昏迷指数评分、疼痛评分、跌倒风险评估等；②体格检查：应遵循快速、熟练及有目的的原则，伴随问诊或测量生命体征进行，包括评估患者的外表、皮肤颜色及温度、步态行为、语言等。

3．分诊分流

根据患者的主观和客观信息进行分诊分级和分科。按照分诊分类结果，安排患者就诊或候诊。

4．分诊记录

不同的医疗单位存在不同的记录要求和格式，可应用计算机或纸质病历。分诊记录应清晰而简单，基本记录内容包括：患者就诊日期及时间、年龄、性别、家庭地址、主诉、症状、生命体征、病情严重程度分级、过敏史、分诊科室、来院方式、护士签名等。

5．急诊分诊的注意事项

急诊患者病情多样、复杂，在分诊过程中，护士除了常规分诊外，还应注意以下内容。

（1）不是所有患者都要先分诊后进入抢救室，如病情严重危及生命的患者，相关急救单位

（如院前急救"120"）通知急诊科开放绿色通道，可不必经过分诊处，直接送入抢救室、手术室或导管室。

（2）分诊护士需定期进行培训及考核，定期评价分诊系统，避免分诊级别过高或过低。

（3）如有分诊错误，应遵循首诊负责制原则。首诊医生先进行评估后再转诊或会诊，分诊护士做好相关协调工作。

（4）遇到批量患者时，分诊护士应立即报告科主任、护士长，并向上级相关部门上报，同时进行快速检伤、分类和分流处理，启动相关应急预案，按预案要求做好抢救护理工作。

（5）疑似传染病患者应首先隔离诊治，确诊后及时转入相应病区或传染病医院进行进一步处理。

（6）身份不明的患者，应先做分诊处理，同时按医疗单位的规定进行登记、上报相关部门，做好保护工作。

 病情严重程度分类系统

通过接诊和体检，护士即可初步判断患者的病情，及时分类，指导就诊。对等待诊治的患者，也不可掉以轻心，要随时进行观察，必要时重新评估、紧急处理。为建立一个高效、便捷的预检分诊系统，需要根据不同的病情和病种将患者分为四级，并用颜色区分，具体内容如下。

1. 一级

病历卡贴红色圆形标记（急危症）。

（1）患者情况：有生命危险。生命体征不稳定，需要立即急救，如心搏呼吸骤停、剧烈胸痛、持续严重心律失常、严重呼吸困难、重度创伤大出血、急性中毒及老年复合伤。

（2）决定：进入绿色通道和复苏抢救室。

（3）目标反应时间：即刻。每个患者都应在目标反应时间内得到治疗。

2. 二级

病历卡贴黄色圆形标记（急重症）。

（1）患者情况：有潜在的生命危险，病情有可能急剧变化，如心、脑血管意外，严重骨折，突发剧烈头痛、腹痛持续 36 h 以上，开发性创伤，儿童高热等。

（2）决定：各诊室优先就诊。

（3）目标反应时间：< 15 min，即在 15 min 内给予处理，能在目标反应时间内处理 95% 的患者。

3. 三级

病历卡贴绿色圆形标记（急症）。

（1）患者情况：生命体征尚稳定，急性症状持续不能缓解的患者，如高热、呕吐、轻度外伤、轻度腹痛等。

（2）决定：各诊室候诊。

（3）目标反应时间：< 30 min。能在目标反应时间内处理 90% 的患者。

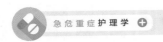

4. 四级

病历卡无特殊标记（非急诊）。

（1）患者情况：病情不会转差的非急诊患者。

（2）决定：可在急诊候诊或去门诊候诊。

（3）目标反应时间：< 180 min。能在目标反应时间内处理90％的患者。

> **知识链接**
>
> 英国等国家常用五级分类法，具体内容如下。
>
> （1）一级：病历卡贴红色标记，属生命垂危患者（fatal patient），刻不容缓。此类患者必须立即进行抢救治疗。
>
> （2）二级：病历卡贴橙色标记，属有生命危险的急症患者（critical patient），患者在5 ～ 10 min内接受病情评估和急救措施。此类患者生命体征不稳，有潜在生命危险。
>
> （3）三级：病历卡贴黄色标记，属于暂无生命危险的急症患者（acute patient），需30 min内予以急诊处理。
>
> （4）四级：病历卡贴绿色标记，属于普通急诊患者（emergency patient），应在0.5 ～ 1.0 h内做急诊处理。
>
> （5）五级：病历卡贴蓝色标记，属于非急诊患者（non-emergency patient），可延长等候时间或转普通门诊就诊。
>
> 此外，死亡者病历卡贴黑色标记。

第四节　急诊护理评估

急诊护理评估包括初级评估和次级评估。初级评估的目的是快速、准确地发现危及患者生命的问题并加以处理，以维持生命体征的平稳，为进一步救治争取时间。次级评估是在初级评估之后，患者病情相对稳定时进行的评估，是由上而下、由外而内的详细评估，目的是发现患者的异常或外伤情况。

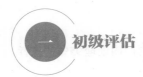 **初级评估**

（一）气道及颈椎

1. 评估气道是否通畅

清醒的患者，评估其是否可以讲话，讲话声音是否正常，声音是否与性别、年龄相符，呼吸是否费力。评估的同时可获取患者主诉、发病经过、既往病史等相关资料以协助临床救治与护理。不能讲话的患者，检查其是否存在舌后坠、口腔异物、气管、喉部损伤等，并分析其原因。对于意识不清的患者，舌后坠是导致气道阻塞最常见的原因。

2. 打开气道并注意保护颈椎

评估患者气道是否通畅的同时，应协助患者清理口腔异物，舌后坠者应将舌直接牵出，或采用仰头抬颏法、托颌法开放气道。开放气道前，评估患者颈部有无损伤、活动是否受限，有无主诉颈部疼痛。怀疑颈部损伤时，开放气道应采取托颌法，并使用颈托等器具维持颈椎固定。另外，还可使用口咽通气管开放气道，必要时进行气管插管、气管切开。

（二）呼吸

气道通畅后，应立即评估患者有无自主呼吸。观察患者呼吸的频率、节律、深度是否正常，胸廓有无起伏及两侧胸廓起伏是否对称，胸廓形状是否正常，有无外伤、引流装置等，触诊肋骨是否完整，叩诊肺部有无气体或血液潴留，听诊呼吸音是否存在或减弱。呼吸困难者，给予鼻导管或面罩充分吸氧，若患者没有自主呼吸或呼吸不规则，应立即组织抢救，给予人工辅助呼吸。评估与处理的全程始终注意排除张力性气胸、开放性气胸、胸腔积液等情况，因为这些情况会使呼吸迅速减弱。若存在张力性气胸应及时减轻胸膜腔内压，必要时针刺减压；对于开放性气胸，应立即关闭开放的胸膜腔，可采用无菌无孔敷料封闭伤口；大量胸腔积液影响呼吸功能时应及时置管引流。

（三）循环

1. 判断意识状态

由于脑组织的高代谢率、高耗氧率和对高血流量的需求，决定了脑组织是人体器官中最容易受缺血伤害的器官。因此，当人体循环功能不良时，脑部血流量会下降，导致意识改变。

2. 测量脉搏、血压

检测有无脉搏及脉搏的频率、强度，血压的高低。外周循环不良时，脉搏加快甚至弱而细速、血压下降，但应注意血压有时不能反映早期外周循环灌注不良的状况。

3. 评估皮肤、黏膜情况

皮肤、黏膜的颜色、温度、湿度可协助判断患者的周围循环灌注状况。面部及四肢皮肤、黏膜苍白、花斑或皮肤湿冷往往预示失血量可能已达全身血量的30%以上。

初级评估过程中应积极控制进行性的外出血，可直接压迫止血或结扎止血。同时，应密切注意潜在的内出血，如胸腔、腹腔、骨折和穿刺部位的内出血。一旦患者出现循环功能不良，立即给予心电、血压监护，开放静脉通路补液、输血或应用血管活性药物。在救治过程中，维持合理的血压是衡量组织有效灌注的标志。若患者出现心律、脉搏消失，应立即进行心肺脑复苏。

（四）神志状况

1. 评估患者意识水平

若时间紧迫，需尽快做出神经系统评估，可采用"清、声、痛、否"（AVPU）法简单快速评估患者的意识水平。"清"（alert）即清醒，"声"（vocal）即对语言刺激有反应，"痛"（pain）即对疼痛刺激有反应，"否"（unresponsive）即患者不清醒或对任何刺激无反应。若时间允许，应对患者进行详细的格拉斯哥昏迷指数评分（glasgow coma scale，GCS），计算睁眼反应、语言反应、运动反应三者的总分，得分越高，意识状态越好。14分以上为正常状态，8分及以下为昏迷，3 ~ 5分提示日后的功能恢复较差，3分及以下提示脑死亡或预后极差。

2. 检测瞳孔大小及反射

检查瞳孔是否等大、等圆，瞳孔对光反射及角膜反射是否正常。昏迷患者瞳孔对光反射迟钝或消失。

（五）暴露与环境控制

移除患者身上的衣物以便于发现所有的疾病或损伤。评估的同时注意保护患者隐私及注意保暖。

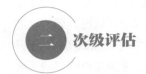

二 次级评估

（一）问诊

为详细了解患者的就诊原因、患病经过，需要对患者进行细致的问诊。问诊应掌握一定的技巧，并应对患者表达关怀、友善。确定要问诊的患者后，先向患者及其陪同人员做自我介绍，以开放性的问题进行提问，在患者的回答偏离方向时给予适当的引导，争取在有限的时间内尽可能多地获得有价值的信息，如有疑问则及时澄清，必要时做概述总结。需要注意的是，问诊过程中应与患者有一定的目光交流，避免使用医学术语，避免嘲笑或宣扬患者的隐私及秘密。问诊的对象主要是患者本人。当患者为婴幼儿、老年人、失语患者、外地患者或昏迷患者时，可直接询问陪诊者。但考虑到患者与陪诊者之间或许关系复杂、存在矛盾，因此，在问诊过程中应注意患者与陪诊者的情绪反应、面部表情，比较、参考多个陪诊者的回答。

（二）生命体征

生命体征包括体温、脉搏、呼吸、血压和血氧饱和度，是反映患者目前病情状况的重要指标。在初级评估和次级评估中均有生命体征的测量，但出发点不同，初级评估通过检测生命体征（主要是检测脉搏和血压）快速找出生命垂危的患者，而次级评估通过测量生命体征确定患者的病因及进一步的就诊方向。

1. 体温

体温是所有急诊就诊患者必须检测的项目。体温的高低、持续时间、规律性及伴随症状为病情判断及进一步的处理措施提供了依据。败血症、输液或某些药物反应可使体温迅速上升到39℃以上并伴有寒战，而长期低热则可能是肿瘤的表现，结核患者发热呈现午后低热的特点。

2. 脉搏

检测脉搏的频率、节律、强弱，与心率的差异等指标。对正常范围以外的脉搏要结合其他资料综合分析，排除心理和环境因素对脉搏的影响。高热、大出血、疼痛、心力衰竭的患者常表现为心动过速，颅内压增高、Ⅱ度以上房室传导阻滞的患者脉率常低于 60 次 /min，洋地黄中毒的患者可表现为间歇脉，心房颤动的患者表现为绌脉。

3. 呼吸

评估呼吸的频率、节律、深度、对称程度，呼出气的气味，辅助呼吸肌使用情况。发热、疼痛的患者呼吸加快，颅内压增高、麻醉药或镇静剂过量的患者呼吸可低于 10 次 /min；胸膜、胸壁疾病或外伤、气胸、肋骨骨折者呈现浅快呼吸；糖尿病酮症酸中毒、尿毒症的患者呈现深大呼吸。潮式呼吸、间停呼吸及叹气样呼吸常是神经系统受累或生命垂危的表现。

4. 血压

测量收缩压、舒张压、脉压的高低。心肌梗死、休克的患者血压多降低。分析患者血压时，应考虑情绪、疼痛、温度、体位变化等对血压的影响。

5. 脉搏氧饱和度

脉搏氧饱和度测量方便、迅速且无创，有助于快速评估患者的氧供情况。脉搏氧饱和度降低到 90％时，往往预示着患者的动脉血氧分压已降至 60 mmHg，若不采取积极措施改善，患者将出现严重缺氧状态，导致病变加重，长时间缺氧甚至会导致全身性炎症反应综合征，使感染或病变难以控制。测量脉搏氧饱和度时，注意排除因末梢循环障碍、指甲油等因素导致的低值。

（三）重点评估

重点评估即从头到脚的系统评估，目的在于发现患者外显的或潜在的疾病或损伤。由于医院的急诊科接触的是内、外、妇、儿、眼、耳鼻喉、精神病科等所有急重症患者，护士不仅要问诊、测量生命体征，还应进行各系统的重点评估。重点评估时要求患者去除衣物，做依次检查。

1. 精神

评估内容包括：①精神状态：清醒或不清醒、混乱、昏睡、不合作、有敌意、歇斯底里；②说话能力：有条理或没有条理、文静、不流利、不清楚、哭泣；③行为：有暴力倾向、自杀、伤人、自闭、抑郁、躁狂、强制性重复、自大；④外表：清洁、不修边幅、衣着不恰当。

2. 脑部

检查头、面和颈部是否对称，有无损伤。评估意识状况（AVPU法）、格拉斯哥昏迷分级（GCS）、失去知觉时事后记忆如何，注意有无四肢无力、头痛（发作频率、程度和形式）、头晕、恶心、呕吐，步态不稳、血肿（位置、大小）等。

3. 头面部

①头皮：有无出血、血肿、挫裂伤、骨折等；②眼：有无眼内异物、眼眶骨折、结膜及眼底出血，瞳孔大小、对称性、对光反射是否正常；③口、鼻、耳：有无外伤、出血、脑积液外漏，

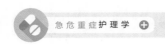

耳后乳突区有无骨折，牙齿有无松动、脱落、缺失，是否为假牙等。

4. 颈部

检查患者颈部有无外伤、压痛，气管有无移位，血管有无怒张等。

5. 胸背部

①视诊：有无外伤、出血、开放性气胸、连枷胸，两侧呼吸动度是否对称；②触诊：顺序触摸胸部，检查有无锁骨、胸骨、肋骨骨折，触觉语颤是否正常、两侧是否对称；③叩诊：胸部叩诊是否为清音，若叩诊呈鼓音、呼吸音降低提示张力性气胸的可能；背部肾区叩击痛，提示肾脏病变；④听诊：听诊呼吸音有无异常，若呼吸音由正常短时间内转变为湿性啰音，提示急性肺损伤；若呼吸音减弱、心音遥远，提示肺气肿、气胸或心包填塞。

6. 腹部

评估患者腹部有无外伤、出血，腹部是否平坦、柔软，有无隆起或凹陷，触诊有无压痛、反跳痛、肌紧张，是否伴有恶心、呕吐、腹泻，有无黑、褐色排泄物，听诊有无肠鸣音减弱或亢进。若叩诊肝浊音界消失代之鼓音，提示急性胃肠道穿孔。

7. 生殖系统

评估患者有无会阴及阴道挫伤、撕裂伤、出血及血肿。对于髂骨、耻骨、阴唇、阴囊淤血和骨盆环触压痛的患者，要怀疑骨盆骨折的可能。妊娠妇女应评估其孕周、生产史和流产史，有无腹痛、见红、破水，胎儿胎心是否正常等。

8. 脊柱和四肢

观察脊柱有无侧突、畸形，活动度是否正常，注意脊柱外伤或骨折引起的压痛及叩击痛。评估四肢关节有无红肿、疼痛、关节脱位、活动受限。

9. 神经系统

评估患者肢体感觉、运动功能是否正常，若患者半侧身体感觉或运动功能障碍，往往提示对侧脑血管病变，应立即给予处理。对有意识障碍的患者进行格拉斯哥昏迷指数评分，判断意识障碍程度。

（四）急诊护理评估思维特点

1. 时效性

时效性是急诊护理评估思维的一个突出特点，尤其是急危重症患者，其对时效性的要求更加凸显。急诊护士常是接触患者的第一个专业人员，应在最短时间内对危及患者生命的症状做出初步评估和正确判断，采取适当的处置和抢救措施，为挽救患者生命争取宝贵的时间，为医生诊治提供有效的信息。

2. 针对性

受时间紧迫和资料不足的限制，多数急症很难瞬间得到完整的信息。急诊护理评估要求突出急症主要的问题、需要在急诊解决的主要矛盾，而不苛求得到疾病完整的信息。有些特殊患者，如昏迷、中毒等患者，甚至无法提供确切的病史信息。对短时间内无法查清病因的患者，可针对其主要症状，进行诊治，待患者情况稳定后，再进一步收集资料，为患者后续治疗和分流提供准确依据。

3. 动态性

急诊患者的病情具有随时变化的特点，随着初步治疗和检查的进行，一些开始未出现或未发觉的情况会逐渐出现。此时，应重新进行初级评估以增补和修正患者既往资料，必要时采取紧急抢救措施。

本章小结

医院急诊科接诊的大多是突发性急危重症患者，因此，急诊科的布局要符合应急要求。完善的急诊科设置及管理，是保证各项急诊诊疗护理措施及时、有效落实的前提。本章对急诊科的布局和设置及急诊科的管理等做了比较详细的介绍。通过本章的学习，学生应重点掌握急诊患者的分诊方法及急诊科护理工作程序，熟悉急诊科的任务和设施及首诊负责制，了解急诊科的工作制度、人员配置及急救绿色通道的作用等。

思考练习题

1. 急诊科主要应设置哪些部门？

2. 急诊护理工作的顺序是什么？

3. 常用分诊技巧有哪些？

4. 急诊分诊的注意事项有哪些？

5. 初级评估的目的和内容有哪些？

6. 次级评估的内容有哪些？

7. 患者，男，60岁，因车祸导致左小腿疼痛畸形、头面部皮肤擦伤，右上腹疼痛急诊入院，测体温36.0 ℃，脉搏126次/min，呼吸30次/min，血压95/60 mmHg，腹腔穿出不凝血。请问：

（1）如何对该患者进行病情分类？

（2）如何护理该患者？

8. 患者，赵某，男，82岁，晚间洗完澡后突然晕倒，意识不清，家人立即将其送往医院。家人诉说患者中午未进餐，晕倒时满头大汗。请问：

（1）对该患者应最先评估什么？

（2）经治疗，患者意识清醒，但总是诉说右侧胸部疼痛，在重点评估时，应注重哪一方面的检查？

9. 患者，余某，男，25岁，下午下班后骑电动车回家，途经十字路口时，未按交通指示灯行驶，与一辆汽车相撞。余某被撞出10余米，身上多处挫伤，昏迷不醒。请问：

（1）初级评估应评估什么？

（2）次级评估时应从哪些方面进行？

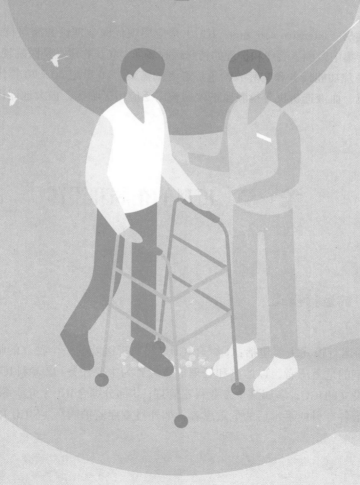

第四章

ICU 的设置及管理

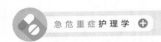

    重症监护病房（intensive care unit，ICU）是应用现代医学理论和高科技现代化医疗设备，对危重患者进行集中监测、治疗和护理的特殊医疗场所。ICU的建立是医院现代化的一个标志，其规模应符合医院功能任务和实际收治重症患者的需要。20世纪60—70年代，除颤仪、心电监护仪、呼吸机、血液透析机等抢救监护仪器被广泛应用于临床，极大地促进了重症监护病房的建立和发展。

第一节　ICU的布局和设置

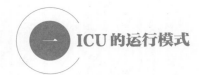 ICU 的运行模式

ICU的工作流程

    我国ICU的运行模式主要包括：①综合ICU：归属于医院的一个独立的临床业务科室，收治全院各个科室的危重患者，以监测和处理危重患者为主要任务；②专科ICU：为收治某个专科危重患者而设立的ICU，多属某个专业科室管理；③部分综合ICU：介于综合ICU和专科ICU之间，主要收治各专科或手术后的危重患者，如外科重症监护病房（SICU）、内科重症监护病房（MICU）。

🔗 知识链接

    19世纪中叶，南丁格尔在医院手术室旁设立手术后病人恢复病房，为病人进行护理的时候提供住所，这不但被称为护理学和医院管理上的革命，而且也被认为是ICU的起源。

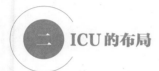 **ICU 的布局**

1. ICU的格局设计

ICU多种多样，各种ICU的建设结合各个医院的楼宇结构而设置，因为ICU往往和其他科室、病房相邻，因此在建筑设计时需要综合考虑。ICU可以护士站为中心，其周围一圈为监护室；也可以护士站为中心，对面是扇形排列的监护病床。医疗辅助区域与医疗区域面积之比应达到1.5∶1以上。各区域在建筑装饰时，应遵循不产尘、不积尘、防潮防霉、耐腐蚀、防静电、容易清洁和符合防火要求的原则。

2. 医疗区域

医疗区域主要为病室。可设置为开放式、半封闭式或全封闭式，尽量多设单间或分隔式病室。一般至少配置 1 ~ 2 个单间病室，用于隔离患者。有条件者，设正、负压病室至少各 1 个。

3. 通道

人员流动通道和物流通道分开，以减少各种干扰和交叉感染。工作人员通道和患者通道分开，提供工作人员尽快接触患者的通道和家属探视通道。

4. 层流设备

ICU的防污染要求比较高，因为在ICU中，各种继发性疾病常引起呼吸衰竭，患者须行紧急气管切开、紧急开胸等，也包括正常术后患者的复苏，因此，在现代ICU设计时要考虑使用层流净化设施，减少感染概率。ICU内温度应维持在（24±1.5）℃，老年患者病房温度应在25.5℃左右。

5. 消毒设备

每个ICU单元的小手术室、配药间、清洗间应配有反照式悬挂紫外线灯，定时进行消毒，另配一台紫外线消毒车，对无人空间定期进行消毒。治疗室至少设置2个：一个用于需要无菌技术操作的治疗和护理，进入前需戴好口罩和帽子；另一个用于只需要达到清洁要求的治疗和护理。

6. 电源

ICU内使用的电气、电子设备较集中，因此，在进行ICU设计时，要保证足够的电力供应，最好配有双路和应急电源，重要设备应配有不间断电源（UPS）。

7. 气体

ICU内应设有多种气体管道，最好是使用中心供应氧气、中心供应空气、中心抽吸真空。特别是中心供氧，可以保证ICU患者连续性大量吸氧，免去频繁更换氧气瓶的麻烦及防止氧气瓶可能带进ICU内的污染。

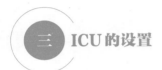

三 ICU 的设置

（一）ICU 的人员设置

1. 一级监护病房

ICU专职医师的固定编制人数与床位数之比为（0.8～1.0）:1以上，ICU日常工作中可有部分轮科、进修医师。ICU护士的人数与床位数之比为（2.5～3.0）:1以上。每个管理单元必须至少配备一名具有高级职称的医师全面负责医疗工作，可以根据需要配备适当数量的医疗辅助人员和维修人员。

2. 二级监护病房

二级监护病房应设专职医师1个或不设。护士的人数与床位数之比为（1.5～2.0）:1以上，应是完整的护理单元，由专职医师或护士长全面负责病房管理，应有医师职责及诊疗制度。

3. 三级监护病房

三级监护病房不设专职医师，护士的人数与床位数之比为（1.0～1.5）:1以上，没有完整的护理单元，应设置护理组长负责病房管理。

（二）ICU 专职人员的基本技能要求

1. ICU专职医师基本技能要求

（1）经过严格的专业理论和技术培训并考核合格。

（2）掌握重症患者重要器官、系统功能监测和支持的理论与技能，对脏器功能及生命的异常信息具有足够的快速反应能力：休克，呼吸功能衰竭，心功能不全，严重心律失常，急性肾功能不全，中枢神经系统功能障碍，严重肝功能障碍，胃肠功能障碍与消化道大出血，急性凝血功能障碍，严重内分泌与代谢紊乱，水、电解质与酸碱平衡紊乱，肠内与肠外营养支持，镇静与镇痛，严重感染，多器官功能障碍综合征，免疫功能紊乱。要掌握复苏和疾病危重程度的评估方法。

（3）除掌握临床科室常用诊疗技术外，应具备独立完成以下监测与支持技术的能力，如心肺复苏术、颅内压监测技术、人工气道建立与管理、机械通气技术、深静脉及动脉置管技术、血流动力学监测技术、持续血液净化、纤维支气管镜等技术。

2. ICU专职护士基本技能要求

（1）经过严格的专业理论和技术培训并考核合格。

（2）掌握重症监护的专业技术，如输液泵的临床应用和护理，外科各类导管的护理，给氧治疗、气道管理和人工呼吸机监护技术，循环系统血流动力学监测，心电监测及除颤技术，血液净化技术，水、电解质及酸碱平衡监测技术，胸部物理治疗技术，重症患者营养支持技术，危重症患者抢救配合技术等。

（3）除掌握重症监护的专业技术外，还应具备相关能力，如各系统疾病重症患者的护理、ICU 的医院感染预防与控制、重症患者的疼痛管理、重症监护的心理护理等。

（三）ICU 的病室设置

1. 病床

（1）床头、床脚可以摇高、摇低，并能拆装，床头处与墙壁间隙保证不小于 60 cm，便于抢救患者时医务人员从各个方向操作。

（2）病床配有脚轮及制动装置，可以调节整床的高度及倾斜度，两边配有可装卸的护栏，防止患者跌落。

（3）床上铺带波纹的或多孔床垫，最好配以充气式防褥疮气垫，防止 ICU 患者长时间卧床而发生压疮。

（4）床上的天花板设有输液天轨，有两三个自由移动输液吊架，床两边设有围帐或挂帘，以便于抢救危重患者时与其他床位隔开。

2. 床位

ICU 病床数量要根据医院总床位数及实际收治患者的需要来确定。一般综合性医院 ICU 床位数应占全院总床位数的 2% ~ 8%，床位使用率以 75% 为宜。从医疗运作角度考虑，每个 ICU 管理单元以 8 ~ 12 张床位较为经济合理，既能保证工作效率，又能减少院内感染。每个病床单元使用面积不少于 9.5 m^2，建议 15 ~ 18 m^2，床间距大于 1 m。每个 ICU 至少配备一个单间病房，单间病房使用面积不少于 18 m^2，建议 18 ~ 25 m^2。

3. 手卫生设备

单间每床 1 套，开放式病床至少每 2 床 1 套，每套设施应包括非手接触式洗手池、洗手液和擦手纸。每床床旁放置快速手部消毒装置 1 套。

4. 通风与采光设施

ICU 应具备良好的通风、采光条件，病室空气调节系统能独立控制，室温控制在（24 ± 1.5）℃，湿度控制在 55% ~ 65%。有条件的 ICU 最好装配气流方向从上到下的空气净化系统。

5. 噪音控制设施

不影响正常工作的情况下，各种声音应减少到最低的水平，白天的噪音最好不超过 45 分贝，傍晚不超过 40 分贝，夜晚不超过 20 分贝。地面覆盖物、墙壁和天花板应该尽量采用高吸音的建筑材料。

6. 病床周边设备

ICU 的设备基本上围绕病床设置，目的是方便使用呼吸机、监护仪等多种电子设备、抢救设备。因此，每个床位的床头面板上应设有 1 个电源开关、可同时接 6 ~ 8 个插头的多用途电源插座、2 ~ 3 套中心供氧装置、2 套压缩空气装置、2 ~ 3 套负压吸引装置、1 套亮度可调头灯、1 套应急灯。两个床位之间设立一个两面使用的功能柱，其上设有电源插座、设备搁架、气体接口、呼叫装置等。

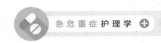

7. 常规设备

每个ICU单元进行正常运行时必须配置常规设备，如心电监护仪、呼吸机、输液泵、微量注射泵、除颤仪以及装载心肺复苏器械车、纤维支气管镜、纤维喉镜、手动辅助换气囊等。在放置备用输液泵和注射泵的设备架上，放置电子设备附件及相关物品，如血压袖带、脉氧探头、备用电源接线板、呼吸机管道、湿化器、各种接头、深静脉插管、呼吸气囊、面罩、球囊反搏导管等与设备配套使用的材料和器具。

8. 常规消耗器械

在药品器械室内应备有急救药品柜、冰箱和消耗器械柜，器械柜为抽屉式，各类消耗器械分别存放，便于取用。在消耗器械柜内备有气管插管、输液泵管、吸痰管、引流管、引流器、鼻导管、负压引流袋及注射器、输液器、手套、胶布、纱布棉签等普通护理用品。

9. 监护设备配置及选购

监护设备是ICU的基础设备，监护仪能够实时、动态地监测多导心电、血压（有创或无创）、呼吸、血氧饱和度、温度等波形或参数，并能对所测得的参数进行分析处理、数据存储、波形回放等。ICU建设时，监护设备的配备又分为单床独立监护系统和中央监护系统两类。

（四）ICU 收治范围

1. ICU患者收治原则

ICU患者收治要遵循兼顾患者的救治价值和避免浪费ICU资源两个原则。可参考以下几个方面：①急性、可逆性、危及生命的器官或系统功能衰竭，经过加强治疗和监护短时间内可能恢复的患者；②具有潜在生命危险，经过加强治疗和监护可能减少死亡风险的患者；③慢性疾病急性发作且危及生命，经过加强治疗和监护有望恢复的患者；④慢性疾病、恶性肿瘤晚期、不可逆性疾病或不能从加强治疗监护中获得利益的患者，一般不宜收入ICU。

2. 收治对象

①创伤、休克、感染等引起MODS者；②心肺脑复苏术后需对其功能进行较长时间支持者；③严重的多发伤、复合伤；④物理、化学因素导致危急病症，如中毒、淹溺、触电、虫蛇咬伤和中暑患者；⑤有严重并发症的心肌梗死、严重的心律失常、急性心力衰竭、不稳定型心绞痛患者；⑥各种术后重症患者或者年龄较大，术后有可能发生意外的高危患者；⑦严重水、电解质、渗透压和酸碱失衡患者；⑧严重的代谢障碍性疾病，如甲状腺、肾上腺和垂体等内分泌危象患者；⑨各种原因大出血、昏迷、抽搐、呼吸衰竭等各系统器官功能不全需要支持者；⑩脏器移植术后及其他需要加强护理者。

3. 转出指征

①重要脏器功能恢复；②各种危重征象得到控制超过24h以上的患者；③无救治希望的患者；④患者和（或）家属自动放弃治疗的患者。

第二节 ICU 的管理

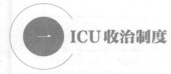 **ICU 收治制度**

（一）ICU 收治标准

ICU 患者收治标准参考三方面内容综合考虑，包括优先级别、诊断以及客观指标。

（二）ICU 非适应证

（1）无呼吸衰竭或循环衰竭、窒息等有可能危及生命的临床患者。

（2）慢性疾病而无危及生命的急性并发症者。

（3）临床确诊脑死亡者。

（4）拒绝生命支持治疗者。

（5）持续性植物状态者。

（6）晚期转移性恶性肿瘤等终末期疾病，出现迅速、进行性恶化，即使行加强治疗仍难于使病情进入稳定状态者。

（7）急性传染病者。

（8）无全身情况的阑尾炎、疝气患者。

（三）ICU 转出标准

ICU 转出标准遵循的原则是病情好转、不再需要继续监测及加强医疗或进一步的专科医疗者。患者转至 ICU 后需反复评估以决定是否需要继续在 ICU 治疗，当出现以下情形时需考虑转出 ICU：①患者生命体征稳定，不再需要在 ICU 监测与加强护理；②患者病情明显恶化，不准备继续进行积极的干预，宜转至低一级的护理病房。

（四）ICU 转运流程

ICU 转运流程，如图 4-1 所示。

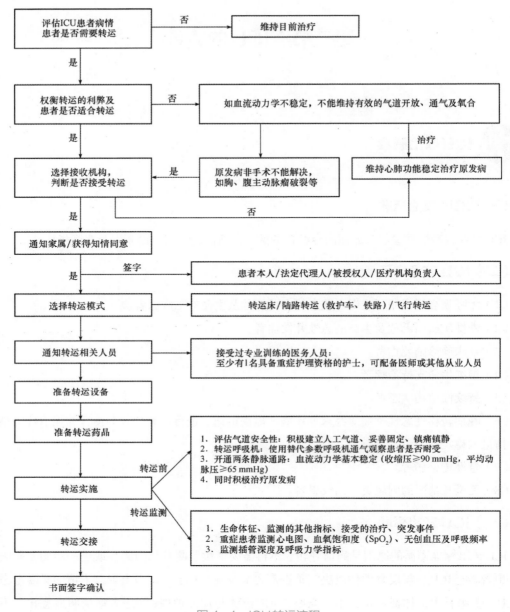

图 4-1　ICU转运流程

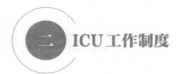

ICU工作制度

（一）管理制度

制度化管理是ICU医疗护理质量得以保证的关键，为了保证工作质量和提高工作效率，除执行各级政府和各级卫生行政管理部门的各种法律法规外，还需建立健全各项规章制度，包括：患者分级护理制度，危重患者抢救制度，感染控制制度，抢救物品管理制度；仪器设备操作管理制度，毒麻特殊药品管理制度，高危药品管理制度，家属探视制度，病情沟通制度，知情同意制度，患者转院出院、转科制度等。

（二）院内感染管理

ICU是院内感染的高发区域，感染部位包括肺部感染、尿路感染、伤口感染等。主要原因为：病情危重，机体抵抗力低下，易感性增加；感染患者相对集中，病程复杂；各种侵入性治疗、护理操作较多；多重耐药菌在ICU常驻等。院内感染管理是ICU护理工作的重要组成部分。

1. 工作人员管理

尽量减少进出ICU的工作人员。工作人员进入ICU要更换专用工作服、换鞋、戴口罩、洗手，因事外出必须更衣或穿外出衣。接触特殊患者如金黄色葡萄球菌感染或携带者，或处置患者可能有血液、体液、分泌物、排泄物喷溅时，应穿隔离衣或防护围裙。接触疑似为高传染性的感染病，如禽流感、SARS、新冠肺炎等患者，应戴N95口罩。严格执行手卫生规范和正确使用手套。

2. 患者管理

感染患者与非感染患者应分开安置，同类感染患者相对集中。MRSA、多重耐药鲍曼不动杆菌等感染或携带者单独安置，以避免交叉感染。对于空气传播的感染病，如开放性肺结核，患者应隔离于负压病房。接受器官移植的患者，应安置于正压病房。医务人员不可同时照顾正、负压隔离室内的患者。如无禁忌证，应将床头抬高30°~45°。

3. 探视管理

尽量减少不必要的访客探视。探视人有疑似或证实呼吸道感染症状，或探视人为婴幼儿时，禁止进入ICU探视。探视人进入ICU前穿隔离衣、戴口罩和穿鞋套。进入病室前后应洗手或用快速手消毒液消毒双手，探视时间不超过1 h。对疑似有高传染性如禽流感、SARS、新冠肺炎等传染病时，应避免探视。

4. 医疗操作流程管理

各项医疗、护理操作严格遵循无菌操作原则，各种引流应保持密闭性，引流管保证通畅。每日评估深静脉置管、尿管、气管插管等，尽早拔除。做好口腔护理、声门下分泌物吸引和呼吸机管道护理，预防呼吸机相关性肺炎的发生。

5. 物品管理

规范使用一次性物品，物品用后按照使用规范和院内感染管理要求进行清洁、消毒或灭菌处理；定期对仪器、设备进行清洁消毒；病床、台面、桌面等定期擦拭消毒。

6. 环境管理

定期对病室进行彻底清洁和消毒，定时开窗通风，保持ICU内空气流通，空气新鲜无异味。保持墙面和门窗清洁、无尘。地面湿式清扫，拖把分开使用，并有标示，严格按规定进行处理，多重耐药菌流行或有院内感染暴发的ICU必须采用消毒液消毒地面，每日至少1次。治疗处置室清洁整齐，每日进行空气消毒，每月有空气培养记录。禁止在室内摆放干花、鲜花或其他盆栽植物。

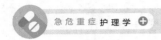
7. 废物与排泄物管理

处理废物与排泄物时做好自我防护,防止体液接触暴露和避免锐器伤。医疗废物分类放置,规范处理。

8. 常规监测

常规监测包括监测院内感染发病率、感染类型、常见病原体和耐药状况等。进行抗菌药物应用监测,发现异常情况,及时采取干预措施。院内感染管理人员应经常巡视ICU,监督各项感染控制措施的落实,及早识别院内感染暴发和实施有效的干预措施。

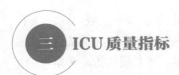

三 ICU 质量指标

ICU质量指标是在一定的时间和条件下,能科学动态地反映ICU医疗护理质量的基础、过程和结果应达到的指数、规格或标准。这里主要介绍重症医学质量检测指标和专业医疗质量控制指标。

(一)重症医学质量检测指标

(1)非预期的24/48h重返重症医学科率(%)。

(2)呼吸机相关肺炎(VAP)的预防率(‰)。

(3)呼吸机相关肺炎(VAP)的发生率(‰)。

(4)中心静脉置管相关血流感染发生率(‰)。

(5)留置导尿管相关泌尿系统感染发生率(‰)。

(6)重症患者死亡率(%)。

(7)重症患者压疮发生率(%)。

(8)人工气道脱出例数。

(二)专业医疗质量控制指标

(1)ICU患者收治率和ICU患者收治床日率。

(2)急性生理与慢性健康评分(APACHE Ⅱ评分)≥ 15分患者收治率(入ICU 24h内)。

(3)感染性休克3h集束化治疗完成率。

(4)感染性休克6h集束化治疗完成率。

(5)ICU抗菌药物治疗前病原学送检率。

(6)ICU深静脉血栓(DVT)预防率。

(7)ICU患者预计病死率。

(8)ICU患者标化病死指数(Standardized Mortality Ratio)。

(9)ICU非计划气管插管拔管率。

(10)ICU气管插管拔管后48h内再插管率。

(11)非计划转入ICU率。

（12）转出 ICU 后 48h 内重返率。

（13）ICU 呼吸机相关性肺炎（VAP）发病率。

（14）ICU 血管内导管相关性血流感染（CRBSI）发病率。

（15）ICU 导尿管相关性尿路感染（CAUTI）发病率。

第三节　ICU常用检测技术

ICU 是重症医学的临床基地，是医院集中监护和救治急危重症患者的专业科室，是现代医学的重要组成和具体体现。对全身各系统进行动态监护，是有效反映急危重症患者全身脏器功能和内环境状况的重要辅助手段，是临床从事急危重症救护人员一定要掌握的基本技能。

 循环系统功能检测

循环系统监护是 ICU 监护的重要内容，分为无创监测和有创监测两大类。无创监测是通过监护仪器间接获得各种心血管功能状态的指标，对患者的组织器官没有任何损伤，是 ICU 最常用的监测方法。有创监测是将各种导管或探头经体表插入心脏或血管腔内，直接测得心血管功能各项参数。

（一）心电图监测

心电图（electro cardio gram，ECG）监测是持续或间断地监测患者的心肌电活动，及时反映患者心电改变及心律失常，是临床各种急危重症患者常规监测项目之一。

1．心电图监测的意义

①持续观察心电活动；②持续监测心率，心律变化，检测有无心律失常；③观察心电波形变化，诊断心肌损害、心肌缺血及电解质紊乱；④监测药物对心脏的影响，并作为指导用药的依据；⑤判断起搏器的功能。

2．心电图监测的分类

（1）12 导联或 18 导联心电图是使用心电图机进行描记而获得的即时心电图。12 导联心电图包括：3 个标准肢体导联，即Ⅰ、Ⅱ、Ⅲ导联；3 个加压肢体导联，即 aVR、aVL 和 aVF 导联；6 个胸导联，即 V_1、V_2、V_3、V_4、V_5、V_6 导联。18 导联心电图是在 12 导联心电图基础上增加了 6 个胸导联，即 V_{3R}、V_{4R}、V_{5R}、V_7、V_8、V_9 导联。

（2）动态心电图可进行 24～48h 的动态心电图监测，常用于心律失常及心肌缺血患者，尤其是无症状性心肌缺血的诊断与评估。但由于心电异常只能通过回顾性分析，不能反映出即时的心电图变化，因此，不能用于急危重症患者连续、实时的心电图监测。

（3）心电示波监测是通过心电监护仪连续、动态反映心电图的变化，对及时发现心电图异常起非常重要的作用，是ICU最常用的心电图监测方法。心电监护系统由多台床旁心电监护仪、计算机、打印机及心电图分析仪等构成。

3.标准心电导联电极放置位置

（1）标准肢体导联：属于双电极导联，Ⅰ导联为左上肢（+），右上肢（-）；Ⅱ导联为左下肢（+），右上肢（-）；Ⅲ导联为左下肢（+），左上肢（-）。

（2）加压肢体导联：属于单极导联，aVR、aVL与aVF导联探查电极分别置于右腕部、左腕部及左足部。

（3）胸前导联：属于单极导联，导联V_1电极位于胸骨右缘第4肋间，V_2位于胸骨左缘第4肋间，V_4位于左侧锁骨中线与第5肋间相交处，V_3导联电极位于V_2与V_4的中点，V_5位于左侧腋前线与V_4同一水平，V_6位于左腋中线与V_4、V_5同一水平，V_7位于左腋后线与第5肋间相交处，V_8位于左肩胛线与第5肋间相交处，V_9位于第5肋间同水平脊柱左缘，V_{4R}位于右锁骨中线与第5肋间相交处，V_{3R}在V_1与V_{4R}的中点，V_{5R}位于右腋后线与第5肋间相交处。

4.监护仪导联电极放置位置

相对于标准心电图导联而言，监护导联是一种模拟的、综合的导联形式。常用的心电监护仪有3个电极、4个电极和5个电极3种类型。每种监护仪器都标有电极放置示意图，可具体参照执行。

表4-1 监护仪常用导联电极放置位置

导联名称	正极	负极	接地电极
综合Ⅰ导联	左锁骨中点下缘	右锁骨中点下缘	右侧胸大肌下方
综合Ⅱ导联	左腋前线第4肋或左侧胸大肌下方	右锁骨中点下缘	右侧胸大肌下方
综合Ⅲ导联	左侧锁骨中线肋弓上缘第4~6肋间	左侧锁骨中点外下方	右侧胸大肌下方
改良监护胸前导联	胸骨右缘第4肋间	左侧锁骨下外1/3处	右侧锁骨中点下方

5.导联电极放置位置

右上（RA）置于胸骨右缘锁骨中线第1肋间，左上（LA）置于胸骨左缘锁骨中线第1肋间，右下（RL）置于右锁骨中线剑突水平处，左下（LL）置于左锁骨中线剑突水平处；改良胸前导联（C）置于胸骨左缘第4肋间。

（二）动脉血压监测

动脉血压（arterial blood pressure，ABP）是评估心血管功能的常用指标，其影响因素包括心排血量、循环血容量、周围血管阻力、血管壁弹性和血液黏滞度5个方面。虽然动脉血压能反映心脏后负荷、心肌做功与耗氧及周围循环血流，但它不是反映循环功能的唯一指标。因此，临床上应结合多项监测指标对循环功能进行综合分析。本小节重点介绍有创血压监测。

1. 测压途径

因桡动脉表浅、易于固定及穿刺成功率高而作为首选途径。穿刺前需做艾伦（Allen）实验以判断桡动脉的循环是否良好，若艾伦实验呈阳性则不宜选用其进行动脉穿刺。除桡动脉外还可选择肱动脉、腋动脉、尺动脉、足背动脉或股动脉等途径。

2. 测压方法

（1）测压器材与仪器准备：包括动脉穿刺针、换能器、测压管道系统、肝素稀释液、加压袋及压力测量仪或多功能监测仪等。

（2）动脉穿刺置管与测压：动脉穿刺成功后连接已经排气及肝素化的测压管道系统，并通过换能器与压力测量仪相连，即可显示出动脉压的波形与数值。测压前应对压力测量仪进行校零，换能器应置于第 4 肋间腋中线水平，位置相当于右心房水平。

3. 并发症的预防

最常见的并发症是血栓或栓塞，严重时可引起肢体缺血、坏死；此外，还可能发生出血、感染和动静脉瘘等。预防并发症的措施有：选择的动脉穿刺针不宜太粗，操作时注意严格无菌技术，尽可能减少动脉损伤；穿刺置管时间不宜过长，一般不超过 7 天；定时用肝素稀释液加压冲洗测压管道系统。

（三）中心静脉压检测

中心静脉压（central venous pressure，CVP）指右心房及上、下腔静脉胸腔段的压力，是由静脉毛细血管压、右心室充盈压、静脉内血容量、作用于静脉外壁的压力即静脉收缩压和张力压四部分组成，正常值是 5 ~ 12 cmH_2O，中心静脉压检测适用于各种严重创伤、休克、急性循环衰竭等危重患者的监测。

1. 临床意义

CVP 可以间接反映右心室前负荷和循环血量变化，判断心脏收缩功能和肾脏排泄功能，间接推测容量治疗的效果，特别是持续监测其动态变化，比单次监测更具有指导意义。CVP > 15 cmH_2O 表示右心功能不良，且有发生心力衰竭的可能，应暂停或严格控制液体速度并采用强心、利尿等治疗措施；CVP < 5 cmH_2O 表示右心充盈不佳或血容量不足，应迅速补液。

2. 检测方法

把直径为 0.8 ~ 1cm、刻有厘米水柱（cmH_2O）的玻璃标尺固定在输液架上，标尺零点置于腋中线第 4 肋间右心房水平，中心静脉导管连接三通开关，三通开关一端与连接管相连，管内充满液体，排除气泡，另一端与输液器相连。测量时阻断输液器一端，即可测出 CVP，见图 4-2。

3. 检测途径

检测主要经颈内静脉或锁骨下静脉，将导管置于上腔静脉，也可经大隐静脉或股静脉将导管置于下腔静脉。将导管末端与测压装置相连，从而获得连续的中心静脉压力波形及数值。

4. 并发症的预防

严格遵守操作规范，避免出现气栓、气胸、血栓、血胸等并发症；穿刺时注意无菌操作，置管期间加强观察与护理，减少感染。

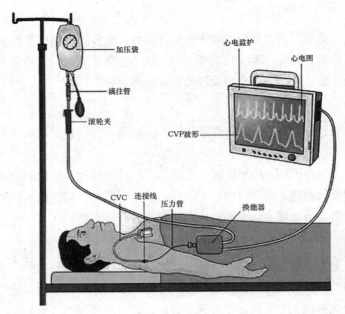

图4-2 简易CVP测压

 知识链接

气囊漂浮导管监测（Swan-Ganz）

1970年斯旺（Swan）和甘斯（Ganz）首先用顶端带气囊的多腔不透X线的聚氯乙烯血流导向热稀释漂浮导管获得成功。其优点是不需X线就能在床边迅速插入导管，操作安全，结果可靠。作为床边血流动力学监测手段，目前已广泛地应用在监护病房中。

二 呼吸系统监测

对危重患者进行呼吸系统监测是评价其通气与换气功能的动态变化、诊断呼吸功能障碍的类型和严重程度、调整治疗方案及对呼吸治疗有效性做出合理的判断等有效手段。呼吸系统监测常包括呼吸运动、呼吸容量状态、呼吸力学、呼出气体分析及动脉血气分析等方面。

（一）呼吸运动监测

1. 呼吸频率

呼吸频率（respiratory rate，RR）是呼吸功能监测中最简单、最基本的项目，反映患者通气功能及呼吸中枢的兴奋性，正常成人12～18次/min，小儿呼吸频率随年龄减少而增加。如成人呼吸频率<6次/min或>35次/min提示呼吸功能障碍。

2. 呼吸节律、幅度

呼吸节律指呼吸的规律性，观察呼吸节律可以发现异常呼吸类型，提示病变部位。呼吸幅度指呼吸运动时患者胸腹部的起伏大小，可以反映潮气量的大小。

3.胸、腹式呼吸

一般男性和儿童以腹式呼吸为主，女性以胸式呼吸为主。观察有无呼吸困难及其程度和性质，有无呼吸道梗阻和呼吸抑制，以及体位改变对呼吸的影响等。

4.呼吸周期的呼吸比率

呼吸周期的呼吸比率又称为呼吸比，指一个呼吸周期中吸气时间与呼气时间之比。呼吸比的变化反映通气与换气功能。可直接通过目测或使用人工呼吸机呼吸活瓣的运动情况进行评估，精确测量时需要通过呼吸功能监测仪来测量。

5.常见的异常呼吸类型

（1）潮式呼吸：又称陈-施呼吸（cheyne-stokes respiration），是一种呼吸由浅慢逐渐变为深快，然后再由深快转为浅慢，再经一段呼吸暂停（5～20s）后，又开始重复以上过程的周期性变化，其形态犹如潮水起伏。一般每个周期历时30～70s。严重的心脏病、心功能不全、肾病、哮喘、脑炎、颅内压增高者及中毒者可出现这种呼吸类型。

（2）紧促式呼吸：呼吸运动浅促而带有弹性，多见于胸膜炎、胸腔肿瘤、肋骨骨折、胸背部剧烈疼痛、颈胸椎疾病引起疼痛者。

（3）蝉鸣样呼吸：上呼吸道部分梗阻的患者，空气吸入发生困难，在吸气时发生高音调啼鸣声，出现明显"三凹征"。

（4）哮喘性呼吸：发生在哮喘、肺气肿及其他喉部以下有梗阻者，其呼气期较吸气期延长，并带有哮鸣。

（5）点头式呼吸：因胸锁乳突肌收缩的原因，在吸气时，下颌向上移动，而在呼气时，下颌重返原位，类似点头样。多见于垂危患者。

（6）叹息式呼吸：呼吸呈叹息状，多见于过度疲劳、神经质等患者。

（7）鼾音呼吸：患者在呼吸期间可出现大水泡音，主要是上呼吸道有大量分泌物潴留所致。多见于咳嗽无力或昏迷患者。

（二）呼吸容量学监测

1.潮气量

潮气量（tidal volume，TV）是反映人体静息状态下的通气功能，指平静呼吸时，每次吸入或呼出的气量，由肺泡通气量和无效量两部分组成，正常成人为8～12mL/kg，平均约为10mL/kg。

2.生理无效腔

生理无效腔（physiological dead space，VD）是指解剖无效腔和肺泡无效腔之和。解剖无效腔是从口腔到细支气管之间的呼吸道所占空间；肺泡无效腔是指肺泡中未参与气体交换的空间。健康人平卧状态下，解剖无效腔和生理无效腔容积近似相同，疾病时生理无效腔容积可增大。VD/TV的比值反映通气的效率，正常值是0.2～0.35，主要用于寻找无效腔增加的原因。

3.分钟通气量

分钟通气量（minute ventilation，MV）指在静息状态下，每分钟进入或呼出肺的气体总量，

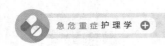

是潮气量与呼吸频率的乘积。正常值为 6 ~ 8L/min，是肺通气功能最常用的监测项目之一。

4．肺泡通气量

肺泡通气量（alveolar ventilation，VA）指在静息状态下，每分钟吸入气量中能进入肺泡进行有效气体交换的有效通气量。VA=（VT-VD）×RR。

5．最大通气量

最大通气量（maximal voluntary ventilation，MVV）指单位时间内患者尽力所能吸入或呼出的最大气量，反映机体的通气储备能力。

6．肺活量

肺活量（vital capacity，VC）指最大吸气后，再做最大呼气所能呼出的气量，即潮气量、补吸气量和补呼气量之和。正常成年男性为 3.5L，女性为 2.4L。VC反映肺每次通气的最大能力。

（三）呼气末二氧化碳监测

呼气末二氧化碳（end-tidal carbon dioxide，ETCO$_2$）监测包括呼气末二氧化碳分压（pressure of end-tidal CO$_2$，P$_{ET}$CO$_2$）、呼气末二氧化碳浓度（concentration of end-tidal CO$_2$，C$_{ET}$CO$_2$）、呼出气体二氧化碳波形及其趋势图监测，属于无创监测，可反映肺通气功能状态和计算二氧化碳的产生量，还可反映循环功能、肺血流情况等。P$_{ET}$CO$_2$ 监测现已成为临床常用的监测方法，在手术室、ICU和急诊科均有广泛的应用，可用于监测气管插管的位置是否正确、自主呼吸是否恢复、机械通气时参数设置是否合理及心肺复苏是否有效等。

1．P$_{ET}$CO$_2$ 监测的原理

根据红外线光谱原理、质谱原理或分光原理来测定呼气末部分气体中的CO$_2$分压，其中红外线光谱法应用最广泛，主要利用CO$_2$能吸收波长为43μm的红外线，使红外线光束量衰减，其衰减程度与CO$_2$浓度成正比。

2．P$_{ET}$CO$_2$ 正常值

P$_{ET}$CO$_2$ 正常值是 35 ~ 45mmHg。

3．P$_{ET}$CO$_2$ 监测的临床意义

（1）判断通气功能。无明显心肺疾病的患者，P$_{ET}$CO$_2$高低常与动脉血二氧化碳分压（PaCO$_2$）数值相近，因此，可以根据P$_{ET}$CO$_2$的监测结果来判断患者的通气功能状况，并可据此调节通气量，避免通气过度或通气不足。

（2）反映循环功能。低血压、低血容量、休克及心力衰竭时，随着肺血流量减少P$_{ET}$CO$_2$也降低，呼吸心跳停止时P$_{ET}$CO$_2$迅速降为零，复苏后逐步回升。

（3）判断人工气道的位置与通畅情况。P$_{ET}$CO$_2$监测可以帮助判断气管插管是否在气管内及判断气管—食管导管的正确位置。气管插管移位误入食管时，P$_{ET}$CO$_2$会突然降低接近于零；气管—食管双腔导管中，随呼吸P$_{ET}$CO$_2$明显变化的应为气管腔开口。另外，通过P$_{ET}$CO$_2$监测可了解气管与气管内导管的通畅情况，当发生阻塞时，P$_{ET}$CO$_2$与气道压力均升高。

（四）脉搏血氧饱和度监测

脉搏血氧饱和度（saturation of peripheral oxygen，SpO_2）监测是利用脉搏氧饱和度仪（pulse oximetry，POM）经皮肤测得的动脉血氧饱和度的值，是临床上常用的评价氧合功能的指标，被称为第五生命体征监测，属无创监测。

1. 监测原理

血红蛋白具有吸收光的特性，但氧合血红蛋白与游离血红蛋白吸收不同波长的光线，利用分光光度计比色的原理，可以测得随着动脉搏动血液中氧合血红蛋白对不同波长光线的吸收光量，从而间接了解患者 SpO_2 的高低，判断氧供情况。

2. 正常值

正常值为 96% ~ 100%。

3. 监测方法

小儿监测时多采用耳夹法，成人多采用指夹法，如果患者指甲较厚或末梢循环较差时应选用耳夹法。

4. 临床意义

临床上 SpO_2 与 SaO_2 有显著的相关性，常用于监测发绀、缺氧和呼吸暂停的严重程度。$SpO_2 < 90\%$ 时常提示有低氧血症。一氧化碳中毒时由于碳氧血红蛋白与氧合血红蛋白的吸收光谱非常近似，可能会因正常的 SpO_2 监测结果而掩盖严重的低氧血症，因此，一氧化碳中毒时不能以 SpO_2 监测结果来判断是否存在低氧血症。

（五）呼吸力学监测

呼吸力学监测主要包括与呼吸相关的压力、阻力、顺应性及呼吸做功等参数的监测，是诊断与确定呼吸治疗的重要手段。

1. 呼吸压力监测

（1）经肺压：指气道开口压与胸膜腔压之间的差值，反映了在相应的肺容量时需要克服肺的阻力大小，也是产生相应的肺容量变化所需消耗的驱动力。胸膜腔压力一般通过食管气囊导管法测量食管中下 1/3 交界处的压力。

（2）经胸壁压：指胸膜腔压与体表压力的差值，反映了在相应的容量时胸廓的阻力，也是产生相应的胸廓容量变化所需消耗的驱动力。当呼吸肌肉完全放松时，由于体表压力为标准大气压（参照零点），胸膜腔压能反映出经胸壁压。

（3）经呼吸系统压：指呼吸运动过程中所需克服的整体压力，是经肺压与经胸壁压的总和。

（4）气道压：指气道开口处的压力。在呼吸运动的动态变化过程中，常用峰压、平台压与平均气道压等指标来描述气道压力变化，是机械通气时最常用的监测指标。①峰压是整个呼吸周期中气道内压力的最高值，在吸气末测定，正常值为 9 ~ 16cmH$_2$O；②平台压是吸气后屏气时的压力，正常值为 5 ~ 13cmH$_2$O；③平均气道压是连续数个呼吸周期中气道内压力的平均值，它反映了对循环功能的影响程度。平均气道压越高，对循环的抑制就越重。一般平均气道压 < 7cmH$_2$O 时对循环功能无明显影响。

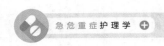

（5）最大吸气压力：反映呼吸肌吸气力量的指标，正常男性<-75cmH$_2$O，女性<-50cmH$_2$O。

（6）最大呼气压力：反映呼吸肌呼气力量的指标，正常男性>100cmH$_2$O，女性>80cmH$_2$O。

（7）呼气末正压（PEEP）：正常情况下呼气末肺容量处于功能残气量时，肺和胸壁的弹性回缩力大小相等，而力的方向相反。因此，呼吸系统的弹性回缩压为零，肺泡压也为零。但病理情况下，呼气末肺容量可高于功能残气量，使呼吸系统的静态弹性回缩压与肺泡压均升高，会产生内源性PEEP，机械通气时还可以人为地设置外源性PEEP。

2. 气道阻力监测

气道阻力指气流通过气道进出肺泡所消耗的压力，用单位流量所需的压力差来表示。常分为：①吸气阻力，正常值为5～15cmH$_2$O/（L·sec）。计算公式为吸气阻力=（峰压-平台压）/吸气末流量。②呼气阻力，正常值为3～12cmH$_2$O/（L·sec）。计算公式为呼气阻力=（平台压-呼气早期压）/呼气早期流量。

（六）动脉血气分析监测

动脉血气分析是监测危重患者呼吸功能的常用指标之一，反映肺泡与肺循环之间的气体交换情况。

1. 动脉血氧分压

动脉血氧分压指溶解在血浆中的氧产生的压力。PaO$_2$正常值约为80～10mmHg，随着年龄的增加而下降。血氧分压与组织供氧有直接关系，氧向组织的释放量主要取决于PaO$_2$的高低，弥散动力是二者的氧分压差。因此，在临床上主要用PaO$_2$衡量有无缺氧及缺氧的程度。PaO$_2$为60～80mmHg时，提示轻度缺氧；PaO$_2$为40～60mmHg时，提示中度缺氧；PaO$_2$为20～40mmHg时，提示重度缺氧。此外，PaO$_2$还是诊断呼吸衰竭的重要指标和诊断酸碱失衡的间接指标，具有重要的临床意义。

2. 动脉血氧饱和度

动脉血氧饱和度（SaO$_2$）指血红蛋白被氧饱和的程度，以百分比表示，即血红蛋白的氧含量与氧容量之比。SaO$_2$正常值为96%～100%。血氧饱和度与血红蛋白的多少没有关系，而与血红蛋白和氧的结合能力有关。氧与血红蛋白的结合与氧分压有关，受温度、CO$_2$分压、H$^+$浓度等影响，也与血红蛋白的功能状态有关，如碳氧血红蛋白、变性血红蛋白就不再具有携氧能力。

3. 动脉血氧含量

动脉血氧含量（CTO$_2$）指100mL动脉血中氧的含量，除了溶解于动脉血中的氧量以外，还包括与血红蛋白结合的氧。CTO$_2$正常值为16～20m/dL。CTO$_2$与氧分压之间存在一定的关系，但是当血氧分压超过100mmHg时，随氧分压的增高血红蛋白的携氧量将不再继续增加，而呈平行的比例关系。

4. 动脉血二氧化碳分压

动脉血二氧化碳分压（PaCO$_2$）指溶解在动脉血中的CO$_2$所产生的压力，是反映通气状态和酸碱平衡的重要指标。正常值为35～45mmHg。PaCO$_2$降低表示肺泡通气过度；PaCO$_2$增高表示肺泡通气不足，出现高碳酸血症。$PaCO_2$ 增高是诊断 Ⅱ 型呼吸衰竭必备的条件。

5. 二氧化碳总量

二氧化碳总量（$T-CO_2$）指存在于血浆中一切形式 CO_2 的总和。$T-CO_2$ 正常值为 28 ~ 35 mmol/L。一般 $PaCO_2$ 增高时 $T-CO_2$ 增高，血中 HCO_3^- 增高时 $T-CO_2$ 亦增高。

三 神经系统功能监测

对急危重症患者，尤其是颅脑损伤或颅脑疾病患者，监测神经系统功能非常重要。为避免单一指标的局限性，需结合临床表现、神经系统检查、仪器监测结果进行综合分析。

（一）神经系统体征动态检查

神经系统的体征主要包括意识状态、眼部体征、神经反射、肌张力及运动功能等。

1. 意识状态

意识状态是神经系统功能监测时最常用、最简单、最直观的观察项目，可直接反映大脑皮层及其联络系统的功能状况。正常人意识清醒，当神经系统损伤或发生病变时，将可能引发意识障碍。一般将意识障碍分为嗜睡、昏睡、浅昏迷与深昏迷 4 个级别。

2. 眼部体征

主要观察瞳孔变化及眼球位置的变化。正常人瞳孔等大同圆，对光反射灵敏。一侧瞳孔散大，常提示可能发生脑疝。瞳孔对光反射的灵敏程度与昏迷程度成反比。观察眼球位置时应注意有无斜视、偏视或自发性眼颤。通过观察眼球的运动情况可以进一步帮助判断脑干的功能状况。

3. 神经反射

神经反射主要包括正常的生理性反射及异常的病理性反射两部分。生理性反射的减弱或消失及病理性反射的出现均提示神经系统功能发生改变。检查神经反射可以帮助判断疾病的性质、严重程度及预后。

4. 体位与肌张力

去大脑强直时四肢可呈现伸展体位，有时可呈角弓反张姿势。两侧大脑皮层受累时可见去皮质强直状态。肌张力的变化在一定程度上可反映出病情的转归。

5. 运动功能

主要观察患者的自主活动能力，判断是否存在瘫痪及瘫痪的类型。

（二）颅内压监测

颅内压（intracranial pressure，ICP）是指颅腔内容物对颅腔产生的压力。正常成人平卧位颅内压为 10 ~ 15 mmHg。持续对颅内压进行动态监测，可及早发现颅内压变化，及时降压，减少脑疝发生，这对判断脑损伤严重程度和预后、判断颅脑手术时机和指导药物治疗、观察各种降颅压治疗效果、及时发现脑组织灌注异常等方面具有重要意义。

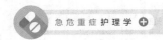

1.测量方法

临床上最常用的监测方法是脑室内监测和硬膜外监测。

（1）脑室内监测指在无菌条件下经颅骨钻孔在侧脑室内置管或通过腰穿蛛网膜下腔置管，与颅外传感器相连接，通过脑脊液的传递而进行压力记录的监测方法。脑室内穿刺测压准确、方法简单，而且可行脑脊液引流和化验，是最常用的监测方法，但可导致颅内感染、脑组织损伤和脑脊液漏等并发症。

（2）硬膜外监测指将测压装置经颅骨进入硬脑膜与颅骨内板之间，测得硬膜外颅内压的监测方法。此法保留了硬脑膜的完整性，并发颅内感染的机会小，可长期监测，但技术操作要求高。将压力换能器置于硬脑膜外时，要避免压迫过紧或过松，而造成读数不准确。

2.ICP分级

ICP在 15 ~ 20 mmHg为轻度增高，ICP在 20 ~ 40 mmHg为中度增高，ICP ＞ 40 mmHg为重度增高。

3.影响因素

（1）$PaCO_2$下降时，导致pH值上升，脑血流和脑血容量减少，ICP下降；$PaCO_2$增高时，pH值下降，脑血流和脑血容量增加，ICP升高。

（2）PaO_2在 60 ~ 300 mmHg范围内波动时，脑血流量和ICP基本不变。当PaO_2低于 50 mmHg时，脑血流量明显增加，ICP增高。但当低氧血症持续时间较长，形成脑水肿时，即使PaO_2改善，ICP也不能很快恢复。

（3）CVP升高可使静脉回流发生障碍，ICP升高。反之，CVP降低，ICP降低。

（4）其他使脑血流增加的药物可导致ICP增高；渗透性利尿药使脑细胞脱水，可起到降低ICP的作用；体温每下降 1℃，ICP可降低 5％ ~ 67％。

 四 消化系统功能监测

消化系统功能监测主要包括肝功能监测与胃肠功能监测。肝脏与胃肠功能障碍时会引发机体环境与全身功能状态的改变。

（一）肝功能监测

肝脏是人体重要的代谢器官，除涉及营养物质代谢外，还排泄胆红素，通过体内氧化、还原、分解、结合等反应实现解毒，同时参与生成主要凝血与纤溶因子等。肝功能监测指标较多，但多数指标的特异性和敏感性不强，某些非肝脏疾病也可以引起各相关指标异常变化。

1.临床症状监测

（1）精神症状与意识状态监测：肝功能失代偿时因代谢异常引发肝性脑病，患者会有精神症状及意识障碍的表现。监测精神症状与意识状态成为监测肝功能的一项简单而方便的内容。

（2）黄疸监测：黄疸是肝功能障碍的主要表现之一，具有症状出现早、进展快等特点。

2. 实验室检查指标监测

（1）血清蛋白质包括血清总蛋白、白蛋白、球蛋白及白球蛋白比值测定（A/G）。其中白蛋白是肝脏合成的最重要蛋白质，正常值是 40 ~ 55 g/L。其浓度可以反映肝脏的功能。白蛋白下降程度与肝病严重程度成正比，当白蛋白 < 30 g/L 时，提示肝功能严重受损，预后较差；白蛋白 < 25 g/L 时，易出现腹水。A/G 比值正常为（1.5/2.5）：1，A/G 倒置见于肝功能严重损伤。

（2）血浆凝血酶原时间（plasma prothrombin time，PT）正常值是 12 ~ 14 s，延长或缩短 3 s 以上为异常。PT 超过对照组 3 s 以上提示 DIC 低凝期、肝胆疾病和肝素抗凝治疗等；PT 缩短表明血液处于高凝状态。

（3）转氨酶主要有丙氨酸氨基转移酶（ALT）和天门冬氨酸氨基转移酶（AST），两者主要存在肝细胞内，正常时，这两种酶血清含量很低，当肝细胞损伤时，转氨酶就会释放入血，使其在血清中活性增高。转氨酶增高，常见于活动或进行性肝硬化、毒物或药物性肝损害、肝外胆道阻塞、原发性肝癌、肝脓肿、充血性心力衰竭以及肌肉剧烈活动等。转氨酶降低，主要见于重型肝炎，酶活力下降，可伴随血清胆红素上升，即所谓"胆–酶分离现象"，提示预后不佳。

（4）胆红素代谢监测是了解肝的排泄功能的重要指标。监测血清总胆红素、直接胆红素、间接胆红素、直接胆红素与间接胆红素比值（DBIL/IBIL）。总胆红素含量能直接准确地判断有无黄疸、黄疸类型、黄疸程度及演变过程。如阻塞性黄疸时，总胆红素和直接胆红素升高，DBIL/IBIL > 0.6；溶血性黄疸时，总胆红素和间接胆红素升高，但 DBIL/IBIL < 0.2；肝细胞性黄疸时，总胆红素、间接胆红素和直接胆红素均升高，DBIL/IBIL 波动在 0.4 ~ 0.6。

（5）血氨的正常值是 100 ~ 600 μg/L。血氨升高主要见于严重肝损害，如重型肝炎、原发性肝癌、肝硬化、肠道内含氮物质增多、尿毒症等。

（二）胃肠功能监测

胃肠道黏膜是抵御细菌、细菌毒素和其他有害物质侵袭的重要屏障。胃肠黏膜内 pH（intramucosal pH，pHi）监测不但可反映胃黏膜局部的血流灌注和氧合情况，而且也是全身组织血液灌注和氧合发生改变的早期敏感指标。胃肠道黏膜屏障受损，可引起细菌和内毒素移位，常是多脏器功能障碍综合征的重要启动因素。临床上，pHi 监测常用于创伤、休克、多脏器功能障碍综合征的患者。

1. 监测方法

（1）第一种是生理盐水张力法。胃黏膜张力计由鼻插入胃腔，肠黏膜张力计由肛门插入直肠。抽净囊内气体，注入生理盐水 4 mL，平衡 30 ~ 90 min 后抽取囊内生理盐水，丢弃前 1.5 ~ 2.0 mL 无效腔液，余下的 2.5 ~ 2.0 mL 在隔绝空气的前提下，在血气分析仪上检测出其 PCO_2。同时抽取动脉血测 $[HCO_3^-]$ 含量。利用 Henderson–Hasselbalch 公式计算出 pHi，pHi 值 = 6.1 + log（HCO_3^- / PCO_2 × 0.03 × k）。公式中 0.03 为 CO_2 解离常数，k 为不同平衡时间对应的校正系数。

（2）第二种是空气张力法。将胃黏膜 CO_2 张力计插入胃腔并与胃张力监测仪正确连接，通过对张力仪气囊内空气进行自动采样测出 PCO_2，同时抽取动脉血进行血气分析，利用

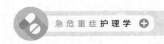

Henderson–Hasselbalch公式计算出pHi。

2. 正常值

正常值为7.35 ~ 7.45。

3. 监测的临床意义

（1）评估休克患者器官灌注状态。当机体遭受创伤、失血及感染等因素发生休克后，组织细胞氧供应不足，ATP的合成小于其分解而产生大量的H^+，存在于胃黏膜内，引起pHi值下降，严重时可引发胃肠功能障碍直至并发MODS。因此，pHi监测提供了部分器官组织氧合充分与否的判定依据。胃肠道是休克时缺血发生最早、最明显的脏器，同时也是复苏后逆转最晚的脏器。休克早期单纯从临床表现与全身性的氧输送指标等常难以发现局部或隐藏的器官低灌注状态，通过pHi监测能够早期预警，指导治疗，纠正缺血缺氧状态，预防MODS的发生。

（2）评估危重患者的预后。当全身监测指标已完全恢复正常，而pHi仍低的状态称为"隐性代偿性休克"，是导致胃肠黏膜屏障受损害、造成细菌和内毒素移位，进而诱发严重的脓毒症和MODS的主要原因。通过对循环衰竭的危重患者的研究表明，pHi低值患者较pHi正常者的死亡率明显增高。因此，pHi监测被认为是评估危重患者预后更为敏感和可靠的重要指标之一。

 ## 五　泌尿系统功能监测

泌尿系统功能监测主要包括尿液监测及血液生化指标监测。

（一）尿液监测

1. 尿量

尿量是肾小球滤过率的直接反映，是评估肾血流量和肾排泄功能的重要指标。尿量＜30 mL/h提示肾脏血流灌注不足，间接反映全身血容量减少。24 h尿量正常值是1 000 ~ 2 000 mL，平均在1 500 mL左右。24 h尿量＜400 mL为少尿，24 h尿量＜100 mL为无尿，24 h尿量＞4 000 ~ 5 000 mL为多尿。

2. 尿比重

尿比重的高低主要取决于肾脏的浓缩功能。尿比重的正常值为1.015 ~ 1.025。尿比重＞1.025为高比重尿，提示尿液浓缩，肾脏本身功能尚好；尿比重＜1.010为低比重尿，提示肾脏浓缩功能降低，见于肾功能不全恢复期、尿崩症、利尿药治疗后、慢性肾炎及肾小管浓缩功能障碍等情况。

3. 尿渗透压

尿渗透压的正常值为600 ~ 100 mOsm/L，用于评估患者的血容量及肾脏的浓缩功能。临床上血、尿渗透压常同时监测，计算两者的比值，用以反映肾小管的浓缩功能。急性肾衰时尿渗透压接近于血浆渗透压，两者的比值降低，可小于11。

4. 尿常规检查

尿常规主要检查尿中是否出现红、白细胞、管型及蛋白等，可有助于评估患者泌尿系统感染或肾损害情况。

（二）血液生化指标监测

1. 血尿素氮

血尿素氮（blood urea nitrogen，BUN）是体内蛋白质的代谢产物，成人BUN的参考值范围为2.9～6.4mmol/L。BUN升高程度与肾功能损害程度成正比。BUN升高表明肾小球滤过减少、体内蛋白质过度分解或摄入高蛋白食物等。肾小球滤过功能降低至正常的50%以下时，BUN才会升高，当BUN进行性升高（＞20mmol/L）时，说明肾单位已有60%～70%受损，提示肾功能衰竭或患者处于高分解代谢状态。

2. 血肌酐

血肌酐（serum creatinine，Scr）是监测肾功能的有效方法，包括内源性和外源性两种。内源性肌酐是体内肌肉组织代谢的产物，外源性肌酐是肉类食物在体内代谢的产物。正常值参考范围是83～177μmol/L。Scr主要由肾小球滤过后排出体外，Scr浓度升高提示肾小球滤过功能减退。

3. 内生肌酐清除率

内生肌酐清除率（endogenous creatinine clearance rate，Ccr）是判断肾小球滤过功能的重要指标。一般情况下，内生肌酐绝大部分经肾小球滤过，肾小管不吸收亦不排泄。成人Ccr正常值是80～100mL/min，如降到正常值的80%以下，提示肾小球滤过功能已有减退，其数值越低，说明肾功能损害越严重。

📋 本章小结

> 由于ICU内的患者与普通病房的患者状况不同，因此，其格局设计、环境要求、病床功能、周边设备等都与普通病房不同，其设计与设备的配置要以满足需要、便于抢救、减少污染为原则。

📝 思考练习题

1. 设置ICU时应注意哪些问题？
2. 预防ICU感染要从哪些环节着手？

第五章

心脏骤停与心肺脑复苏

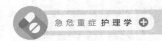

心脏骤停（cardiac arrest）是指心脏有效射血功能的突然终止，是心脏性猝死（sudden cardiac death，SCD）的最主要原因。心脏性猝死是指急性症状发作后1h内发生的以意识突然丧失为特征、由心脏原因引起的死亡。我国心脏性猝死发生率为0.04%，男性高于女性。心肺复苏（cardio-pulmonary resuscitation，CPR），是指患者心跳呼吸突然停止时所采取的一切抢救措施。由于脑复苏的重要性日益为人们所重视，而且脑复苏是心肺复苏的根本目的，仅有心跳、呼吸而无脑功能的人，对社会及家庭都是十分沉重的负担。因此，现在认为复苏的重点从一开始就应放在对脑的保护，故把心肺复苏扩大到心肺脑复苏（cardio pulmonary-cerebral resuscitation，CPCR）。

第一节　心脏骤停

心跳、呼吸骤停是最紧急事件。心跳一旦停止，全身血液循环立即停止，脑组织、心肌组织及全身各脏器缺血、缺氧，很快出现功能丧失和细胞坏死。一旦发现患者出现心跳、呼吸骤停，应在4～6 min内迅速给予基础生命支持术。

 心脏骤停常见原因

导致心脏骤停的原因可分为两大类：一是心源性心脏骤停，因心脏本身的病变所致；二是非心源性心脏骤停，因其他疾患或因素影响到心脏所致。

（一）心源性原因

1. 冠状动脉血流减少

如冠状动脉粥样硬化性心脏病和任何其他原因引起的全身性低血压，急性冠状动脉供血不足或急性心肌梗死常引发室颤或心室停顿，是造成成人心脏骤停的主要病因。由冠心病所致的心脏骤停，男女比例为（3～4）:1，大多数发生在急性症状发作 1 h 内。

2. 心肌病变

急性病毒性心肌炎及原发性心肌病常并发室性心动过速或严重的房室传导阻滞，易导致心脏骤停。

3. 主动脉疾病

主动脉疾病包括主动脉瘤破裂、夹层动脉瘤、主动脉发育异常，如马凡氏综合征、先天性主动脉狭窄。

4. 心律失常

引起机体出现严重心律失常进而出现心脏骤停的原因有：①电损伤、心导管操作和心脏造影，可直接引起心室颤动或心脏骤停；②各种增加心肌应激性的药物；③电解质紊乱（特别是血钾过高或过低）；④麻醉和手术过程中发生的迷走神经反射，如牵拉腹腔和盆腔脏器、刺激肺门都可引起心动过缓甚至心脏骤停。

（二）非心源性原因

1. 严重的电解质与酸碱平衡失调

体内严重低血钾和严重高血钾均可导致心脏骤停。高血钾时，可抑制心肌收缩力和心脏自律性，引起心室内传导阻滞、心室自主心律或缓慢的心室颤动而发生心脏骤停。严重低血钾可引起多源性室性早搏，反复发作的短阵性心动过速、心室扑动和颤动，均可致心脏骤停。血钠和血钙过低可加重高血钾的影响。血钠过高可加重低血钾的表现。严重高血钙也可导致传导阻滞、室性心律失常，甚至发生室颤。严重高血镁亦可引起心脏骤停。酸中毒时，细胞内 K^+ 外移，减弱心肌收缩力，使血钾增高，也可发生心脏骤停。

2. 呼吸停止

气管异物、烧伤或烟雾吸入引起的气道组织水肿、溺水和窒息等所致的气道阻塞、脑卒中、巴比妥类等药物过量及头部外伤等均可致呼吸停止。此时，气体交换中断，心肌和全身严重缺氧，可导致心脏骤停。

3. 各种意外事件

各种意外事件包括电击、雷击或溺水等。电击伤可因强电流通过心脏而引起心脏骤停。强电流通过头部可引起生命中枢功能障碍，导致呼吸和心跳停止。溺水多因氧气不能进入体内进行正常的气体交换而发生窒息。淹溺较常引起室颤。

4. 麻醉和手术意外

呼吸道管理不当、麻醉药剂量过大、硬膜外麻醉药物误入蛛网膜下腔、低温麻醉温度过低、肌肉松弛剂使用不当、心脏手术等，均可引起心脏骤停。

5. 其他

某些诊断性操作（血管造影、心导管检查等）、某些疾病（急性胰腺炎、脑血管病变等）

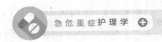

都可导致心脏骤停。

不论原因如何，最终都通过图 5-1 所示的环节彼此影响，从而导致心脏骤停。在分析原因时，宜分清主次，全面考虑。

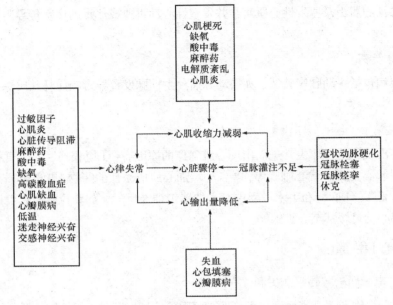

图 5-1 心脏骤停环及心脏骤停发生原因

有专家将引起心脏骤停的原因用英文单词的首字母归纳为 6H 和 6T，6H 为 hypovolemia（低血容量）、hypoxia（低氧血症）、hypo/hyperthermia（低 / 高温）、hypo/hyperelectrolytes（电解质升高 / 降低）、hypo/hyperglycemia（低 / 高血糖症）、hydrogenion（酸碱失衡）。6T 为 trauma（创伤）、tension pneumothorax（张力性气胸）、thrombosis lungs（肺栓塞）、thrombosis heart（心脏栓塞）、tamponade cardiac（心脏压塞）、tablets（药物过量）。

 二 心脏骤停的临床表现和判断

（一）心脏骤停的临床表现

绝大多数患者发作前可无任何先兆，常突然发病，少数患者发作前数天或数分钟可有心前区疼痛、胸闷等。心脏骤停后，血流运行立即停止。由于脑组织对缺氧最敏感，临床上以神经和循环系统的症状最为明显，具体表现如下。

（1）意识突然丧失、昏迷（心脏骤停 10 ~ 20 s 内出现），患者可晕倒于任何场合。

（2）大动脉搏动消失，心音消失，血压测不出。

（3）双侧瞳孔散大（心脏骤停 30 ~ 40 s 后出现）。

（4）四肢抽搐（心脏骤停 40 s 后出现或始终不出现）。

（5）呼吸断续，呈叹息样，后即停止，多发生在心脏骤停后 30 s 内。

（6）面色苍白兼有发绀。

（7）手术区突然不出血。

（二）判断

最可靠且出现较早的临床征象是意识丧失和大动脉搏动消失。这两个征象存在，心脏骤停的诊断即可成立，并应该立即进行初步急救。

第二节　心肺脑复苏

心肺脑复苏是抢救心搏、呼吸骤停及保护恢复大脑功能的复苏技术。即用胸外按压的方法形成暂时的人工循环并恢复心脏自主搏动和血液循环，用人工呼吸代替自主呼吸，达到恢复苏醒和挽救生命的目的。脑复苏是针对保护和恢复中枢神经系统功能的治疗，其目的在于防治脑细胞损伤和促进脑功能的恢复。1992年10月，美国心脏协会正式提出"生存链"（chain of survival）的概念，《CPR与ECC指南2020》将其归纳为以下6个环节：①启动应急反应系统；②高质量CPR；③除颤；④高级心肺复苏；⑤心脏骤停恢复自主循环后治疗；⑥康复。

心肺脑复苏程序可分为3个部分，即基础生命支持、高级生命支持和心搏骤停后治疗。本节重点介绍成人心肺脑复苏术。

 基础生命支持

基础生命支持（BLS）又称初期复苏处理或现场急救，是指专业或非专业人员在发病或致伤现场对患者进行病情判断评估及采取的徒手抢救措施，其主要目标是向心、脑及全身重要器官供氧，包括：快速识别心搏骤停和启动急救系统、早期心肺复苏、有条件应尽快除颤3个部分，这是院外心搏骤停生存链中的前3个环节。

如果现场目击者未经过CPR培训，则应进行单纯胸外按压的CPR，直至自动体外除颤仪（automated external defibrillator，AED）到达且可供使用，或急救人员或其他相关施救者已接管患者。经过培训的施救者可同时进行几个步骤（即同时检查呼吸和脉搏），以缩短开始首次胸部按压的时间。如果有多名施救者组成综合救治小组，可以由1名施救者启动急救反应系统，第2名施救者开始胸外按压，第3名施救者进行通气或者取得球囊–面罩进行人工通气，第4名施救者取回并设置好除颤仪，同时完成多个步骤和评估。

成人基础生命支持简化流程如图5-2所示。

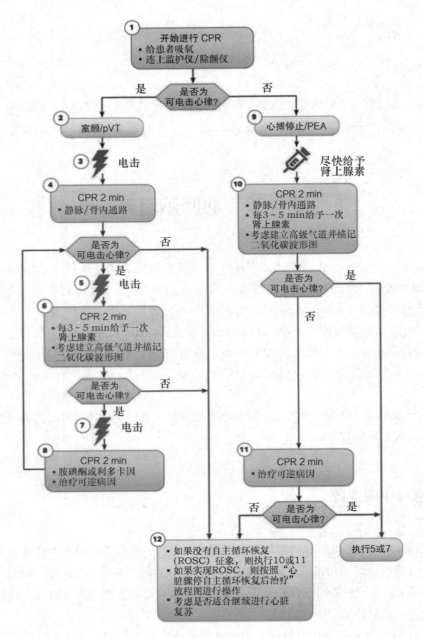

图 5-2 成人基础生命支持简化流程

（一）判断并启动 EMSS

1. 判断患者有无意识，启动 EMSS

救护者到达患者身旁后，应尽快确定患者有无受伤和有无意识丧失（图 5-3）。救护者应当轻轻拍打或轻轻摇动患者，高喊："喂！你怎么了？"此时如无反应即可判断其意识丧失，一旦判定患者意识丧失，应立即实施急救，呼喊附近的人参与急救或帮助拨打当地急救电话启动 EMSS。此时，如果患者头和颈部有创伤或疑有创伤，切勿轻易移动，以免加重病情。

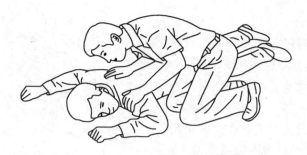

图5-3　心肺复苏的第一步骤

2.检查循环体征

非专业医务人员不要求检查脉搏，专业人员在判断患者无意识或无反应时，应检查大脉搏有无搏动，检查时间不超过10s。颈动脉是检查成人和儿童脉搏最方便、可信和易于学会的部位，其位于喉头和胸锁乳突肌之间的凹陷内。救护者将一只手放于患者额部使其头后仰，然后以另一只手的2个或3个手指置于患者的喉头部，然后将手指滑移至喉头和胸锁乳突肌之间的凹陷处，即可触到脉搏（图5-4）。1岁以下的婴儿则触摸肱动脉。

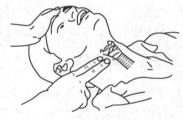

图5-4　确定有无脉搏

3.判断患者有无自主呼吸

在保持气道开放的情况下，救护者将耳靠在患者口鼻处以确认患者有无自主的呼吸（图5-5）。然后观察患者的胸部，救护者应当：①观看胸部有无起伏；②倾听有无呼气声；③感觉有无气流。如果胸部无起伏且无气体呼出，即表明患者无呼吸。判断及评价时间不得超过10s。必须强调，即使救护者注意到患者在努力呼吸，但是气道仍可能有阻塞。此外，在原发心搏停止的早期可能发生反射性喘息性呼吸（濒死呼吸），不应误认为是正常的呼吸。开放气道后无呼吸或呼吸异常时，应立即实施人工通气，如不能确定是否异常，也应立即进行人工通气。

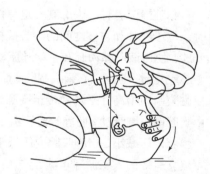

图5-5　判断有无呼吸

（二）取患者体位

1.复苏体位

患者平卧在平地上或硬板上时，如果患者面朝下，应将患者整体翻转，即头、肩、躯干同时转动，避免躯干扭曲，头、颈部应与躯干始终保持在同一个轴面上（图5-6），将其双上肢放置于身体两侧。

2. 恢复体位

对无反应，但已有呼吸和循环体征的患者，应采取恢复体位。如患者继续取仰卧位，其舌体、黏液、呕吐物有可能梗阻气道，采取侧卧位后可预防此类情况。决定采取何种体位，可遵循以下原则：①患者尽量取正侧位，头部侧位便于引流；②体位应该稳定；③避免胸部受压，以免影响呼吸；④侧位易

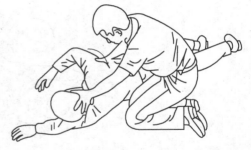

图5-6　放置患者平卧于一个坚固的平面上

检查到颈部脊髓损伤，并易使患者恢复到仰卧位；⑤应便于观察通气情况和气道管理；⑥体位本身不应造成患者进一步的损伤。注意，因转动体位不当可进一步加重患者的损伤，如有创伤或怀疑创伤，只有在气道难以维持通畅时，才可转动患者体位开放气道。对肢端血流受损的患者，要密切监护，若患者恢复体位超过 30 min，要将患者转动到另一侧，以免造成肢体压伤。

（三）循环支持

循环支持又称人工循环，是指用人工的方法通过增加胸内压或直接挤压心脏产生血液流动，旨在为冠状动脉、脑和其他重要器官提供血液灌注。下面主要介绍胸外心脏按压。

胸外心脏按压是对胸骨下段有节律的按压。有效的胸外按压可产生 60 ~ 80 mmHg 的收缩期动脉峰压。通过胸外按压产生的血流能为大脑和心肌输送少量但至关重要的氧气和营养物质。现场急救主要应用胸外心脏按压术。

1. 胸外心脏按压术机制

心脏骤停患者的胸廓有一定弹性，胸骨和肋软骨交界处可因受压而下陷。因此当按压胸骨时，位于胸骨和脊柱之间的心脏被挤压，使心室内压力增加、瓣膜关闭，主动脉瓣、肺动脉瓣开放，使血液向肺动脉和主动脉流动，在按压松弛期，肺动脉血液回流至右心房，二尖瓣开放，左心室充盈，此为"心泵机制"。而"胸泵机制"提示，胸外心脏按压时，胸廓下陷，容量缩小，使胸膜腔内增高并平均地传至胸廓内的大血管。由于动脉不塌陷，动脉压的升高可促使动脉血由胸腔向周围流动；而静脉血管由于两侧肋骨和肋软骨的支持，恢复原来位置，胸廓容量增大，胸膜腔内压减小，当胸膜腔内压低于静脉压时，静脉血回流至心脏，心室得到充盈。如此反复，可建立有效的人工循环（图5-7）。

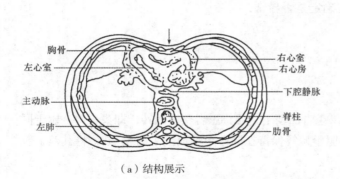

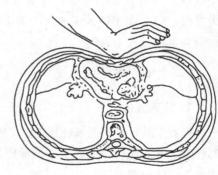

（a）结构展示　　　　　　　　　　　　（b）按压处

图5-7　胸外心脏按压解剖示意图

2.心肺复苏指南

操作方法和步骤：①使患者仰卧于硬板床或平地上，睡在软床上的患者，则用心脏按压板垫于其肩背下，头后仰10°左右，解开上衣。②救护者应根据个人身高及患者位置高低，采用踩踏、脚蹬或跪式等姿势。③按压部位：将一手的掌根放在患者胸部的中央，成人按压部位在胸部正中、胸骨的下半部、两乳头连线的中点（儿童和婴儿两乳头连线的中点下方）［图5-8（a）］。④操作者在患者一侧，一只手的掌根部放在胸骨两乳头连线处，另一只手叠加在其上，两手手指交叉紧紧相扣，手指尽量向上，避免触及胸壁和肋骨，以减少按压时发生肋骨骨折的可能性。按压者身体稍前倾，双肩在患者胸骨正上方，双臂绷紧伸直，按压时以髋关节为支点，应用上半身的力量垂直向下用力快速按压［图5-8（b）］。⑤成人按压深度至少为5cm。儿童根据身高，应用单手或双手胸外心脏按压［图5-9（a）］。儿童和婴儿下压胸廓前后径至少1/3（儿童大约5cm，婴儿大约4cm）［图5-9（b）、图5-9（c）］，然后双手放松，以保证心室充盈。按压和松弛的时间应该相等，救护者两肘关节必须伸直，借助双臂和上身的重量向脊柱方向垂直下压。⑥胸外心脏按压的频率为100～120次/min，并使胸廓完全回弹；边按压边大声数数。⑦若现场有2人救护，应每按压胸骨30次，进行人工呼吸2次，彼此协调配合，连续交替进行。若现场只有1人救护，则先进行胸外按压30次，再进行人工呼吸2次，如此反复进行。⑧当现场有2人以上的救护人员时，急救人员应当轮换按压者，以防由于按压者疲劳而使按压质量下降。交换可在完成一组按压、通气的间隙中进行，并在5s内完成。每2～3min触摸一次患者的颈总动脉，密切观察有无自主呼吸动作的出现。若心跳、呼吸已恢复，则应在严密观察下进行后续处理。

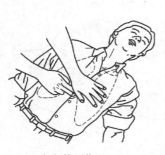

（a）按压位置

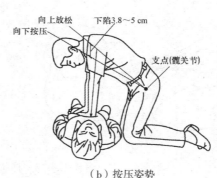

（b）按压姿势

图5-8　胸外心脏按压示意图

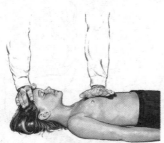

（a）儿童按压手法

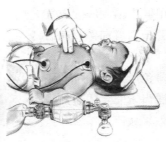

（b）婴幼儿按压手法

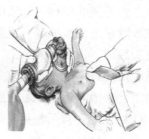

（c）婴幼儿按压手法

图5-9　按压手法

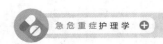
3. 心脏按压有效的标志

①可扪及大动脉的搏动；②皮肤色泽转红润；③瞳孔由大变小，并对光有反射；④自主呼吸恢复；⑤意识恢复；⑥按压时可触及颈动脉搏动及肱动脉，收缩压≥60 mmHg（8 kPa）；⑦经心电监护显示有效波形；⑧有尿。

4. 注意事项

①按压部位要准确：部位过低，可损伤腹部脏器或引起胃内容物反流；部位太高，可能伤及大血管；若部位不在中线，则可引起肋骨骨折等并发症。②按压力量要均匀、适度：力量过轻达不到良好效果，过重则可造成损伤。③按压姿势要正确：注意肘关节必须伸直，双肩位于双手的正上方，救护者手指不应加压于患者胸部；在按压放松期，救护者不施加任何压力，但手掌根仍不离开胸壁，置于胸骨中下部，以免移位。

（四）开放气道

呼吸道通畅是施行人工呼吸的首要步骤。患者无意识时，肌张力下降，舌体和会厌可能使咽喉部阻塞［图5-10（a）］。舌后坠是造成呼吸道阻塞最常见的原因，有自主呼吸但吸气时气道内呈负压，可能将舌、会厌或二者同时吸附到咽后壁，产生气道阻塞。因此，使下颌上抬，可防止舌后坠，使气道打开［图5-10（b）］。如无颈部创伤，可以采用仰头抬颏法开放气道，并清除患者口中的异物和呕吐物，用指套或指缠纱布清除口腔中的液体分泌物，清除固体异物时，一只手按压下颌，另一只手指抠出异物。

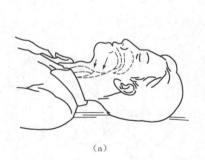
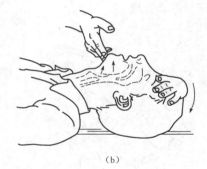

(a)   (b)

图5-10 开放气道方法

1. 仰头抬颏法

如患者无颈部创伤，可采用仰头抬颏法开放气道。患者取平卧，救护者一手置于患者前额，向后加压使头后仰。另一手的第二、第三指置于患者颏部的下颌角处将颏上抬，但应避免压迫颈前部及颏下软组织，且抬高程度以患者唇齿未完全闭合为限（图5-11），此法解除舌根后坠效果最佳。

2. 仰头抬颈法

救护者一手抬起患者的颈部，另一手以小鱼际向下压患者的前额，使其头后仰、颈部抬起（图5-12）。

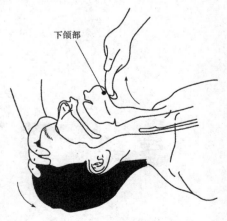

下颌部

图5-11 仰头抬颏法

3. 托下颌法

患者平卧位，救护者将其一手拇指放在患者颧骨上做支点，把食指或中指放在患者的下颌角处作为着力点，将其下颌向前向上托起，使下颌牙超过上颌牙，此时舌根离开咽后壁从而解除气道阻塞，也可用另一手放在对侧相同部位用双手托下颌（图5-13）。

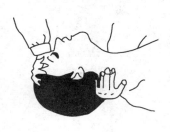

图5-12 仰头抬颈法

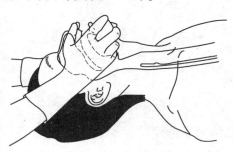

图5-13 托下颌法

（五）人工呼吸

心肺复苏时常用的呼吸支持方法包括口对口人工呼吸、口对鼻人工呼吸、口对气管套管呼吸、口对通气防护装置呼吸、口对面罩呼吸、使用球囊–面罩装置、环状软骨压迫法等，最为简便且有效的方法是口对口人工呼吸。

1. 口对口人工呼吸

（1）口对口人工呼吸［图5-14（a）］操作步骤：①患者置于仰卧位，迅速松开衣领、裤带以免妨碍呼吸动作，救护者以一手按住患者额部，另一手抬起颈部使头部后仰；②救护者用压前额的那只手的拇指、食指捏紧患者鼻翼下端，防止吹气时气体从鼻孔逸出；③救护者用口唇把患者的口全罩住，呈密封状，缓慢吹气，吹气时间大约是1 s，确保呼吸时胸廓起伏；④见到患者胸部上抬时停止吹气，立即松开捏住患者鼻孔的手，让患者被动地呼出气体；⑤当呼气完毕后，进行下一次吹气。成人通气频率应为 10 ~ 12 次/min，8 岁以下的儿童为 15 次/min，婴儿人工呼吸的频率为 20 次/min。救护者在每次通气之后应吸一口气，每次通气量应使患者胸部鼓起。对大多数成人而言，此通气量为 800 ~ 1 200 mL（0.8 ~ 1.2L）。

（2）充足的通气指征：①观察到胸部起伏；②在呼气时听到或感到有气体逸出。两次呼吸的时间（每次呼吸 0.5 ~ 2.0 s）适宜，应当使胸部扩张良好，并且尽量减少胃膨胀。给予的气体量过大或吸气流速太快会使咽部压力超过食管开放压力，从而使气体进入胃部而造成胃膨胀。如有可能（例如两位救护者施行CPR时），在呼气时应保持气道开通，尽量减少胃膨胀。

2. 口对鼻人工呼吸

口对鼻人工呼吸［图5-14（b）］对某些患者比应用口对口技术更为有效。在不能经患者的口进行通气、口不能张开（牙关紧闭）、口部严重受伤或口对口难以紧贴时，可用口对鼻技术。救护者将一只手放在患者额部使患者头后仰，用另一只手将患者下颌上抬，将口闭合。救护者深吸一口气，用唇紧贴患者的鼻部，将气体吹入患者鼻内，然后救护者将唇离开患者的鼻部，使患者被动地将气呼出。由于患者的鼻内可能有阻塞，故可能需要间歇地将患者口张开或用拇指分开患者的双唇使气体呼出。在对婴儿进行人工呼吸时，救护者的嘴必须将婴儿的口及鼻一起盖严。

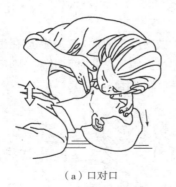
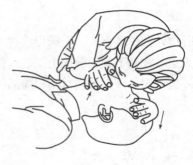

（a）口对口　　　　　　　　　　　　　（b）口对鼻

图 5-14　人工呼吸

3. 口对面罩通气

口对面罩通气的方法是单人施救者在心搏骤停患者的一侧，完成 30 次胸外按压之后，将面罩置于患者口鼻部，使用靠近患者头顶的手，将食指和拇指放在面罩的两侧边缘，将另一只手的拇指放在面罩的下缘固定，封闭好面罩，其余手指置于下颌骨边缘提起下颌以开放气道。施救者经面罩通气至患者胸廓抬起，然后将口离开面罩，使患者呼出气体。

（1）每 30 次按压后，通气 2 次，每次通气应持续 1 s，使胸廓明显起伏，保证有足够的气体进入肺部，但应注意避免过度通气。如果患者有自主循环存在，但需要呼吸支持，人工通气的频率为每分钟 10～12 次，即每 5～6 s 给予人工通气 1 次。婴儿和儿童的通气频率为12～20 次 /min。

（2）上述通气方式只是临时性抢救措施，应尽快获得团队人员的支持，应用球囊－面罩进行通气或建立高级气道（气管内插管），给予机械辅助通气与输氧，及时纠正低氧血症。

（六）除颤

除颤的机制是利用除颤仪在瞬间释放的高压电流经胸壁到心脏，使心肌细胞在瞬间同时除极，终止导致心律失常的异常折返或异位兴奋灶，进而恢复窦性心律。CPR 的关键起始措施是胸外心脏按压和早期除颤，在实施 CPR 的同时，应尽早获取除颤仪（或 AED）。在除颤仪准备好之前，急救人员应持续实施 CPR。如一次除颤未成功，则患者的室颤可能属于低幅波类型，通常是因为心肌缺氧，应继续做 CPR 2 min，待心肌恢复氧供后再分析心律，决定是否再次除颤。应尽可能减少除颤所导致的按压中断，包括心律检查、实施电击和恢复按压各个环节。

高级生命支持（ACLS）主要是在 BLS 的基础上应用辅助设备和特殊技术，建立和维持有效的通气和血液循环，识别及治疗心律失常，建立有效的静脉通路，改善和保持心肺功能，及时治疗原发疾病。高级生命支持通常由专业急救人员到达现场后或在医院内进行，可归纳为高级人工气道、氧疗和人工通气、循环支持和寻找心搏骤停的原因 4 个步骤。《2020 年 AHA 心肺复苏和心血管急救指南》（以下简称《2020 指南》）建议合并成人 BLS 和 ACLS，修改通用成人心搏骤停流程图，强调早期肾上腺素给药对不可电击心律患者的作用。

（一）人工气道

在 BLS 中，急救者只能进行简单的人工呼吸。一旦条件具备，应及早利用下述方法、设备维持和改善呼吸。其本质是通过各种手段使患者的气道保持通畅，为机械呼吸创造条件。可以应用以下几种方法：口咽气道（OPA）、鼻咽气道（NPA）、气管插管、食道 – 气管导管（combitube）、喉罩气道（laryngeal mask airway，LMA）、喉导管（laryngeal tube）。

（二）氧疗和人工通气

在建立通畅的呼吸道后应立即进行机械通气，常用的有下列 2 种方法。

（1）简易呼吸器法：简易呼吸器由一个有弹性的皮囊、三通呼吸活瓣、衔接管和面罩组成。在皮囊后面的空气入口处有单向活瓣，以确保皮囊舒张时空气能单向流入；其侧方有氧气入口，有氧条件下可自此输氧 10 ~ 15 L/min，可使吸入氧气浓度增至 75% 以上。为最恰当地使用球囊 – 瓣与球囊 – 面罩，复苏人员必须位于患者的头侧，一般应使用经口气道，假如没有颈部损伤，可将患者的头部抬高，保持适当位置。球囊 – 阀装置也可与任何其他气道连接，如气管插管、喉罩气道、食管 – 气道通气道等。

（2）机械人工呼吸法：气管插管呼吸机加压给氧呼吸可减少呼吸道死腔，保证足够氧供，呼吸参数易于控制。机械人工呼吸法是最有效的人工呼吸法，院内复苏应予以提倡使用。

（三）进一步改善循环

1. 迅速建立给药通路

心搏骤停时，在不影响 CPR 和除颤的前提下，应迅速建立给药通路。静脉通路是各种抢救中最常用的给药途径，但在心搏骤停的情况下，建立静脉通路会存在更多的困难，因此也会考虑建立其他的通路给予复苏药物。临床抢救中常用的给药通路包括静脉通路、骨髓通路和气管通路。

（1）静脉通路：为首选给药途径。为保证复苏用药准确，迅速进入血液循环和重要脏器，必须建立可靠的静脉输液通道。首选较大的外周静脉通路给予药物和液体（上腔静脉系统）。如骨髓通路和外周静脉通路尝试不成功或不可行，经过充分培训的施救者可考虑建立中心静脉通路，对已建立中心静脉通路者，则优选中心静脉给药。

（2）骨髓通路：因骨髓腔内有不会塌陷的血管丛，所以当无法建立静脉通道时，可尝试建立骨髓通路给药，其给药效果相当于中心静脉通路。

（3）气管通路：某些药物可经气管插管或环甲膜穿刺注入气管，迅速通过气管、支气管黏膜吸收进入血液循环。常用药物有肾上腺素、盐酸利多卡因、托西溴苄铵注射液、硫酸阿托品注射液、盐酸纳洛酮注射液及地西泮注射液等。方法是将药物用 5 ~ 10mL 的生理盐水或蒸馏水稀释后注入气管。但经气管内给予肾上腺素时，其较低的浓度可产生短暂性的 β– 肾上腺素能效应（血管舒张作用），导致患者出现低血压、低冠状动脉灌注压（CPP）和血流，降低 ROSC 的可能性。因此，尽管某些药物可经气管内给予，也应尽量选择经静脉或骨髓通路方法，以保证确切的给药和药物作用效果。

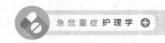

2．常用药物

在不中断CPR和除颤的前提下，应尽快遵医嘱给予复苏药物。

（1）肾上腺素的使用。在复苏过程中，对于不可除颤心律的心搏骤停，应尽早给予肾上腺素，对于可除颤心律的心搏骤停，在最初数次除颤尝试失败后给予肾上腺素。及早给予肾上腺素可提高ROSC、生存率和神经功能恢复。其作用机制为刺激 α 肾上腺素能受体，收缩外周血管，提高心、脑血管灌注压。推荐剂量为1mg，每隔 3 ~ 5min 静脉或骨髓通路注射 1 次。气管内给药剂量为 2 ~ 2.5mg。

（2）胺碘酮的使用。胺碘酮是一种抗心律失常药物。经 2 ~ 3 次电除颤加CPR、肾上腺素之后，仍然是室颤和无脉性室性心动过速的患者，应给予胺碘酮注射液。首剂量为 300mg 静脉注射，如无效，第二次剂量为 150mg 静脉注射或维持滴注。

（3）利多卡因的使用。对初始除颤无反应的室颤或无脉性室速导致的心搏骤停，当患者出现ROSC后，应用利多卡因。初始剂量为 1 ~ 1.5mg/kg 体重静脉注射，如室颤和无脉性室速持续存在，则 5 ~ 10min 后，再以 0.5 ~ 0.75mg/kg 体重剂量给予静脉注射，最大剂量不超过 3mg/kg。

（4）镁剂的使用。镁剂可有效终止尖端扭转型室速。如果室颤或无脉性室速型心搏骤停与尖端扭转型室速有关，紧急情况下，可用 1 ~ 2g 硫酸镁溶于 10mL 5% 葡萄糖溶液中缓慢静脉注射（5 ~ 20min），或用 1 ~ 2g 硫酸镁溶于 50 ~ 100mL 5% 葡萄糖溶液中缓慢静脉滴注，注意硫酸镁快速给药有可能导致严重低血压和心搏骤停。发生尖端扭转型室速时，应立即给予高能量电击治疗，硫酸镁仅是辅助药物，用于治疗或防止尖端扭转型室速复发时用，不建议在心搏骤停时作为常规使用。

（5）碳酸氢钠的使用。复苏初期（15 ~ 20min）出现的代谢性酸中毒通过改善患者通气常可得到改善，不应过分积极补充碱性药物。如心搏骤停前存在代谢性酸中毒、三环类抗抑郁药过量或高钾血症，或复苏时间过长者，可考虑应用碳酸氢钠等碱性药物。尽可能在血气分析监测的指导下应用，以免出现代谢性碱中毒。

3．循环功能监测

心肺复苏时，应及时连接心电监护仪对患者进行持续的心电监测，及时发现心律失常并采取有效的急救措施。监测过程中如发现心电图异常，应与患者的临床实际联系起来综合判断；密切关注患者的脉搏情况，对脉搏是否存在有任何怀疑时，应立即行胸部按压。可行的情况下，使用动脉血压或呼气末二氧化碳等生理参数来监测和优化CPR质量，辅助判断循环状态（如是否达到ROSC、无脉电活动时的心脏搏动状态）、心搏骤停病因等。

（四）寻找心搏骤停的原因

在心搏骤停后的高级生命支持阶段，应尽早通过描记12导联心电图、及时采集静脉血标本检验相关生化指标、影像学检查等措施明确引起心搏骤停的原因，及时治疗可逆病因。常见的可逆病因可用英文单词的第一个字母归纳总结为 5H's 和 5T's。5H's 即低血容量（hypovolemia）、缺氧血症（hypoxia）、氢离子（酸中毒）[hydrogenion（acidosis）]、低钾或高钾血症（hypo-/hyperkalemia）和低体温（hypothermia）。5T's 即心脏压塞[tamponade（cardiac）]、毒素（toxins）、张力性气胸（tension pneumothorax）、冠状动脉血栓形成（thrombosis，coronary）和肺动脉血栓形成（thrombosis，pulmonary）。

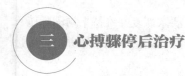

三 心搏骤停后治疗

心搏骤停后治疗（post-cardiac arrest care）是ACLS的重要部分，是减少心搏骤停24h内死亡率的关键，是以神经系统支持（脑复苏）为重点的后期复苏或持续生命支持。其目的是预防再次发生心搏骤停和脑损伤，提高入院后患者的存活率。

（一）心搏骤停后治疗的目标

1. 初始目标

初始目标包括：转送到有能力进行心搏骤停后综合治疗的医院或ICU；优化心、肺功能及重要器官灌注；识别并治疗心搏骤停的诱发因素，预防再次骤停。

2. 后续目标

后续目标包括：优化机械通气，尽量减少肺损伤；识别并治疗急性冠状动脉综合征；进行目标温度管理，优化生存和神经系统功能恢复；降低多器官损伤风险，支持脏器功能；客观评估预后恢复；需要时协助患者进行康复。

（二）心搏骤停后治疗的措施

1. 维持有效的循环功能

自主循环恢复后，常伴有心率过快或过慢引起灌注不足、血压不稳定或低血压、血容量不足或过多、心功能衰竭和急性肺水肿等问题，为维持有效的循环功能，应密切监测心率和血压的变化，及时发现心律失常。尽快描记12导联心电图，注意是否有急性心肌梗死（AMI）、电解质紊乱等。对所有ST段抬高患者，或无ST段抬高，但血流动力学或心电不稳定，疑似心血管病变的患者，建议紧急进行冠状动脉造影。当患者血流动力学不稳定时，应酌情给予有创血流动力学监测，维持平均动脉压 ≥ 65 mmHg 或收缩压 < 90 mmHg。

2. 优化通气和吸氧，维持呼吸功能

自主循环恢复后，心搏骤停患者可有不同程度的肺功能障碍。其原因有肺水肿、严重肺不张、心搏骤停或复苏期间所致的误吸等。应继续进行有效的人工通气，持续高流量给氧，保持血氧浓度 ≥ 94%，加强气道管理，维持气道通畅，注意防治肺部并发症。当SaO_2维持在94%以上时可逐步降低吸入氧浓度。监测呼气末二氧化碳分压（$ETCO_2$）或$PaCO_2$，调整呼吸频率，达到$ETCO_2$为 30 ～ 40 mmHg 或 $PaCO_2$ 为 40 ～ 45 mmHg 的目标，维持血pH在正常范围内。

3. 脑复苏

心搏骤停时因缺血、缺氧最易受损的是中枢神经系统。复苏的成败，很大程度上与中枢神经系统功能能否恢复有密切关系。脑组织耗氧量高，能量储存少，无氧代谢能力有限，正常体

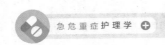

温下，心脏停搏 3 ~ 4min，即可造成"不可逆转"的脑损伤。脑复苏的原则是尽快恢复脑血流、缩短无灌注和低灌注的时间；维持合适的脑代谢；中断细胞损伤的级联反应，减轻神经细胞损伤，恢复脑功能至心搏骤停前的水平。

（1）脑复苏的主要措施。维持血压。在心搏骤停救治过程中，要求恢复并维持平均动脉压 ≥ 65mmHg，或避免收缩压 < 90mmHg，以恢复脑循环和改善周身组织灌注，同时要防止血压过高或过低。

呼吸管理。缺氧是脑水肿的重要根源，又是阻碍呼吸恢复的重要因素。因此，在心搏骤停后应及早使用机械通气加压给氧，纠正低氧血症。

目标温度管理（target temperature management，TTM）。所有在心搏骤停后恢复自主循环的昏迷成年患者都应采用TTM，目标温度维持并稳定于 32 ~ 36℃，并在达到目标温度后至少维持 24h。传统物理降温的方法一般是将全身体表降温和头部重点降温相结合，可采用冰袋、冰毯、冰帽降温，或诱导性低温治疗。在TTM后对昏迷患者应积极预防发热。

防治脑缺氧和脑水肿。主要措施包括：①脱水。为防止脑水肿，在TTM和维持血压平稳的基础上，宜尽早使用脱水剂，通常选用20%甘露醇注射液快速静滴，联合使用呋塞米注射液（速尿）、白蛋白和地塞米松磷酸钠注射液。但要防止过度脱水，引起血容量不足，造成血压不稳定。②促进早期脑血流灌注。利用钙离子拮抗剂解除脑血管痉挛，抗凝剂疏通微循环。③高压氧（hyperbaric oxygen，HBO）治疗。高压氧能快速、大幅度提高组织氧含量和储备，增加血氧弥散量和有效弥散距离。对纠正脑水肿时细胞缺氧效果明显，可减轻脑的继发性损害。因此，心肺复苏后，只要患者生命体征稳定，开展HBO治疗越早越好，并且强调以HBO为重点的综合治疗。

（2）脑复苏的结果。脑功能的恢复进程，基本按照解剖水平自下而上恢复。首先复苏的是延髓，然后是恢复自主呼吸。自主呼吸多在心搏恢复后 1h 内出现，继之瞳孔对光反射恢复，标志着中脑功能恢复，接着是咳嗽、吞咽、角膜和痛觉反射恢复，随之出现四肢屈伸活动和听觉。听觉的出现是脑皮质功能恢复的信号，呼唤反应的出现意味着患者即将清醒。最后是共济功能和视觉功能的恢复。

不同程度的脑缺血、缺氧，经复苏处理后可能有四种转归。①完全恢复：完全恢复至心搏骤停前水平。②部分恢复：恢复意识，但有智力减退、精神异常或肢体功能障碍等。③去大脑皮质综合征：患者认知功能丧失，无意识活动，不能执行指令；保持自主呼吸和血压；不能理解和表达语言；有睡眠觉醒周期；能自动睁眼或刺激下睁眼，眼球无目的地转动或转向一侧；下丘脑及脑干功能基本保存，有吞咽、咳嗽、角膜和瞳孔对光反射，时有咀嚼、吮吸动作，肢体对疼痛能回避；肌张力增高，饮食靠鼻饲，大小便失禁。④脑死亡：对脑死亡的诊断涉及体征、脑电图、脑循环和脑代谢等方面，主要包括持续深昏迷，对外部刺激无反应；无自主呼吸；无自主运动，肌肉无张力；脑干功能和脑干反射大部或全部丧失。

四 终止心肺复苏

CPR期间对于终止复苏时机的准确判断，对于筛选具有治疗前景的患者，减少徒劳抢救十分重要。《2020 指南》建议当满足下述所有条件时可考虑终止复苏：非目击的心搏骤停，无旁观者的CPR，无ROSC（转运前），未给予过电击除颤。对于气管插管患者，复苏20min后的呼气末二氧化碳值仍不能达到10mmHg以上时，其复苏的可能性将很低，综合其他相关因素，有助于决定终止复苏。

五　康复

心搏骤停患者在初次住院后需经过较长的康复期，以确保恢复最佳生理、认知和情感健康及社会角色功能。此过程应从初次住院期间开始，并根据需要持续进行。在出院前，应对心搏骤停存活者进行生理、神经、心肺和认知障碍方面的多模式康复评估和治疗，同时心搏骤停存活者及其护理人员均应接受全面的多学科出院计划，以纳入医疗和康复治疗建议及恢复活动或工作的预期，并对心搏骤停存活者及其护理人员进行焦虑、抑郁、创伤后应激反应和疲劳度的结构化评估。《2020指南》推荐：心搏骤停发生后，在以情感支持为目的的随访中，对非专业施救者、紧急救援服务实施人员和医院医护人员进行分析总结并为其提供随访可能是有益的。心搏骤停施救者同样也可能经历焦虑或创伤后应激。通过团队汇报的形式回顾抢救过程，帮助施救者正确处理情绪反应、正确看待照看濒死患者的压力以及认知自身的表现，从而促进其提高心肺复苏技能并增强再次实施心肺复苏的自信。

六　心搏骤停的预防和早期预警

"治未病"总是优于"治已病"，降低心搏骤停死亡率的最好方法一定是早期预警和阻止心搏骤停的发生。心搏骤停的预防和早期预警的目标是尽可能在事件发生前期对各种危险因素或前驱状态进行及时干预，从而尽可能避免心搏骤停的发生，这是直接降低心搏骤停的发生率和减少其带来的疾病负担的有效方法。对于院外心搏骤停（out-of-hospital cardiac arrest，OHCA）而言，心搏骤停的早期预警更多地在于原发基础疾病的合理诊治、随访和出现高危症状时的及时就医处理。

🔗 知识链接

心肺复苏的发展历程

20世纪60年代以前，对呼吸和心跳骤停的猝死患者的抢救，还停留在单纯地对呼吸骤停的抢救上，而所采用的"压式"人工呼吸法（如仰卧压胸、仰卧牵臂、仰卧压背式等）复苏效果差，在实际应用中，尤其是在医院外猝死的抢救上几乎很难有成功病例。1950年，美国的Peter Safar和James Elam医生通过阅读文献发现助产士运用口对口呼吸来复苏新生儿，进而重新发现人工呼吸（Rescue Breathing）这一技术，并确认口对口人工呼吸较"压式"人工呼吸法更有效。1958年Peter Safar提出采用口对口吹气式人工呼吸，这是复苏医学领域里一场革命性的进展。复苏医学的又一个重要的里程碑就是1960年由Kowenhoven医生提出了封闭式胸部心脏按压（chosed chest heart massage）。这种技术最重要的意义就是可以维持血液循环，产生相当可观的心脏搏出量。1960年，人工呼吸和封闭式胸部心脏按压两种技术结合，标志现代心肺复苏的诞生。同年，美国心脏医学协会开始教授医生这种新的技术——心肺复苏术，这项程序由此成为美国公众CPR训练的前身。1966年，ZOLL提出的电击除颤和上述的两法结合构成了现代复苏的三大要素。同年美国国家红十字会建立了CPR的标准训练课程，并对美国所有的医疗工作人员、紧急救援反应人员和救生人员进行规范化的培训。1985年，也就是现代CPR出现第25年之际，第4届全美复苏会议对过去的CPR标准进行了评价和修改，强调复苏的成功并非心搏和呼吸功能的恢复，而必须达到脑和神经系统功能的恢复，从而诞生了心肺脑复苏（CPCR）的新标准。近10多年来胸泵学说和脑复苏概念的产生使复苏在辅助方法和药物治疗等方面都有了很多更新，进而发展为复苏学。2000年，美国心脏病学会出版了国际心肺复苏指南《International Gaidelines 2000 for ECC and CPR》。2005年，国际复苏联盟及美国心脏病协会重新修订了CPR及ECC的推荐方案，并取得了学术上的科学共识，此后心肺复苏和心血管急救指南在专家的不断更新下发展至今。

心跳骤停的类型

心肺复苏术

本章小结

　　心肺脑复苏是急危重症专业最重要的内容之一，任何急危重症患者均有可能出现心跳呼吸骤停。完整的心肺脑复苏包括基础生命支持（basic life support，BLS）、高级生命支持（advanced cardiac life support，ACLS）和持续生命支持（prolonged life support，PLS）。BLS阶段包括3个步骤的抢救。医护人员在第一时间正确做出判断和处理，是提高复苏成功率的关键因素之一。因此，本章特别强调正确、熟练、协调地施行心肺复苏术，熟悉除颤器并及早除颤。

思考练习题

1. 心脏骤停患者的临床表现有哪些？
2. 简述心肺脑复苏不同阶段的抢救重点。

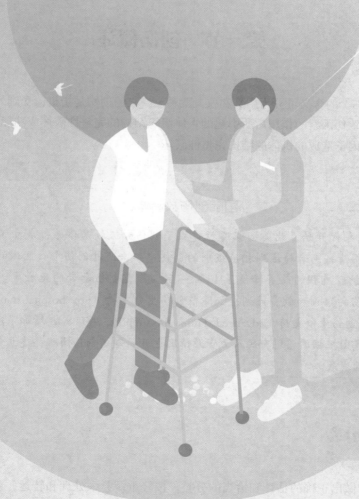

第六章

创伤

1. 识记：创伤的概念，多发性创伤的伤情评估、急救与护理。
2. 理解：创伤后的病理生理变化，创伤伤情分类法，创伤后心理问题的影响因素。
3. 运用：能够按照护理程序对多发性创伤患者实施救治与护理。

学习重点

1. 多发性创伤的伤情评估。
2. 多发性创伤的急救护理措施。

第一节　创伤概述

创伤的定义与分类

　　创伤（trauma）的含义可分为广义和狭义两种。广义的创伤是指机体受到外界某些物理性、化学性或生物性致伤因素的作用后所引起的人体组织结构的完整性破坏或功能障碍。狭义的创伤是指机械致伤因子造成的机体的结构完整性破坏。

知识链接

国际创伤救治体系

　　20世纪80年代开始，北美国家逐步建立了创伤分级救治体系，成立了创伤中心和创伤团队，根据伤情将患者转运到相应级别的创伤中心，通过创伤中心区域的创伤相关系统的开发与创伤护理流程的改善降低了15%～50%严重创伤患者的死亡率。国内医院也逐步开始引进创伤的培训和教育计划，如院前创伤生命支持（pre-hospital trauma life support，PHTLS），高级创伤生命支持（advanced trauma life support，ATLS），增加了严重创伤救治的质量。同时，我国根据国内现有的人力资源情况也开始筹建创伤团队，建立创伤数据库，推动了创伤事业的发展。

 创伤分类

　　对患者伤情做出正确的估计和恰当的分类，按轻重缓急来处理和转运，可使其得到迅速、正确、及时、有效的处理，并通过对创伤严重程度的评定，拟订和评价救治方案。

（一）按伤后皮肤和体表黏膜完整性分类

　　按体表结构是否完整，可将创伤分为开放性创伤和闭合性创伤两大类。开放性创伤易于诊断，但易发生伤口污染，继而引发感染；闭合性创伤尤其某些内脏损伤诊断有时相当困难，闭合性实质内脏器官损伤时，污染往往不严重，而空腔内脏器官损伤时，如肠破裂，则可能发生严重的腹腔感染。

1. 开放性创伤

开放性创伤指皮肤黏膜表面破损，有与外界相通的伤口。常见的开放性创伤有擦伤（abrasion）、撕裂伤（laceration）、切割伤和砍伤（incised wounds or cut wounds）、刺伤（puncture wounds）等。

2. 闭合性创伤

闭合性创伤指皮肤和黏膜表面完整，没有与外界相通的伤口。常见的闭合性创伤有挫伤（contusion）、挤压伤（crush injury）、扭伤（sprain）、震荡伤（concussion）、关节脱位和半脱位（luxation and semiluxation）、闭合性骨折（closed bone fracture）、闭合性内脏伤（closed internal injury）等。

（二）按致伤部位分类

人体致伤部位的区分和划定，与正常的解剖部位相同。主要包括颅脑伤（craniocerebral injury）、颌面颈部伤（maxillofacial and cervical injury）、胸部伤（chest injury）、腹部伤（abdomen injury）、骨盆部（阴臀部）伤（pelvis injury）、脊柱脊髓伤（spine and spinal cord injury）、上肢伤（upper extremity injury）、下肢伤（lower limb injury）等。

（三）按致伤因子分类

按致伤因子的不同，创伤主要包括火器伤（firearm wound）、烧伤（burns）、冷武（兵）器伤（cold weapon wounds）、冷伤（cold injury）、冲击伤（blast injury）、化学伤（chemical injury）及多种因素所致的复合伤等。

（四）按伤情分类

1. 轻伤

轻伤指患者意识清楚，无生命危险，现场无须特殊处理，手术可延至伤后 12 h 处理，如闭合的四肢骨折，不合并感染的皮肤软组织伤，局限性烫伤等，但仍需严密观察，以防止潜在性的创伤（如迟缓性脾破裂等）。此类患者以绿色标志。

2. 重伤

重伤指患者生命体征稳定，需手术治疗，但可以在一定时间内做好术前准备及适当检查（如交叉配血、X线检查），可力争在伤后 12 h 内急救处理。此类患者必须严密观察生命体征，否则也可能因未及时处理而成为危重患者。此类患者以黄色标志。

3. 危重伤

危重伤指创伤严重，患者有生命危险，需行紧急救命的手术或治疗。生命体征：收缩压≤90 mmHg，呼吸 < 10 次/min，或 > 35 次/min，毛细血管充盈时间≥2 s，脉率≥120 次/min

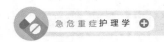

或≤50次/min，意识障碍严重。如连枷胸、腕或踝以上肢体离断，多发骨折，内脏大出血，张力性气胸等创伤，都属于危重伤。此类患者在胸部和身体醒目处标以红色标志。

创伤评分

创伤严重程度评分（trauma scaling），简称创伤评分，是利用量化标准来判定伤员的损伤程度，指导创伤救治，预测创伤预后及评估救治质量的有效手段。评分方法众多，包括院前评分和院内评分。

院前评分是指在事故现场或到达医院前，由救护人员根据患者的生命体征、意识状态和大致伤情做出简单评定和分类，从而采取必要的现场抢救和转送措施。多数学者认为创伤指数（trauma index，TI）、修正的创伤记分（revised trauma score，RTS）、院前指数（pre-hospital index，PHI）和CRAMS评分是较好的院前评分方案。

院内评分是指患者到达医院后根据损伤类型及损伤程度对伤情进行定量评估的方法。院内评分主要有简明损伤定级（abbreviated injury scale，AIS）、损伤严重度评分（injury severity score，ISS）、急性生理学及既往健康评分（acute physiology and chronic health evaluation，APACHE）3种，国内外均普遍认为ISS评分法较好。

 二 创伤后的病理生理变化

创伤发生后，在致伤因子作用下，为维持自身内环境的稳定，机体会迅速产生各种局部和全身性防御反应。

（一）局部反应

创伤的局部反应主要表现为局部炎症反应，即局部红、肿、热、痛。其轻重程度与致伤因子的种类、作用时间、组织损害程度和性质以及污染轻重和是否有异物存留等有关。对多发伤，因局部组织细胞损伤较重，多存在组织破坏及细胞严重变性坏死，加之伤口常有污染、异物存留，局部微循环障碍、缺血缺氧及各种炎性介质和细胞因子释放而造成的继发性损伤，从而使局部炎症反应更为严重，血管通透性及渗出更加明显，炎症细胞浸润更为显著，炎症持续时间更长，对全身的影响将更大。一般情况下，局部反应在伤后3~5日趋于消退，炎症反应被抑制。

（二）全身性反应

严重创伤可以通过炎症介质及细胞因子网络，使局部损伤影响到全身，即致伤因素作用于人体后引起的一系列神经内分泌活动增强，继而引发全身炎症反应综合征（systemic inflammatory response syndrome，SIRS），由此产生各种功能和代谢改变，是一种非特异性全身性应激反应。

1. 神经内分泌系统变化

伤后机体的应激反应首先表现为神经内分泌系统的改变。创伤应激反应是机体在伤后对有害刺激所做出的维护机体内环境稳定的综合反应或防御反应，最终目的是保证重要脏器的有效灌注，但这种自我代偿能力有限。其诱发因素包括休克、组织损伤、器官功能不全、创伤并发症、精神与疼痛刺激等。

2. 代谢变化

创伤后代谢显著增加，增加程度通常与损伤的严重程度有关。伤后葡萄糖异生增加，糖原分解加快，胰岛素分泌被抑制加上胰岛素抵抗，导致血糖升高。脂肪分解加速，创伤早期由糖原提供能量，此后主要由脂肪、蛋白质提供能量。伤后早期蛋白质分解代谢增加，产生负氮平衡，至10天左右进入蛋白质合成期，开始正氮平衡。

3. 免疫功能抑制

易继发感染严重多发伤可引起机体免疫功能紊乱，表现为免疫功能受到抑制致机体对感染的易感性增加，易发生脓毒败血症或过度的炎症反应损害引起SIRS，两者是创伤最常见和最严重的并发症，也是创伤后期患者的主要死因。创伤后可通过污染的伤口、肠道细菌移位和侵入性导管等多个途径使感染率上升。

4. 体温变化

创伤后发热是炎性介质作用于下丘脑体温中枢所致。若体温中枢直接受损，则可发生中枢性高热或体温过低。在创伤性休克时，体温可表现过低；创伤后3～5天内可因大量的坏死组织产生吸收热，一般体温在38.59℃以下；而合并感染时体温则会明显升高。

5. 易发生多器官功能不全

创伤诱发多器官功能不全综合征（multiple organ dysfunction syndrome，MODS）的机制是直接损害内皮细胞的结构及功能、缺血和再灌注损伤、激活炎症细胞和体液因子，引起过度的应激和炎症反应，削弱或破坏机体的局部屏障和全身防御系统，导致感染或脓毒症。

第二节 多发性创伤

多发性创伤，简称多发伤，指在同一致伤因素作用下，人体同时或相继有2个或2个以上的解剖部位的损伤，其中至少一处损伤危及生命。多发性创伤大多起于巨大的外力打击，伤情重，常伴大量失血，并且不同损伤器官的生理扰乱可互相影响，加重创伤反应，患者随时有丧失生命的危险。因此，多发性创伤患者必须迅速采取有效的救治措施。多发性创伤特点是：①应激反应严重、伤情变化快、死亡率高；②伤情重、休克发生率高；③严重低氧血症多发；④由于病情重，多数患者不能自述伤情，容易漏诊和误诊；⑤伤后并发症和感染发生率高；⑥损伤部位多，往往开放性伤和闭合性伤同时存在。

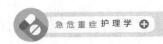

 知识链接

复合伤、多处伤和联合伤的概念

　　复合伤是指人体同时或相继遭受2种以上（含2种）不同性质致伤因素的作用而引起的损伤，如原子弹爆炸产生的物理、化学、放射等因素所引起的损伤就是一个典型的复合伤。

　　多处伤是指在同一解剖部位或脏器有2处以上的损伤，与致伤因素多少无关，如肝脏多处裂伤、2个以上解剖部位骨折。

　　联合伤是指同一因素的两个相邻部位的连续性损伤，常用于描述胸腹联合伤、眶颅联合伤等。

一　伤情评估

　　急危重症患者初到急诊室时的神志、面色、呼吸、循环、出血情况、衣服的撕裂及污染程度等可为伤情的判定提供重要依据。

（一）危及生命的伤情评估

1. 气道

观察有无气道不畅或阻塞。

2. 呼吸

注意观察呼吸状态，观察呼吸频率、节律、通气情况，观察胸廓运动是否对称、听诊呼吸音是否减弱。

3. 循环

（1）观察有无活动性出血，出血量多少；观察血压和脉搏的变化，判断休克程度。

（2）观察毛细血管再充盈时间，用于评价组织灌注情况。观察方法：用手指压患者拇指的甲床，甲床颜色变白，正常情况下压力去除2 s内甲床颜色恢复，如果恢复时间＞2 s，说明组织灌注不足。甲床再充盈时间延长，是组织灌注不足的最早指征之一。

（3）观察血压情况，急救现场可用手触摸动脉。如可触及桡动脉、股动脉或颈内动脉，则收缩压估计分别为80 mmHg、70 mmHg、60 mmHg。

4. 中枢神经系统

观察患者意识是否清楚、瞳孔大小及对光反射情况、昏迷程度、肢体有无偏瘫或截瘫情况。

（二）全身伤情评估

　　经过早期的重点检查，明显的外伤得到确诊，但有些隐匿伤有可能被漏诊。因此，在紧急处理后，生命体征稳定的情况下，要及时对患者进行全身检查，以便对伤情做出全面评估。应详细采集病史，了解受伤原因和经过，必要时进行实验室检查和影像诊断，如血常规、血型鉴定和交叉配血、X线、B超、CT、磁共振等。根据以上评估，确立损伤救治的先后顺序。

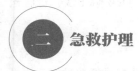

二 急救护理

多发伤的急救原则应遵循紧急治疗原则和损伤控制原则。创伤是时间依赖性疾病，其伤后死亡高峰主要集中在伤后数分钟至数天，因此，多发伤急救的总目标就是让伤员在最短时间内得到确定性治疗，维持其基本生命体征。现代创伤救护的过程主要包括现场救护、转运途中救护和院内救护3个环节。

（一）现场救护

现场救护的原则是最大限度地挽救生命、延长生命，降低患者死亡率和伤残率，提高其生存质量，因此，要求救护措施快捷、正确、有效，并在安全的环境中救护创伤患者。救治程序是：先复苏后固定，先止血后包扎，先重伤后轻伤，先救治后运送，急救与呼救并重。同时注意：优先包扎头、胸、腹部伤口以保护内脏，然后包扎四肢伤口；先固定头颈部，再固定四肢。创伤救护实际操作时步骤繁多，抢救者必须做到迅速、准确、轻柔，防止加重患者损伤和痛苦，在实施操作时，尽可能佩戴个人防护用具（如医用手套等）。具体如下。

1. 脱离危险环境

医护人员到达现场后，应使患者迅速脱离危险环境，排除可能会继续造成伤害的因素。搬运患者时，动作要轻稳，切忌将伤肢从重物下强行拉出，以免造成进一步损伤。

2. 解除呼吸道梗阻

呼吸道梗阻或窒息是外伤患者死亡的主要原因。若明确为呼吸道异物梗阻，应立即：①开放气道；②若为可见异物，用手指清除口咽部异物，有条件时应同时求助；③尝试通气，如通气时患者胸部无起伏，重新摆放头部位置，再尝试通气；④如果按以上方法清除异物4次仍不能进行有效通气，异物可能位于气管或支气管深部，可实施腹部冲击法；⑤若仍失败，可使用环甲膜切开术，或使用专门器具取出异物（如Kelly钳、Magilla镊）；⑥若呼吸、心跳骤停，应进行心肺复苏。

3. 解除气胸所致的呼吸困难

对明确为开放性气胸患者，应迅速用厚层无菌敷料（无条件者可用毛巾等）严密封闭创口，变开放性气胸为闭合性气胸；伴有多根多处肋骨骨折所致的反常呼吸（即连枷胸）时可用棉垫加压包扎，以固定胸壁；对明确有张力性气胸（如呼吸困难、气管明显向健侧移位）患者，应迅速于患侧胸壁第2肋间插入带有活瓣的穿刺针进行排气减压。对合并血气胸患者，有条件时应立即行胸腔闭式引流。

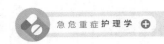
4．处理活动性出血

控制活动性出血，是减少现场死亡的最重要措施。最有效的紧急止血法是加压止血法，压住出血伤口或肢体近端的主要血管，并包扎伤口，抬高患肢，控制出血。对出血不止的四肢大血管出血，可用止血带止血法，止血带止血应记录时间，每 0.5 ～ 1 h 松解 1 次，每次松解 5 ～ 10 min。

5．伤口处理

伤口用无菌敷料覆盖，无条件者也可用外用绷带或布条包扎，覆盖范围最好超过伤口边缘 5 cm 以上。开放性伤口除及时、恰当地止血外，还应立即用消毒纱布或清洁布包扎，以防伤口被进一步污染。伤口表面的异物应取出，组织内异物在伤情未明确或救治条件不完善的情况下不宜轻易去除，以免引发大出血或组织的进一步损伤。外露的骨折端切勿纳入伤口，以免造成深层组织的进一步污染。外露的脑组织及内脏禁止回纳，应用无菌纱布与碗、盆等暂时固定，防止进一步损伤。

6．初步固定

现场急救时及时、正确地固定骨折肢体，可减少患者的疼痛及周围组织的进一步损伤，同时也便于创伤患者的搬运和转送。急救时的骨折固定是暂时的，因此，只要求简单而有效，不要求对骨折准确复位；开放性骨折应原位固定，有骨端外露者不宜复位。急救现场可就地取材，如木棍、板条、树枝、硬纸板等都可作为骨折固定的器材，其长短以固定住骨折处上下两个关节为宜，如找不到合适的固定器材，骨折下肢也可直接绑在健侧下肢上，骨折的上肢可固定在胸壁上。

7．保存好断离肢体

伤员断离的肢体应用无菌包或干净布包好，外套塑料袋，周围置低温（0 ～ 4 ℃）冰块、干燥保存，切忌接触任何液体物质。断肢应随创伤患者一同送往医院，以备及时行再植手术。离体肢体应该尽快回植，离体时间越短，成活率越高。一般从离断到手术时间不应超过 8 h。

8．抗休克

现场抗休克的主要措施为迅速临时止血，静脉补液扩容，有条件时应用抗休克裤。

（二）转送途中救护

经过现场紧急处理后，在患者呼吸道通畅、休克得到基本纠正的情况下，应立即将患者转运至医院进行进一步救治。转送患者途中，必须加强监护，以保证抢救、监测的连续性，一旦伤情恶化，应及时停车处理，并与急救中心取得联系，以保证抢救工作顺利进行。

（三）院内救护

患者转运到医院后即进入院内救护阶段，医院是多发伤救护最重要的场所，对于多发伤患者的救护应以维持生命为第一要务，以最大限度减轻创伤带来的危害和防止并发症为目的。早期抢救的重点主要是有效清理呼吸道、给氧、控制活动性出血、有效补充血容量等。

1. 抗休克

有休克早期征象的患者应尽快建立 2 个及以上静脉输液通道，补充有效循环血量。最好使用静脉留置针，建立静脉通道，同时进行血常规、血型鉴定及交叉配血标本留取等。

2. 控制出血

小量出血者伤口清创后应加压包扎并抬高患肢；出血量较大的活动性出血应迅速采取钳、夹止血并对伤口进行清创缝合；内脏大出血应尽早行手术处理；对四肢的严重损伤，必要时行截肢手术，以保全生命。

3. 胸部创伤的处理

胸部开放性创口，应迅速采取有效方法将创口暂时封闭，张力性气胸应尽快穿刺排气或行胸腔闭式引流，以降低胸膜腔内压力，必要时行开胸探查术。合并休克者应积极行抗休克处理。

4. 颅脑损伤的处理

颅脑损伤者，应严密观察瞳孔、意识、生命体征及肢体活动度的变化；注意保持呼吸道通畅，避免呕吐物吸入；一旦明确颅内出血，应迅速采取止血措施并清除大的颅内血肿进行减压；防止脑水肿，应采取头高位（休克患者除外）、限制入量并遵医嘱行脱水治疗。

5. 腹部内脏损伤的处理

疑有腹腔内活动性出血时，应立即行腹腔穿刺术、B超检查以确诊。需要时应尽快输血，防止失血性休克，同时做好术前准备，必要时尽早行剖腹探查术。

6. 呼吸道损伤

保持呼吸道通畅，呼吸道损伤严重的患者必要时行气管切开手术。

7. 骨折处理

给予临时止血、固定，待生命体征平稳后转骨科进行进一步治疗。

8. 伤口的处理

根据伤口的大小和污染程度及时进行清创缝合等处理。

第三节　创伤心理反应和干预

创伤不仅可以引起机体应激反应，导致全身各个系统方面发生生理改变，同时也会引起心理应激，导致心理创伤，产生一种危机感，并引起患者心理行为的改变。心理改变可导致患者机体病态，免疫力下降，从而产生各种疾病，影响患者的身体恢复。

常见心理反应和心理问题

各种创伤多会出现疼痛、出血、自理能力缺陷、形象受损、角色紊乱及各种正常生理功能障碍，这些改变均能使患者产生相应的生理反应，出现不同程度的心理问题，如紧张、焦虑、痛苦、烦躁不安、感觉过敏、情绪脆弱甚至愤怒等；若意外伤害严重，造成机体某器官永久性功能改变甚至功能丧失时，患者可出现更强烈的反应，如自卑、无助、绝望，甚至有轻生念头等；有些患者还会表现出优先感、激惹、神经过敏、猜疑甚至迁怒于医护人员等。每个患者创伤后的具体心理反应和心理问题因人、创伤程度及创伤种类不同而不同。

 心理反应的影响因素

创伤后患者出现的心理问题和心理反应与很多因素有关，这些因素主要与性格特点、社会个性特征（社会支持系统、年龄、性别、经济）、既往心理健康状态和受伤程度及预后情况有关。

1. 性格特点

人在遭遇意外伤害、疾病等应激事件时，所产生的心理反应的程度及采取的应对方式很大程度上取决于其性格类型。研究表明，个性独立、性格开朗外向、意志坚强的人比个性依赖、内向自闭的人更能积极应对突如其来的意外伤害。性格外向的人，会通过自己的言行来宣泄不良情绪。性格内向的人，则会把问题放在心里，终日闷闷不乐进而产生抑郁焦虑情绪。

2. 社会个性特征

（1）社会支持系统：患者拥有的亲属、朋友、同事等社会资源越多，社会支持体系越完善，获得的心理支持越多，越容易积极面对并走出困境。护士借观察个人与周围人物关系的亲疏，可以评估该患者的社会支持系统是否完善。

（2）年龄：老年患者受伤后，多会担心子女等家庭成员不能精心照顾自己，自己会成为子女的负担；中年患者多是家庭的顶梁柱、单位的骨干力量，受伤后首先考虑耽误工作、造成家庭的经济损失及经济负担，多会出现焦虑、愤怒等激动情绪；青年患者会担心创伤影响自己形象或身体功能，进而影响以后的工作、生活、恋爱及婚姻，因此多会出现不信任医护人员的技术、痛感强烈等表现，甚至出现与年龄不相称的过度依赖行为；儿童患者的心理承受能力较差，易产生严重的心理负担，进而出现恐惧、烦躁、逆反及依赖心理。

（3）性别：男性和女性因承担的社会角色不同，在面对问题时的应对方式和心理反应也不同，很多研究者认为：同样的创伤体验，女性的焦虑和抑郁情绪高于男性，女性也较男性更易产生依赖心理。

（4）经历：婚姻状况、经济状况、社会地位、工作状况、受教育水平、成长环境、经历的应激性生活事件等都对患者创伤后的心理反应有一定的影响。

3. 既往心理健康状态

既往心理健康的患者应对外伤造成伤害的能力强。

4. 受伤程度及预后情况

患者受伤程度及预后好坏对患者的心理反应有直接影响，受伤程度越重、预后越差，造成患者心理问题的概率越大。

 三　心理危机干预

创伤后的康复是一个综合的治疗过程，目前，国内对患者身体局部组织器官进行治疗的同时，对创伤患者的心理状况也越来越重视。创伤后的心理干预要重视患者心理状况的分析、评估及动态观察，并根据所得结果有针对性地进行有效的心理干预，避免不良的心理因素削弱对躯体疾病的治疗效果，并使患者以健康的体魄、良好的心理状态回归社会。针对创伤患者存在的心理问题和心理反应，可采取相应的心理干预措施，从以下4个方面进行。

1. 评估患者心理问题

应用良好的沟通技巧建立和谐的护患关系，取得患者的信任，全方位收集心理及社会资料，以便了解和明确患者目前存在的心理问题。

2. 制订危机干预计划

针对患者当前的具体问题，并结合患者的病情和性格特点、心理需要、年龄、文化程度、社会生活习惯以及家庭环境等因素制订干预计划。

3. 干预内容

（1）给予心理支持：热情关注患者并耐心倾听患者的诉说，让患者倾诉自己的内心感受，认可其流露的情感，建立同感心，不要说服患者改变自己的感受，酌情应用暗示、保证、环境改变等方法，给予心理支持。

（2）解释和指导：给予患者伤口护理、复健、饮食等知识指导，通过正确的信息输入，消除患者的疑虑，改变错误认知。解释心理危机的发展过程，使患者理解目前的境遇，并鼓励患者积极面对现实，提高患者积极应对能力。

（3）增强自信心：对患者进行及时的支持与肯定，增强治疗的信心。

（4）发挥社会支持系统作用：鼓励患者的亲朋好友在规定的探视时间内陪伴患者，给以鼓励；相同年龄层次的患者安排在同一病室，鼓励患者之间互相交流经验和体会，以互相鼓励，并起到"现身说法"的作用。

4. 效果评价

及时评估干预效果，调整干预措施，促进患者身心恢复。

▤ 本章小结

　　创伤伤害是世界各国死亡、住院发病率和致残的主要原因。在中国，每年因创伤致死人数已成为第五位死亡原因，是44岁以下人群中伤害性死亡的首位死因。本章分别对创伤的分类和评分方法、创伤后的病理生理变化、多发性创伤及创伤后的心理反应和干预措施进行了总体的介绍，重点介绍了创伤的伤情分类法、多发性创伤的急救护理措施。通过本章的学习，应熟悉创伤后心理问题的影响因素和创伤后的病理生理变化，以便对严重创伤患者做出正确的伤情判定并实施及时、有效的身心护理措施，使患者消除恐惧、悲观、怨恨及抵触心理，保持思想乐观、心情平静，积极配合治疗与护理，建立信心，从而促使健康的恢复。

▣ 思考练习题

　　1．简述创伤患者的急救护理措施。

　　2．简述创伤患者常见的心理反应和心理问题。

　　3．患者，男，50岁。因车祸伤急诊入院，头面、胸腹多处损伤。查体：神志淡漠，P：125次/min，R：36次/min，BP：80/40mmHg，右侧头顶部损伤出血，呼吸费力，面色青紫，可见"三凹征"，颈部有压痛。右侧胸壁可见反常呼吸运动，腹部稍膨隆，腹部有明显压痛和肌紧张，移动性浊音阳性。请问：

　　（1）该患者是否属于多发伤？

　　（2）接诊该患者的护士应采取哪些急救护理措施？

　　（3）对此患者可能有哪些诊断？

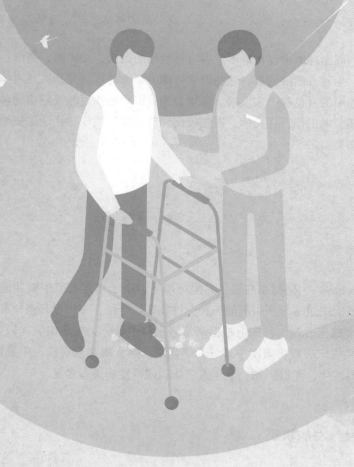

第七章

环境及理化因素损伤

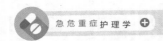

1. 识记：中暑、淹溺、电击伤、狂犬病毒蛇咬伤和节肢动物螫伤及化学品烧灼伤的定义、临床表现、救治及护理措施。

2. 理解：中暑、淹溺的病因与发病机制，狂犬病和毒蛇咬伤的病因、发病机制与中毒原理，影响触电严重程度的因素，淹溺、电击伤的急救原则和护理原则，狂犬病暴露的分级以及相应的处理措施，毒蛇咬伤及节肢动物螫伤的辅助检查和鉴别诊断。

3. 运用：能够对中暑、淹溺、电击伤、狂犬病、强酸强碱烧灼伤进行规范的急救，熟练掌握狂犬病、毒蛇咬伤的辅助检查方法，能够对常见的环境及理化因素损伤进行正确而有效的护理，能够对患者进行健康教育，教会患者如何对常见的环境及理化因素损伤进行预防及现场自我急救。

中暑、淹溺、电击伤、狂犬病和化学品烧灼伤的临床表现、救治与护理措施。

人类所处的周围环境中存在许多危害身心健康的因素，如高温、高湿、寒冷、烟雾、射线等物理、化学、生物方面的因素。这些因素可能由于意外或故意伤害对人体造成损伤，是院前急救和临床急诊中的常见病、多发病。环境及理化因素损伤所涉及的疾病种类繁多，本章主要介绍中暑、淹溺、电击伤、狂犬病、毒蛇咬伤和节肢动物螫伤、化学品烧灼伤 6 种常见的环境及理化因素损伤类型。

第一节　中暑

中暑（heat illness）是指在高温、高湿环境下，由于体温调节中枢功能障碍、汗腺功能衰竭及水、电解质丢失过多等所引起的一种急性临床综合征，多以循环系统和中枢神经系统的障碍或衰竭为主要临床表现。临床上根据病情轻重将中暑分为先兆中暑、轻度中暑和重度中暑；根据发病机制和临床表现将重度中暑分为热痉挛、热衰竭和热射病。中暑在气温骤升及温度、湿度较高时容易发生，尤以产妇、老年人、体弱或慢性病患者多见。

 病因与发病机制

（一）病因

1. 产热增加

高温或烈日下长时间持续性地工作会导致机体产热增加。如夏季高温环境下长时间进行室外工作的建筑工人、农民。

2. 散热减少

环境湿度过高、无风，汗腺功能障碍或衰竭，所穿衣物过多或透气不良等因素，均影响机体散热，导致体热蓄积。

3. 热适应能力下降

正常情况下，当机体热负荷增加时，机体通过一系列神经内分泌调节机制来适应环境变化，维持机体正常的生命活动。当这种调节能力下降时，机体对热的适应能力下降，容易发生代谢紊乱和中暑，如糖尿病、冠心病、肝硬化、结核、产妇、久病卧床等患者对热的适应能力较差。

（二）发病机制

机体在体温调节中枢的作用下，调节产热与散热的动态平衡，从而使体温维持在正常水平。当机体产热增加、散热减少、热适应能力下降时，体内热量蓄积，产生高热，继而引起组织损害和器官功能障碍。

当外界环境温度过高时，机体大量出汗，失水、失盐。若以失水为主，则血液浓缩、血流量不足，若此时体内血管舒缩功能障碍，则易发生周围循环衰竭；当失盐多于失水，导致血钠降低或单纯补水引起稀释性低血钠时，易于发生热痉挛。若环境温度过高，汗腺疲劳，机体散热绝对或相对不足，体热不断蓄积，体温急剧上升易导致热射病，体温达42 ℃以上可致蛋白质变性，50 ℃以上数分钟可致细胞死亡，导致大脑、心脏、肝脏、肺脏等出现程度不等的出血、变性或坏死。

知识链接

机体的散热方式

机体的散热方式有辐射、对流、传导和蒸发。当环境温度低于体温时，机体65%的热量通过辐射散发，其次还可借助对流和传导的方式散热；当环境温度高于体温时，机体主要通过蒸发的方式散热。蒸发散热有不感蒸发和可感蒸发。即使在环境温度低于体温时不感蒸发仍然存在，人体24 h不感蒸发的水分有1 000 mL（通过皮肤、呼吸道等）。可感蒸发即发汗，可感蒸发的量受到环境温度、机体活动量、劳动强度等因素影响。一般环境温度越高，发汗速度越快。人若在高温环境中停留时间过久，其发汗速度会因汗腺的疲劳而明显减慢。在高温同时伴有无风的环境下，汗液不易蒸发，体热因而不易散发，结果会加重体热蓄积。

 病情评估与判断

（一）病史

询问患者有无引起产热增加、散热减少和热适应不良的情况存在，如在高温、高湿、无风

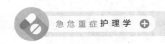

的环境下长时间工作，未补充水分、盐分等。

（二）临床表现

按病情严重程度将中暑分为先兆中暑、轻度中暑和重度中暑。

1. 先兆中暑

先兆中暑（premonitory heatstroke）指在高温环境下，工作一段时间后出现大汗、口渴、乏力、头晕、耳鸣、恶心、胸闷、注意力不集中、行动迟缓，体温正常或略升高，但不超过 38 ℃。若及时脱离高温环境，短暂休息后即可恢复。

2. 轻度中暑

轻度中暑（light heatstroke）除具有先兆中暑症状外，体温常升高到 38 ℃以上，伴有皮肤灼热、面色潮红、大量出汗、胸闷、心悸，或有早期周围循环衰竭的表现，如面色苍白、四肢厥冷、脉搏细速、血压下降等。若进行及时有效的护理，3 ~ 4 h 可恢复正常。

3. 重度中暑

重度中暑（severe heatstroke）除具有上述轻度中暑症状外，还伴有晕厥、昏迷、痉挛，或1天内不能恢复。重度中暑根据发病机制不同分为热痉挛、热衰竭和热射病，临床上 3 种类型可能以单一形式出现，也可能以混合形式存在，不能截然分开。

（1）热痉挛（heat cramp）：多见于既往健康的青壮年、长期在高温环境下工作且已适应者。热痉挛常在强体力劳动停止后发生。表现为短暂性、间歇性、对称性肌肉痉挛、疼痛，可自行缓解，多发生于四肢肌肉、咀嚼肌、腹直肌和肠道平滑肌，最常见于腓肠肌。患者体温无明显升高。

（2）热衰竭（heat exhaustion）：此种类型最常见，多见于老年人、儿童、慢性病患者及其他对高温未能适应者。表现为头痛、头晕、口渴、恶心、呕吐、疲乏无力、胸闷、出冷汗、脉搏细弱、血压偏低、手足抽搐，可有心动过速、呼吸加快等代偿性表现。患者体温轻度升高。

（3）热射病（heat stroke）：中暑最严重的一种类型，任何年龄均可发生，尤以年老体弱、慢性病患者多发。主要由于长时间暴露于高温环境，汗腺功能衰竭，散热功能丧失所致。临床以高热、无汗、意识障碍为主要表现。患者体温可达 42 ℃，皮肤灼热、干燥无汗。

（三）辅助检查

1. 血常规

中暑时，血常规常表现为：白细胞计数增加，可达（15 ~ 20）×10^9/L，中性粒细胞比例增加。应注意与感染区别开，可以复查血沉、C反应蛋白、降钙素原等指标。

2. 尿常规

中暑时，尿常规常表现为：尿中可见蛋白、红细胞、管型及尿酮体阳性、pH 降低等。

3. 血生化

中暑脏器受损时可出现明显的血生化指标的改变。如肝、肾、胰腺功能受损时可表现为谷丙转氨酶、谷草转氨酶、血胆红素、血肌酐、血淀粉酶升高，电解质检查可有高钾、低钠、低氯血症。

4. 凝血功能

若血小板减少、凝血时间延长、纤维蛋白原降低、D-二聚体增加，则应考虑DIC。

 救治与护理

中暑的急救原则为：迅速使患者脱离高温环境、即刻采取降温措施和保护重要脏器功能。

（一）脱离高温环境

立即将患者搬离高温环境，转移到通风良好的阴凉处或20～25℃的室内。患者取平卧位，头偏向一侧或侧卧位，休克患者取休克体位。协助患者解开衣领、腰带或脱去外衣。

（二）迅速降温

降温速度会影响患者的预后，应在1 h内使直肠温度降至38℃以下。可采用下列方法降温。

1. 体表降温

①皮肤擦拭：轻症患者可用冷水反复擦拭全身，病情较重者可用40％～50％的酒精擦拭全身，擦拭的同时进行按摩，使全身皮肤血管扩张，加快热量散发。②冷敷：在头、颈、腋下、腹股沟等大血管暴露处放置冰帽、冰袋等，注意防止局部冻伤。③冰水浴：将患者置于冰水中，浸浴的同时摩擦四肢皮肤，使血管扩张，进而促进热量散发，每10～15 min测肛温一次，当肛温降至38℃时停止冰水浴，将患者安置于25℃的室内密切观察，若体温再次回升到39℃以上，可再次浸浴。进行冰水浴的同时注意观察患者呼吸、脉搏变化，必要时检测血压。

2. 体内降温

体表降温无效者或重度中暑者可进行体内降温。方法如下：①4～10℃ 10％的葡萄糖盐水1 000 mL分次注入胃内。②4～10℃ 5％的葡萄糖盐水1 000 mL经股动脉向心性输入，是高热伴休克者最适宜的降温措施。③4℃ 5％的葡萄糖盐水200 mL加复方氨基比林注射液50 mg保留灌肠。④4℃ 5％的葡萄糖盐水1 000 mL静脉滴注，开始时滴速宜慢（30～40滴/min），待患者适应后，可适当提高滴速。

3. 药物降温

若体温始终维持在38.5℃以上，轻症患者可口服退热药物，如阿司匹林肠溶片、吲哚美辛片等。重症患者可应用盐酸氯丙嗪注射液25～50 mg稀释于500 mL葡萄糖氯化钠注射液中，静脉滴注；或地塞米松磷酸钠注射液2～20 mg用5％葡萄糖注射液稀释后，静脉注射；或使用人工冬眠药物，如盐酸氯丙嗪注射液25 mg、盐酸异丙嗪注射液25 mg、盐酸哌替啶注射液50 mg，从茂菲氏滴管注入。需注意，药物降温必须与物理降温同时进行，药物降温可通过防止肌肉震颤而减少机体产热，通过扩张周围血管而促进散热。

（三）对症及支持治疗

维持水、电解质和酸碱平衡。热痉挛者应注意补钠，痉挛严重者可静脉推注10％的葡萄

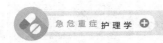

糖酸钙注射液 10 ~ 20 mL。此外，应注意肺水肿、脑水肿、休克、肾衰等并发症的发生。

（四）护理措施

1. 保持有效降温

①皮肤擦拭应沿着动脉走行方向，重点擦拭大血管表浅处，注意心前区、腹部、脚底禁止擦拭，以免引起不适；擦拭采取拍打的方式，以免摩擦产热。②冷敷降温时及时放水和添加冰块，定时更换冷敷部位，防止局部冻伤。③冰水浴过程中必须用力按摩患者四肢，以防止周围血管收缩，加重局部微循环障碍，影响散热效果。注意老年人、新生儿、慢性病患者、昏迷患者、休克患者禁止冰水浴。④体内降温时注意静脉滴注的速度，早期宜慢，待患者适应后适当提高滴速，防止肺水肿发生。

2. 病情观察

（1）降温效果观察：①降温过程中每 15 ~ 30 min 测量肛温一次，根据降温效果调整降温措施。②观察末梢循环状况，以确定降温效果，若患者高热且四肢皮肤发绀、厥冷，提示病情加重；若患者体温下降，四肢皮肤转暖，发绀减轻或消失，提示治疗有效。③若有呼吸抑制、血压下降、意识障碍加重等症状，应立即停止降温。

（2）并发症监测：①监测水、电解质平衡状况。②监测平均动脉压、中心静脉压、肺动脉楔压、心排血量等指标，防止休克及肺水肿发生。③严密监测意识、瞳孔、脉搏、呼吸变化，及时应用利尿剂，防止发生脑水肿。④正确记录尿量，结合尿常规、血常规、肾功能检查指标评价肾功能状况，防止发生急性肾功能衰竭。

3. 对症护理

①口腔护理：高热患者应加强口腔护理，避免口腔细菌滋生、促进黏膜修复，防止口腔感染与溃疡。②皮肤护理：高热多汗者应及时更换衣服、床单、被褥，定时翻身，防止压疮发生。③高热惊厥护理：高热惊厥者应加强安全护理，使用床栏，床边备开口器，防止坠床、舌咬伤或碰撞伤。

4. 健康教育

（1）避免诱发因素：夏日尽量减少户外活动，尤其应避开上午 10 时至下午 4 时这个时段。因为此时段温度最高，中暑发生率高，尤其是老年人、孕妇及体弱多病者。如必须外出，应加强防护，衣着应宽松、透气性强，使用防晒指数高的防晒霜，佩戴帽子、墨镜或使用遮阳伞。

（2）增强抵抗力：①加强营养。给予高蛋白、高热量、高维生素，易于消化的饮食。可多吃蔬菜、水果，可食用具有解暑降温效果的食物，如酸梅汤、绿豆汤等。外出活动时多喝水，避免有口渴感时才喝水或不喝水。②增强体质。加强体育锻炼，增强机体各系统的热适应能力，年老体弱者应鼓励其自我护理，完成力所能及的工作。合理安排作息时间，保证每日有充足的睡眠。

（3）开展中暑现场急救知识教育：在中暑现场，专业人员到达前，现场目击者应尽早对患者实施急救措施，缓解中暑症状，减少并发症的发生。

第二节 淹溺

淹溺（drowning）是指人淹没于液体中，液体及其中非液体性物质充塞呼吸道及肺泡或因呼吸道反射性痉挛，引发窒息、缺氧、意识障碍、血流动力学和血液生化改变的状态。淹溺是意外伤害的常见原因，溺水不到 2 min 就可导致死亡或大脑受损。溺水是儿童伤害致死的首要原因，男性溺水总死亡率为女性的 2 倍。

 一 病因与发病机制

（一）病因

1. 自杀或他杀

2. 游泳能力不足或丧失

常见的情况有初学游泳者在无安全保护措施的情况下进入深水区游泳；游泳技术不熟练，过度换气引发急性呼吸性碱中毒，导致手足抽搐、一过性意识障碍；游泳者入水前未充分热身，入水后抽搐导致游泳能力丧失；游泳者本身患有心、脑血管等基础疾病，入水后疾病突然发作导致游泳能力丧失。

3. 职业意外

职业意外主要是潜水、捕捞、航海等专业人员在工作过程中发生的意外。如深海潜水人员潜水过程中因设备破损，未能短时间内减压浮出水面而发生淹溺；从事捕捞、航海等专业人员由于气候或其他原因失事，落水后未能及时获救而发生淹溺。

（二）发病机制

人落水后会出现本能的反应性屏气，但由于屏气延长，人体缺氧，呼吸道被迫打开，此时水及水中的其他物质进入呼吸道和肺泡，影响肺通气及肺换气，导致缺氧、二氧化碳潴留、酸性代谢产物增加。

根据发生机制可将淹溺分为湿性淹溺和干性淹溺，湿性淹溺占淹溺的 80% ~ 90%，是指人落水后，喉部肌肉松弛，大量水分及水中混有物经松弛的喉部进入呼吸道及肺泡，影响气体交换，水进入呼吸道数秒钟后即可发生呼吸和心搏停止；干性淹溺占淹溺的 10% ~ 20%，是指人落水后因紧张、恐惧、寒冷等因素引起喉痉挛，进而导致窒息，此时呼吸道及肺泡腔内几乎无水进入。

根据液体不同，淹溺可分为淡水淹溺和海水淹溺。

1. 淡水淹溺

江、河、湖泊、池塘中的水属于淡水。淡水充填呼吸道后损伤肺泡上皮细胞，肺泡表面活性物质分泌减少，肺泡萎陷，导致缺氧。另外，淡水的渗透压较血浆或人体内其他液体的渗透

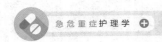

压低。溺水后大量淡水经呼吸道、消化道快速进入血液循环，导致血容量增加、血液稀释、血液渗透压降低，其中血容量剧增引发急性肺水肿和心力衰竭；血液稀释引发低钠、低氯、低蛋白血症；细胞外液低渗使红细胞肿胀、破裂，引发溶血，进而出现高钾血症和血红蛋白尿，严重高钾血症可引发心律失常甚至心跳骤停，而血红蛋白尿可导致肾小管堵塞，引发急性肾功能衰竭。

2. 海水淹溺

海水内约含有3.5%的氯化钠和钙盐、镁盐等其他电解质，其渗透压较血浆高。吸入海水后，由于存在浓度梯度，海水内电解质向血液内扩散，而血管内液体或血浆自血液循环向肺内扩散，引发急性肺水肿、低血压、低蛋白血症、低氯血症、高钠血症、高钙血症、高镁血症。高钙血症会导致或加重心律失常，甚至心搏骤停。高镁血症抑制中枢和周围神经，导致全身无力、血压降低。此外，海水内含有的化学物质还可对肺泡上皮细胞和毛细血管内皮细胞造成一定的化学性损伤，进一步促使肺水肿的发生。

二　病情评估与判断

（一）病史

向陪护人员询问患者发生淹溺的时间、地点、水源性质，以便指导临床救护。意识不清者，应注意检查头部有无碰撞或外伤痕迹，以便及时处理颅脑损伤。

（二）临床表现

淹溺者的临床表现因溺水的持续时间、吸入水量、水源性质不同而表现各异。常表现为口鼻充满泡沫或污泥、颜面肿胀、皮肤发绀、球结膜充血、四肢湿冷、寒战、发热等。各系统受累的表现如下。

1. 神经系统

神经系统的表现有：头痛、视觉障碍、抽搐、肌张力增加、牙关紧闭、烦躁不安甚至昏迷。

2. 呼吸系统

呼吸系统的表现有：呼吸困难、呼吸频率增加、呼吸表浅、胸痛、剧烈咳嗽、咳粉红色泡沫样痰，严重者呼吸停止，肺部听诊可闻及湿啰音。

3. 循环系统

循环系统的表现有：脉搏细速微弱、血压不稳定、心律失常、心音微弱或消失，严重者心室颤动、心脏停搏。

4. 消化系统

消化系统的表现有：舌肿胀，腹部膨隆，海水淹溺者口渴感明显。

5. 泌尿系统

泌尿系统的表现有：尿色加深、混浊，呈橘红色，尿蛋白阳性，少尿或无尿。

（三）辅助检查

1. 血、尿常规检查

淹溺者外周血白细胞计数升高，中性粒细胞比例增加，应与感染区分开。淡水淹溺者血液稀释，红细胞和血红蛋白浓度降低。尿量减少或无尿，尿蛋白阳性，溶血者尿中可见游离血红蛋白。

2. 血生化检查

淡水淹溺者血液稀释，可出现轻度低钠、低氯血症，溶血者血钾升高。海水淹溺者血液浓缩，出现血钠、血氯、血钙、血镁升高。肾功能受累者可有血肌酐、尿素氮升高等症状。

3. 血气分析

通过血气分析可以明确缺氧的类型及程度、酸碱失衡的类型，约3/4的淹溺患者存在混合型酸碱失衡。

4. 心电图检查

淹溺者的心电图可见窦性心动过速、非特异性ST、T波改变，危重患者可见室性心律失常。

5. X线检查

淹溺者的胸部X线检查可见两肺门增大，肺纹理增多、增粗，以及局部分布的斑片状阴影或广泛分布的棉絮状阴影，主要分布在两肺下叶。约1/5的患者胸部X线检查可无任何表现。

 三 救治与护理

淹溺的急救与护理

施救者应迅速将患者救离水面，畅通气道，及时给予心肺复苏和对症处理。

（一）迅速将患者救离水面

施救者应保持镇静，入水前迅速脱去衣服和鞋，尤其要脱去靴子。从背后接近溺水者，可直接向溺水者背后游去，若面向溺水者游去，邻近溺水者时应潜入水下，然后从背后接近溺水者，一手托住溺水者头颈或抱住其腋窝，将其面部露出水面，向岸边或船、潜艇游去。切忌在施救过程中被紧张的溺水者紧紧抱住。

（二）畅通气道

将患者救离水面后，应迅速为患者清理口、鼻内污水、污泥、杂草等，有假牙者将假牙取出。松解领口、腰带和紧身内衣，畅通气道。之后快速将积存在体内的水分倒出。倒水方法如下。

1. 膝顶法

施救者单腿跪地，将溺水者腹部横卧于屈膝的大腿上，头部低垂，平压溺水者背部，将水倒出（图7-1）。

2. 肩顶法

施救者抱住溺水者的腰、腹部，使其腹部搭在施救者的肩上，溺水者头部低垂，将水倒出（图7-2）。

3. 抱腹法

施救者从溺水者背面抱住其腰腹部，使头低垂，抖颤溺水者，将水倒出（图7-3）。

实施倒水时间不可过长，以免延误心肺复苏等措施的实施。倒水过程中溺水者头胸部应保持低垂位，以利于积水流出。

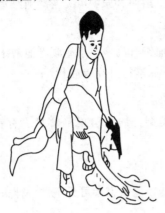 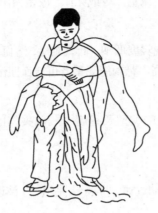 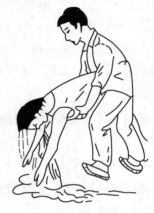

图 7-1　膝顶法　　　　　　图 7-2　肩顶法　　　　　　图 7-3　抱腹法

（三）心肺复苏

对于心跳、呼吸骤停者，在畅通气道后应尽快进行心肺复苏。溺水者由于体温低而代谢率低，患者复苏成功率相对较高，因此，心脏停搏 30 min 后仍可进行心肺复苏。此外，溺水者心肺复苏过程中多数会发生呕吐，一旦患者发生呕吐，在确定患者无颈椎受伤的前提下，将其头偏向一侧，用纱布、手绢等将其口腔内的残留呕吐物抠出。

（四）对症处理

1. 肺部感染

由于污水、污泥等物质进入呼吸道，溺水者很容易发生肺部感染，应早期给予广谱抗生素，预防并治疗呼吸道感染，必要时进行支气管镜下灌洗。

2. 低血容量

淡水淹溺者应限制入水量以防止脑水肿，可静脉滴注 3% 的氯化钠溶液、浓缩血浆或白蛋白；海水淹溺者，可静脉滴注 5% 葡萄糖溶液或低分子右旋糖酐注射液。

3. 低体温

应迅速除去患者身上浸湿的衣物，遮盖毛毯等衣物，还可考虑使用体内或体外复温措施。

（五）采取相应的护理措施

1. 输液护理

对于淡水淹溺者，应严格掌控输液量及速度，应从小剂量、低速度开始，切忌短时间内输入大量液体，加重血液稀释程度。对于海水淹溺者，静脉滴注 5% 的葡萄糖注射液、低分子右旋糖酐注射液或血浆，缓解血液浓缩症状，切忌输入生理盐水。

2. 复温护理

患者心跳、呼吸恢复之后，应尽快复温。复温护理措施有：为患者脱去湿冷的衣物，换上干燥的衣服，裹上毛毯或棉被；热水袋用干毛巾包裹后置于足底；调节室温在26℃左右；也可采用温热林格液灌肠法复温。坚持安全、稳定的复温原则，重度低体温者可适当加快复温速度，随时监测体温，待体温接近正常时停止复温，并注意继续保暖。

3. 病情观察

密切监测患者脉搏、呼吸、血压、体温、意识状态、瞳孔对光反射及瞳孔是否等大、等圆。准确记录尿量及24 h出入量，双下肢或身体低垂部位的水肿状况，以协助评价心、肾功能，指导临床治疗。观察呼吸频率、节律、呼吸深度、脉搏氧饱和度、咳嗽、咳痰状况，听诊有无湿啰音，以评价呼吸系统受累状况。

4. 心理护理

在积极救治和护理患者之余，应注意评估其溺水原因。对因感情问题、生活压力等试图自杀者，应了解患者心理动态，及时给予心理疏导，必要时进行专人看护，避免患者再次自杀。

5. 健康教育

（1）加强游泳安全教育：利用多种途径宣传游泳安全及预防溺水知识，尤其是在夏季溺水高发季节，针对淹溺的高发群体进行游泳安全教育，学龄儿童可选择学校内进行。游泳安全教育有：游泳时间宜选在饭后0.5 ~ 1 h进行，在泳池游泳时应确保救生员在场，儿童宜在浅水区游泳并佩戴醒目的泳帽，游泳时最好有家长或朋友陪伴等。开展溺水急救知识教育，确保溺水现场能采用正确的方式将溺水者救离上岸，帮助患者畅通气道，对心搏骤停者实施紧急心肺复苏。

（2）加强环境管理：呼吁社会及企业、个人重视水域的安全管理，以防范溺水事件发生；如在水库、鱼塘周围加防护栏，在醒目的地方立警示牌，标明"危险，此处禁止游泳！"等；派专人巡视，及时排除不安全因素。

🔖 **知识链接**

淹溺生存链

欧洲复苏协会提出了淹溺生存链的概念，2015年欧洲《特殊场合的心肺复苏指南》指出淹溺生存链包括5个关键的环节：①预防淹溺；②识别与求救；③提供漂浮救援物；④救离水中；⑤提供医疗救护。

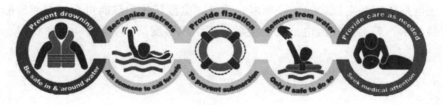

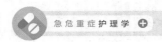

第三节　电击伤

电击伤（electric injury）俗称触电，指一定强度的电流和电能量（静电）通过人体时引起的局部或全身器官、组织的损伤和功能障碍，重者发生心室颤动、心搏呼吸骤停。人体可因直接接触电源或经空气、水等导电介质传导而触电。

（一）病因

1. 防电、用电知识缺乏

工作生活中缺乏防电及安全用电知识，如电线上吊挂衣服、用潮湿的手插拔电源、雷雨天气在树下避雨、雷雨天气在室外接打手机、在高压电附近放风筝或攀爬高压电设备等。

2. 安装、维修电器操作不当

在未切断电源的情况下维修电器，在潮湿的地板上维修电器，电业部门专业人员违反操作规程等。

3. 其他意外触电

接触破损的电器、倒地电线杆等使人体意外触电。

（二）发病机制

电击伤主要来源于电流本身作用和电流转化为热能后的烧灼伤。作为导电体，当触电时，人体已成为电路中的一个组成部分。电流流经人体使体内肌细胞膜去极化，导致肌肉强烈收缩，低频交流电由于能不断激活肌细胞的兴奋收缩，导致肌细胞持续挛缩，即"吸住"触电者，使其不能脱离电源而加重危害，故交流电的危害高于直流电，低频交流电的危害高于高频交流电。同时，电压越高、电阻越小、电流越大、电流接触时间越长对人体的损害越大。在相同的环境条件下，人体内各组织的电阻从大到小依次为骨骼、脂肪、肌腱、皮肤、内脏、肌肉、血管和神经。因此，电流进入人体主要沿血管和神经快速走行，而电流的走行路径不同对人体的危害程度也不同，若从一侧下肢流入，从另一侧下肢流出则危害性较小，如果从上肢流入，从下肢流出，中间流经心脏，则危害性较大，可引起心室颤动甚至心脏骤停，这也是低压触电死亡的主要原因。此外，电流转化为热能可直接引起接触部位烧灼伤。有资料显示，若为高压触电，可使接触局部组织温度高达 2 000 ~ 4 000 ℃，引起严重烧灼伤。

二 病情评估与判断

（一）病史

向触电者或陪诊人员详细了解触电的时间、地点、电源性质、触电后有无高空坠落等，以指导救治。

（二）临床表现

1. 全身表现

急性肾功能衰竭

轻者表现为精神紧张、面色苍白、表情呆滞、头痛、头晕、心悸、四肢软弱无力、晕厥、短暂意识丧失多见于低压触电，上述表现可较快恢复，但低压交流触电引起的心室颤动，若不及时抢救，可致死亡。重者表现为昏迷、持续抽搐、心搏和呼吸停止，多见于高压触电，应立即脱离电源及时抢救。此外，有些严重电击伤患者触电当时症状体征轻微，但1h后突然加重恶化；皮肤大面积烧灼伤后液体丢失过多，可表现出低血容量性休克；触电导致横纹肌溶解，释放大量肌红蛋白，后者堵塞肾小管，可导致急性肾功能衰竭。

2. 局部表现

轻者仅表现为触电局部肌肉痉挛性疼痛。严重者可出现皮肤和组织烧灼伤。低压电引起的皮肤烧灼伤常有进口和出口，呈圆形或椭圆形，灰白或焦黄色，一般不损伤内脏，截肢率低。高压电引起的皮肤组织损伤有"口小底大，外浅内深"的特点，表面看损伤较小，但可累及深部的血管和神经，甚至骨骼，截肢率高；血管壁变性、坏死可导致管壁破裂或血栓形成，继发出血性或缺血坏死性疾病；肌肉组织损伤、水肿，肌肉筋膜下压力增加，压迫周围血管和神经，导致脉搏减弱、感觉异常或丧失；肌群强烈收缩，可导致关节脱位或骨折。

（三）辅助检查

早期可见血清肌酸磷酸激酶（CPK）及其同工酶（CK-MB）、乳酸脱氢酶（LDH）活性增高。尿中可见肌红蛋白、血红蛋白。

三 救治与护理

施救者应立即使患者脱离电源，尽早实施心肺复苏，早期开展心电监护及后续治疗。

（一）脱离电源

根据触电现场情况，采取最安全、迅速、有效的方案脱离电源。最简单有效的方法为迅速关闭电源电闸。若施救者离电源电闸太远或一时紧张找不到在哪里，可用干燥绝缘的木棒、竹竿、塑料、橡胶制品等将患者与带电设备分开。施救过程中注意自身与触电者之间的绝缘，保

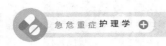

护自身安全，同时注意避免给触电者造成继发伤害，如高空坠落而致骨折、死亡等。

🔗 知识链接

脱离电源方法

高压触电脱离方法。触电者触及高压带电设备，救护人员应迅速切断使触电者带电的开关、刀闸或使用其他断路设备，或用适合该电压等级的绝缘工具（绝缘手套、绝缘鞋、绝缘棒）等方法，将触电者与带电设备脱离。触电者未脱离高压电源前，现场救护人员不得直接用手触及伤员。救护人员在抢救过程中应注意保持自身与周围带电部分必要的安全距离，保证自己免受电击。

低压触电脱离方法。低压设备触电，救护人员应设法迅速切断电源，如拉开电源开关、刀闸，拔除电源插头等；或使用绝缘工具，如干燥的木棒、木板、绝缘绳子等绝缘材料解脱触电者；也可抓住触电者干燥而不贴身的衣服，将其拖开，切记要避免碰到金属物体和触电者的裸露身体；也可用绝缘手套或将手用干燥衣物等包起绝缘后解脱触电者；救护人员也可站在绝缘垫上或干木板上，绝缘自己进行救护。为使触电者脱离导电体，最好用一只手进行。

杆塔触电脱离方法。高、低压杆塔上作业发生触电时，应迅速切断线路电源的开关、刀闸或其他断路设备，对低压带电线路，由救护人员立即登杆至能确保自己安全的位置，系好自己的安全带后，用带绝缘柄的钢丝钳或干燥的绝缘体将触电者拉离电源。在完成上述措施后，应立即用绳索迅速将伤员送至地面，或采取其他迅速有效的措施将伤员送至平台上。解脱电源后，可能会造成高处坠落而发生再次伤害的，要迅速采取地面拉网、垫软物等预防措施。

落地带电导线触电脱离方法。触电者触及断落在地的带电高压导线，在未明确线路是否有电时，救护人员在做好安全措施（如穿好绝缘靴、戴好绝缘手套）后，才能用绝缘棒拨离带电导线。救护人员应将现场人员疏散在以导线落地点为圆心、半径为 8 m 的范围以外，以防跨步电压伤人。

（二）心肺复苏

病情较轻者，脱离电源后应就地休息并观察 1～2 h，以缓解心脏负担。心跳、呼吸停止者应立即开展心肺复苏，快速转送入院，建立静脉通路，遵医嘱使用盐酸肾上腺素、盐酸利多卡因、胸外电除颤等进行进一步复苏。

（三）创面处理

触电烧灼伤的处理同一般烧伤处理。现场急救时，可用无菌敷料或清洁衣物包裹创面，避免污染、继发感染。院内清创处理后，以暴露疗法为主。烧灼伤常导致深部组织水肿和小血管内血栓形成，应进行筋膜松解减压，缓解局部压力、改善远端组织血液循环。若组织破损较大，肌肉、血管、神经甚至骨骼已暴露，应进行皮瓣修复术，必要时进行截肢处理。

（四）抗休克

低血容量性休克和烧伤面积较大、组织丢失液体较多者，应积极予以静脉补液。由于深部组织损伤大，渗出液体较多，补液不可单纯依据体表烧伤面积计算。应根据中心静脉、动脉血压监测调整补液量。

（五）护理措施

1. 抢救护理

心跳呼吸停止者，应立即进行心肺复苏，协助医生进行气管插管或气管切开，建立人工气道和机械通气。

2. 病情监测

①严密监测体温、脉搏、呼吸、血压、脉搏血氧饱和度，观察患者有无呼吸抑制、窒息等情况发生。②持续进行心电监护，通过床旁或中心监控设备查看患者心电变化，及时发现心室颤动，及时进行除颤处理。③结合超声心动图、血肌钙蛋白、心肌酶改变情况评价心脏功能及心脏受损情况。④观察患者意识、瞳孔大小、瞳孔对光反射等，及时发现脑水肿、脑疝。⑤密切观察尿量、尿色、透明度、尿比重及尿中电解质、肌酐、尿素氮的变化，以评价肾功能，及早发现肾衰竭。⑥监测动脉血气分析、血生化结果，协助判断患者缺氧及电解质、酸碱失衡情况。

3. 创口护理

观察创口愈合情况，了解有无渗液、渗血、积脓等，定期更换敷料，严格执行无菌操作，保持伤口敷料的清洁、干燥，遵医嘱应用抗生素，预防伤口感染。对四肢严重烧灼伤者，应密切观察远端肢体病变，若远端肢体肿胀、疼痛、脉搏减弱或消失，应警惕骨筋膜室综合征的发生，及时通知医生，进行手术减压处理。

4. 基础护理

调节室内温湿度，定期进行空气、桌面及地面消毒，保持环境清洁舒适，协助患者做好生活护理。给予患者高热量、高蛋白、富含维生素的易消化饮食，以促进创面修复，提高机体抵抗力。

5. 健康教育

（1）加强用电安全教育：利用社区、学校等多种途径宣传用电常识及相关急救知识，如不在带电电线上晾晒衣服、不在高压线附近放风筝、雷雨天气不在大树下避雨，经常检查常用电器设备，保持其性能完好。电源设备一旦发生过热、软化、燃烧等情况，应立即关闭电源，预防触电。

（2）加强环境管理：呼吁社会及企业、家庭重视用电安全，不私拉乱扯电线，妥善处理电线接头处，不暴露电线残端，及时检修陈旧线路。

（3）开展触电急救知识教育：在不同的触电现场，在保证自身安全的情况下，采用合适的方法使触电者脱离电源，对心搏骤停者实施紧急心肺复苏。

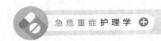

第四节　狂犬病

　　狂犬病（Rabies）是由感染狂犬病病毒（Rabies virus）引起的一种动物源性传染病。狂犬病病毒主要通过破损的皮肤或黏膜侵入人体，临床大多表现为特异性恐风、恐水、咽肌痉挛、进行性瘫痪等。近年来，狂犬病报告死亡数一直位居我国法定报告传染病前列，给人民群众生命健康带来严重威胁。暴露后处置是预防狂犬病的唯一有效手段。世界卫生组织认为，及时、科学和彻底地进行暴露后预防处置能够避免狂犬病的发生。

　　大多数犬咬伤是由人类饲养的宠物犬所致，部位以下肢、上肢、头面部和颈部多见。创口严重程度取决于犬的大小、撕咬力度、凶悍性以及咬伤时的具体状况。咬伤时，除造成局部组织撕裂损伤外，由于犬口腔牙缝、唾液内常存在多种致病病菌或病毒，尤其是有丰富的厌氧菌，如破伤风杆菌、气性坏疽杆菌、梭状芽胞杆菌、螺旋体等，可造成伤口迅速感染。因犬咬伤的伤口常较深、组织破坏多，非常适合厌氧菌繁殖，所以很容易发展成非常危险的状态，甚至导致死亡。

病因与发病机制

（一）病因

　　（1）随着家养宠物数量的增多，犬咬伤的发生率也相应增加。

　　（2）户外活动时被流浪犬咬伤，野外活动时被野生犬咬伤。

（二）发病机制

　　被病犬咬伤后，其唾液中携有的致病病毒可引发狂犬病。狂犬病又称恐水症，是由狂犬病病毒引起的一种人畜共患的中枢神经系统急性传染病。此病目前尚无有效的治疗方法，一旦发病，死亡率近乎100%，因此预防狂犬病的发生尤其重要。局部由利牙撕咬形成的牙痕、伤口和周围组织会出现水肿、皮下出血、血肿或局部疼痛。部分病例在8～24 h后出现伤口感染表现，如：伤口疼痛加剧，周围渐次出现红肿、脓性分泌物，分泌物可有异常气味，从咬伤部位向外扩散红丝，咬伤部位上方引流淋巴结肿大等。全身症状一般较轻，如伤口感染严重可出现淋巴管炎、头痛、头晕、发热等症状，甚至出现脓毒症、化脓性关节炎、骨髓炎等并发症。引起咬伤伤口感染的细菌主要来源于动物口腔，48%的犬咬伤和63%的猫咬伤感染伤口分离出了需氧和厌氧菌混合感染，犬咬伤感染伤口分离出的主要细菌是犬属巴斯菌属，而出血败血型巴斯菌属是猫咬伤感染伤口内最主要的菌种。被犬咬伤易感染狂犬病毒，狂犬病毒能在狗的唾液腺中繁殖，咬人后通过伤口残留唾液使人感染。

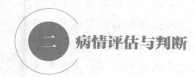

病情评估与判断

（一）临床表现

狂犬病在临床上可表现为狂躁型（大约 2/3 的病例）或麻痹型。由犬传播的狂犬病一般表现为狂躁型，而吸血蝙蝠传播的狂犬病一般表现为麻痹型。狂躁型患者以意识模糊、恐惧痉挛，以及自主神经功能障碍（如瞳孔散大和唾液分泌过多等）为主要特点。麻痹型患者意识清楚，但有与吉兰-巴雷综合征（Guillain-Barre Syndrome，GBS）相似的神经病变症状。GBS 是脊神经和周围神经的脱髓鞘疾病，又称急性特发性多神经炎或对称性多神经根炎，临床主要表现为进行性、上升性、对称性麻痹，四肢软瘫，以及不同程度的感觉障碍。与 GBS 不同的是，狂犬病患者一般伴有高热、叩诊肌群水肿（通常在胸部、三角肌和大腿）和尿失禁，而不伴有感觉功能受损。

（二）狂犬病分期

根据病程，狂犬病的临床表现可分为潜伏期、前驱期、急性神经症状期（兴奋期）、麻痹期、昏迷和死亡期几个阶段。但实际上发病是一个连续的临床过程，而不是简单的一系列可以独立分割的表现。

（1）潜伏期：从暴露到发病前无任何症状的时期，一般为 1 ~ 3 个月，极少数短至 2 周以内或长至一年以上，与年龄、伤口部位、伤口深浅、入侵病毒数量和毒力等因素相关，此时期内无任何诊断方法。

（2）前驱期：患者出现临床症状的早期，通常以不适、厌食、疲劳、头痛和发热等不典型症状开始，50% ~ 80% 的患者会在原暴露部位出现特异性神经性疼痛或感觉异常（如痒、麻及蚁行感等），可能是由于病毒在背根神经节复制或神经节神经炎所致。此时期还可能出现无端的恐惧、焦虑、激动、易怒、神经过敏、失眠或抑郁等症状。前驱期一般为 2 ~ 10 天。

（3）急性神经症状期：患者出现典型的狂犬病临床症状，有 2 种表现，即狂躁型与麻痹型。

①狂躁型患者出现发热并伴随明显的神经系统体征，包括机能亢进、定向力障碍、幻觉、痉挛发作、行为古怪、颈项强直等。其突出表现为极度恐惧、恐水、怕风、发作性咽肌痉挛、呼吸困难、排尿排便困难及多汗流涎等。恐水、怕风是本病的特殊症状，典型患者见水、闻流水声、饮水或仅提及饮水时，均可引起严重的咽喉肌痉挛。患者虽渴极而不敢饮，即使饮后也无法下咽，常伴声嘶及脱水。亮光、噪声、触动或气流也可能引发痉挛，严重发作时还可出现全身疼痛性抽搐。由于常有呼吸肌痉挛，故可导致呼吸困难及发绀。大多数动物狂犬病病例的机能亢进期会持续数小时至数天，人类狂犬病病例的机能亢进为间歇性，由数个持续 1 ~ 5 min 的兴奋期组成。患者的神志大多清楚，亢进期之间，患者一般合作，并可以进行交流。急性神经症状期的其他异常表现包括肌束震颤（尤其是暴露部位附近）、换气过度、唾液分泌过多、局部或全身痉挛，以及一些较罕见的症状，包括阴茎异常勃起或性欲增强，这些体征都与自主神经功能障碍有关。本期一般持续 1 ~ 3 天。

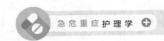

②麻痹型患者无典型的兴奋期及恐水现象，而以高热、头痛、呕吐、咬伤处疼痛开始，继而出现肢体软弱、腹胀、共济失调、肌肉瘫痪、大小便失禁等，呈现横断性脊髓炎或上升性脊髓麻痹等类GBS表现。其病变仅局限于脊髓和延髓，而不累及脑干或更高部位的中枢神经系统。

（4）麻痹期：指的是患者在急性神经症状期过后，逐渐进入安静状态的时期，此时痉挛停止，患者渐趋安静，出现弛缓性瘫痪，尤以肢体软瘫最为多见。麻痹可能是对称性或非对称性的，以被咬肢体侧更为严重；或者呈上升性，类似GBS。眼肌、咀嚼肌等颜面部肌肉也可受累，表现为斜视、眼球运动失调、下颌下坠、口不能闭、面部缺少表情等。进而患者的呼吸渐趋微弱或不规则，并可出现潮式呼吸；脉搏细数、血压下降、反射消失、瞳孔散大。本期持续 6 ~ 18 h。

（5）昏迷和死亡期：临终前患者多进入昏迷状态，呼吸骤停一般在昏迷后不久即发生。狂犬病的整个自然病程一般不超过 5 天。死因通常为咽肌痉挛而窒息或呼吸循环衰竭。

（三）鉴别诊断及辅助检查

根据患者的流行病学、临床表现和实验室检查结果进行综合判断，病例确诊需要实验室证据。

（1）临床诊断病例，符合下列任一项即可诊断。

①典型的狂躁型狂犬病临床表现。

②明确的动物致伤史和典型的麻痹型狂犬病临床表现。

（2）确诊病例、临床诊断病例加下列任一项，即可确诊。

①直接荧光抗体法（或ELISA法）：检测患者唾液、脑脊液或颈后带毛囊的皮肤组织标本中狂犬病病毒抗原阳性，或用RT-PCR检测狂犬病病毒核酸阳性。

②细胞培养方法：从患者唾液或脑脊液等标本中分离出狂犬病病毒。

③脑组织检测：尸检脑组织标本，用直接荧光抗体法（或ELISA法）检测狂犬病病毒抗原阳性、RT-PCR检测狂犬病病毒核酸阳性、细胞培养方法分离出狂犬病病毒。

对可能感染狂犬病的患者，在采取适当预防措施情况下进行核磁共振成像检查可有助于诊断。无论临床类型如何，当脑干、海马体、下丘脑、深层和皮层下白质以及深层和皮质灰质的核磁共振T2成像出现模糊、微弱的异常高信号时，均提示可能为狂犬病。疾病晚期，当患者进入昏迷状态时，增强核磁可以清楚地显示上述改变，这些特征可用来将狂犬病与其他病毒性脑炎相区别。脑部CT几乎没有诊断价值。

 三 救治与护理

不管能否判断为狂犬病，都必须及时进行治疗。

（一）局部处理

如伤口流血，只要流血不是过多，不要急于止血。流出的血液可将伤口残留的狂犬唾液带走，起到一定的消毒作用。对流血不多的伤口，要从近心端向伤口处挤压出血，以利排毒。在

2 h 内，及早彻底清洗，减少狂犬病毒感染机会。用干净刷子蘸浓肥皂水反复刷洗伤口，尤其是伤口深部，及时用清水冲洗，刷洗时间至少需要 30 min。冲洗后，浅小伤口用 70% 乙醇溶液涂擦伤口数次，不包扎，保持伤口裸露。深大伤口需立即彻底清创，用大量生理盐水、稀释的聚维碘酮溶液冲洗伤口后再用 0.1% 苯扎溴铵溶液或 3% 过氧化氢溶液充分清洗。深大伤口应放置引流条，以利于污染物及分泌物的排除。伤口应开发引流，只要未伤及大血管，一般不包扎伤口，不做一期缝合，不用油剂或粉剂置入伤口。对于被狗抓伤、舔吮，以及唾液污染的伤口，均应按咬伤处理。对伤口延误处理且已结痂者，应去除结痂后按上述原则处理。伤及大动脉、气管等重要部位或创伤过重时，须迅速予以生命支持措施。

（二）全身治疗

（1）免疫治疗：于伤后第 1 天、第 3 天、第 7 天、第 14 天、第 28 天各注射 1 剂狂犬病疫苗；严重咬伤如头、面、颈、上肢等经彻底清创后，在伤口底部及其四周注射抗狂犬病免疫血清或狂犬病免疫球蛋白，同时按上述方法全程免疫接种狂犬疫苗。

（2）防止感染：常规使用破伤风抗毒素，必要时使用抗生素防止伤口感染。

（三）护理措施

（1）预防和控制痉挛：保持室内安静，避免风、光、声的刺激；避免水的刺激，输液时注意将液体部分遮挡；专人护理，各种检查、治疗及护理尽量集中进行，或在应用镇静药后进行；一旦发生痉挛，立即遵医嘱使用镇静药物等。狂躁型病人必要时适当约束肢体，以防受伤。

（2）保持呼吸道通畅：及时清除口腔及呼吸道分泌物，保持呼吸道通畅，做好气管插管或气管切开的准备。

（3）输液和营养支持：发作期患者因多汗、流涎和不能饮水，常呈缺水状态，需静脉输液，补充能量，维持水电解质及酸碱平衡。可采用鼻饲饮食，在痉挛发作间歇或应用镇静剂后缓慢注入。

（4）预防感染：遵医嘱应用抗生素并观察用药效果，加强伤口护理，早期伤口充分引流。严格执行接触性隔离制度，接触病人应穿隔离衣，戴口罩和手套。病人的分泌物及排泄物应严格消毒。

（5）健康教育：宣传狂犬病的预防措施，加强对犬的管理；教育儿童不要接近、抚摸或挑逗猫、犬等动物，以防发生意外；被犬或其他动物咬伤后，尽早彻底进行伤口处理及注射狂犬病疫苗。

🔖 **知识链接**

狂犬病暴露的定义与分级

按照暴露性质和严重程度将狂犬病暴露分为 3 级。

Ⅰ级暴露：符合以下情况之一者。

（1）接触或喂养动物；

（2）完好的皮肤被舔；

（3）完好的皮肤接触狂犬病动物或人类狂犬病病例的分泌物或排泄物。

Ⅱ级暴露：符合以下情况之一者。

（1）裸露的皮肤被轻咬；

（2）无出血的轻微抓伤或擦伤。

首先用肉眼仔细观察暴露处皮肤有无破损，当肉眼难以判断时，可用酒精擦拭暴露处，如有疼痛感，则表明皮肤存在破损（此法仅适于致伤当时测试使用）。

Ⅲ级暴露：符合以下情况之一者。

（1）单处或多处贯穿皮肤的咬伤或抓伤（"贯穿"表示至少已伤及真皮层和血管，临床表现为肉眼可见出血或皮下组织）；

（2）破损皮肤被舔舐（应注意皮肤皲裂、抓挠等各种原因导致的微小皮肤破损）；

（3）黏膜被动物唾液污染（如被舔舐）；

（4）暴露于蝙蝠（当人与蝙蝠之间发生接触时应考虑进行暴露后预防，除非暴露者排除咬伤、抓伤或黏膜的暴露）。

🔗 知识链接

狂犬病暴露后的处置

1. 暴露后预防处置的内容包括：

①尽早进行伤口局部处理；

②尽早进行狂犬病疫苗接种；

③需要时，尽早使用狂犬病被动免疫制剂（狂犬病免疫球蛋白、抗狂犬病免疫血清）。

2. 判定暴露级别后，应根据需要尽早进行伤口处理；在告知暴露者狂犬病危害及应当采取的处置措施并获得知情同意后，采取相应处置措施。

①判定为Ⅰ级暴露者，无须进行处置；

②判定为Ⅱ级暴露者，应立即处理伤口，并按相关规定进行狂犬病疫苗接种（参见下文疫苗接种及再次暴露后处置中疫苗接种的内容）；

③判定为Ⅲ级暴露者，应立即处理伤口，并按照相关规定使用狂犬病被动免疫制剂，并接种狂犬病疫苗（参见下文疫苗接种、再次暴露后处置中疫苗接种及被动免疫制剂的内容）。

第五节　毒蛇咬伤和节肢动物蜇伤

毒蛇口腔内有毒腺，由排毒管与毒牙的基部牙鞘相连。毒腺所分泌的毒液，称为蛇毒，其化学成分主要是具有酶活性的多肽和蛋白质。不同蛇的毒性成分不同，一种蛇可含多种有毒成分，但常以一种成分为主。每年被毒蛇咬伤的人数在30万以上，死亡率约为10%。我国已发现毒蛇约50种，其中含有剧毒的蛇种主要有眼镜蛇科（眼镜蛇、眼镜王蛇、金环蛇、银环蛇），蝰蛇类的蝰亚蛇科（蝰蛇）、腹亚蛇科（五步蛇即尖吻蝮、竹叶青、蝮蛇、烙铁头），海蛇科（海蛇）。蛇生活的适宜温度为 25 ~ 35℃，故蛇咬伤事件在我国南方和沿海地区较常见，尤以两广地区最严重，夏、秋两季多见，咬伤部位多为四肢。

节肢动物（arthropod）具有毒腺（毒囊）、毒针、毒毛或毒性体液，可能蜇伤和毒害人类。其中，较常见的有昆虫纲的蜜蜂、黄蜂、蚂蚁、蝗虫、松毛虫、蜘蛛、蝎子、螨虫、蜈蚣等。蜇伤后可发生局部伤口损害、毒液注入人体所致的局部和全身的中毒和（或）过敏性损伤、毒毛接触人体所致毒性损伤及严重过敏反应。

 病因与发病机制

（一）病因

（1）田间劳作、野外活动中被毒蛇咬伤。

（2）生活中被节肢动物蜇伤。

（二）发病机制

（1）毒蛇咬伤含有神经毒的蛇主要有金环蛇、银环蛇及海蛇等，神经毒可麻痹感觉神经末梢，要引起肢体麻木，阻断运动神经与横纹肌之间的神经传导，引起横纹肌弛缓性麻痹。含有血液毒的蛇主要有竹叶青、蝰蛇和龟壳花蛇等。血液毒主要影响人体血液及心血管系统，引起溶血、出血、凝血及心脏衰竭。

（2）兼有神经毒和血液毒的蛇主要有蝮蛇、眼镜王蛇和眼镜蛇等，其毒液具有神经毒和血液毒的两种特性。蛇毒中的磷脂酶A可引起神经中毒、细胞中毒、心脏中毒、溶血、出血、促凝、抗凝等；蛋白水解酶可溶解破坏肌肉组织、血管壁和细胞间基质，引起出血、局部肌肉坏死、水肿，并加速蛇毒吸收和向全身扩散；透明质酸酶能水解透明质酸，使组织通透性增加，局部炎症扩展，并促使蛇毒从咬伤局部扩散并吸收；部分成分具有凝血酶样作用，且促凝活性常不能被肝素抑制；其他的成分还具备抗凝血活性酶和纤维蛋白溶解作用，可引起严重出血。各种毒蛇毒液的毒性强度互不相同，有的毒蛇伤人后死亡率高，有的仅引起症状。

（3）蜂蜇伤。常见的是蜜蜂和黄蜂（又称马蜂）蜇伤。蜂的尾部有毒腺及与之相连的尾刺（蜇针），雌蜂和工蜂蜇人时尾刺刺入皮肤，并将毒液注入人体，引起局部反应和全身症状。雌蜂尾刺为钩状，蜇刺后尾刺断留在人体内，飞离后毒腺仍附着在尾刺上继续向人体注毒。蜜蜂蜇人后将死亡，雄蜂一般不蜇人。蜂毒可致神经中毒、溶血、出血、肝或肾损害等，也可引起过敏反应。不同蜂种蜂毒成分有所不同。

（4）蜘蛛蜇伤。蜘蛛螯肢（毒牙）是头胸部最前面的一对角质附肢，蜇人时毒腺分泌的毒液通过毒牙注入伤口。毒蜘蛛种类繁多，黑寡妇蜘蛛（红斑黑毒蛛）是毒性最强的。蜘蛛毒液成分主要为胶原酶、蛋白酶、磷脂酶及透明质酸酶等，可致神经中毒、组织溶解、溶血、过敏等。

（5）蝎子蜇伤。蝎子后腹细长而呈尾状，最后一节的末端有锐利的弯钩（尾刺、毒钩），与一对毒腺相通，蜇人时毒液通过尾刺进入人体。其毒液称蝎毒素，呈酸性，主要为神经毒以及类似于蛇毒的血液毒（溶血毒素、心脏毒素、出血毒素、凝血毒素等）。不同蝎种毒力强弱

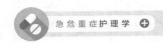

不一，毒性较弱的仅有局部麻痹作用，毒力强的与眼镜蛇蛇毒相当。

（6）蜈蚣蜇伤。蜈蚣的第2对足为毒钩，呈钳钩状，锐利，有毒腺开口。蜇人时，毒腺所分泌的毒液通过毒钩尖端注入人体而引起中毒。蜈蚣毒液含有类似蜂毒的有毒成分，如组织胺类物质及溶血蛋白质等，毒液含蚁酸，呈酸性，可致神经中毒、溶血、致敏等，但致敏不如蜂毒常见。

二　病情评估与判断

（一）临床表现

1. 毒蛇咬伤

（1）神经毒损伤：蛇毒吸收快，伤口反应较轻。因局部症状不明显，咬伤后不易引起重视，一旦出现全身中毒症状，则病程进展迅速；病情危重。

①局部症状表现轻微，仅有微痒和轻微麻木，无明显红肿，疼痛较轻或感觉消失，出血少，齿痕处有少量渗透液。

②全身症状一般在1～3 h后出现，表现为视物模糊、四肢无力、头晕、恶心、胸闷、呼吸困难、晕厥、眼睑下垂、流涎、声音嘶哑、牙关紧闭、语言及吞咽困难、惊厥、昏迷等，重者可迅速出现呼吸衰竭和循环衰竭。呼吸衰竭是主要死因，病程较短，危险期在1～2日内，幸存者常无后遗症。神经毒引起的骨骼肌弛缓性麻痹，以头颈部为先，扩展至胸部，最后到膈肌，好转时以反方向恢复。

（2）血液毒损伤：常见于蛙蛇、五步蛇、蝰蛇、竹叶青、烙铁头、眼镜蛇、眼镜王蛇等。局部症状显著。

①局部症状为局部明显肿胀，伤口剧痛，伴有出血、咬痕斑和局部组织坏死等。肿胀迅速向肢体近端蔓延，并引起淋巴管炎或淋巴结炎、局部淋巴结肿痛，伤口不易愈合。

②全身症状多在咬伤后2～3 h出现，可有头晕、恶心、呕吐、胸闷、气促、心悸、口干、出汗发热等症状，重者可有皮肤巩膜及内脏广泛出血、溶血、贫血、血红蛋白尿、心肌损害、心律失常等症状，甚至发生急性心、肝衰竭，急性肾损伤、休克，弥散性血管内凝血。由于局部症状出现较早，一般救治较为及时。但由于发病急，病程较持久，所以危险期也较长。脏器出血、循环衰竭是主要死因。幸存者常留有局部及相关系统的后遗症。

（3）肌肉毒损伤：海蛇咬伤除上述神经毒表现以外，还可引起横纹肌瘫痪和肌红蛋白尿，称为肌肉毒损伤。病人出现肌肉大量坏死，从而引起高钾血症、肌红蛋白尿、急性肾损伤。幸存者肌力恢复较慢。

（4）混合毒损伤：眼镜蛇、眼镜王蛇等咬伤常可同时出现神经毒、血液毒的临床表现。临床特点为发病急，局部与全身症状均较明显。

2. 蜂蜇伤

蜂蜇伤常发生于暴露部位，如头面部、颈项、手背和小腿等。轻者仅出现局部疼痛、灼热、红肿、瘙痒，少数形成水疱，数小时后可自行消退，很少出现全身中毒症状。黄蜂或群蜂多次蜇伤，伤情较严重时，局部损伤肿痛明显，可出现蜇痕点和皮肤坏死，全身症状有头晕、头痛、恶心、呕吐、腹痛、腹泻、烦躁、胸闷、四肢麻木等；严重者可出现肌肉痉挛、晕厥、嗜睡、昏迷、溶血、休克、多器官功能障碍等症状。对蜂毒过敏者即使遭遇单一蜂蜇也可出现严重的全身反应，可表现为荨麻疹、喉头水肿、支气管痉挛、窒息、肺水肿、过敏性休克。蜇伤部位在头、颈、胸部及上肢的病人，病情也较重。

3.蜘蛛蜇伤

蜘蛛蜇伤局部伤口常有 2 个小红点，可有疼痛、红肿、水疱、瘀斑，严重时组织坏死，形成溃疡，易继发感染。全身中毒反应可表现为寒战、发热、皮疹、瘙痒、乏力、麻木、头痛、头晕、肌痉挛、恶心、呕吐、出汗流涎、眼睑下垂、视物模糊、呼吸困难、心肌损害等，严重者可出现昏迷、休克、呼吸窘迫、急性肾损伤、弥散性血管内凝血（DIC）等，甚至死亡。腹肌痉挛性疼痛可类似急腹症。儿童被毒蜘蛛蜇伤后全身症状较严重，致死者多为较低体重儿童。

4.蝎子蜇伤

蝎子蜇伤部位常迅速出现剧痛，伤口可有红肿、麻木、水疱、出血、淋巴管及淋巴结炎，严重时可有组织坏死。全身症状表现为头晕、头痛、呼吸加快、流泪、流涎、出汗、恶心、呕吐，病情进展迅速，重症病人可出现舌和肌肉强直、视觉障碍、抽搐、心律失常、低血压、休克、昏迷、呼吸窘迫、弥散性血管内凝血（DIC）、急性心功能衰竭、肺水肿，甚至因呼吸中枢麻痹而死亡。

5.蜈蚣蜇伤

蜈蚣蜇伤伤口为一对小出血点，局部红肿、刺痛、瘙痒，严重者可出现水疱、红斑、组织坏死、淋巴管炎及局部淋巴结肿痛等。全身反应一般较轻微，可有畏寒、发热、头痛、头晕、恶心、呕吐等症状，严重者可出现烦躁、谵妄、抽搐、全身麻木、昏迷。过敏反应严重者可出现过敏性休克。严重者以儿童多见，可危及生命。

（二）鉴别诊断及辅助检查

（1）判断是否为蛇咬伤首先必须排除其他动物咬伤的可能性。其他动物也能使人致伤，如蜈蚣咬伤、黄蜂蜇伤，但后者致伤的局部均无典型的蛇伤牙痕，且留有各自的特点，如蜈蚣咬伤后局部有横行排列的两个点状牙痕，黄蜂或蝎子蜇伤后局部为单个散在的伤痕。一般情况下，蜈蚣等致伤后，伤口较小且无明显的全身症状。

（2）判断是否为毒蛇咬伤主要依据特殊的牙痕、局部伤情及全身表现。毒蛇咬伤的伤口表皮常有一对大而深的牙痕或两列小牙痕上方有一对大牙痕，有的大牙痕里甚至留有断牙，伤口周围明显肿胀、疼痛或有麻木感，局部有瘀斑、水疱或血疱。全身症状也较明显。无毒蛇咬伤则无牙痕或有两列对称的细小牙痕。如蛇咬伤发生时，无法辨识蛇形，从伤口上也无法分辨是否为毒蛇所伤时，必须按毒蛇咬伤处理。

（3）判断由哪一种毒蛇咬伤比较困难。根据局部伤口的特点，可初步将神经毒的蛇伤和血液毒的蛇伤区别开来。眼镜蛇咬伤时瞳孔常缩小，蛙蛇咬伤半小时可出现血尿，蝮蛇咬伤后可出现复视。

三 救治与护理

（一）毒蛇咬伤现场急救

（1）将伤者与蛇隔离，防止再次咬伤，可用木棍、专业器具等移开，必要时可以将蛇杀死。

（2）减慢毒液的扩散的方法主要有以下几种。①绑扎法：用手帕、布条或者长裤等，在最短时间内结扎伤口近心端，阻断毒液经静脉和淋巴回流入心，从而不妨碍动脉血的供应。绑扎无须过紧，松紧度维持于能使被绑扎的肢体下部（远端）动脉搏动稍微减弱为宜。每隔 30 min 松解绑扎一次，每次 1 ~ 2 min，以免影响肢体血液循环，造成组织坏死。一般在医院内开始有效治疗（如注射抗蛇毒血清、伤口处理）10 ~ 20 min 后可去除绷扎。②冰敷法：有条件时，在绑扎的同时用冰块敷于伤肢，使血管及淋巴管收缩，减慢蛇毒的吸收。也可将伤肢或伤指浸入 4℃ 的冷水中，3 ~ 4 h 后再改用冰袋冷敷，持续 24 ~ 36 h。③伤肢制动：被毒蛇咬伤后，不要惊慌失措，奔跑走动，这样会促使毒液快速向全身扩散。最好是将伤肢临时制动后放于低位，送往医院。必要时可给予适量的镇静剂，使病人保持安静。

（3）减轻毒液负荷，如果随身带有茶杯，则可对伤口做拔火罐处理。先在茶杯内点燃一小团纸，然后迅速将杯口扣在伤口上，使杯口紧贴伤口周围皮肤，利用杯内产生的负压吸出毒液。如无茶杯，也可用嘴吮吸伤口排毒，但吮吸者的口腔、嘴唇必须无破损、无牙病，否则有中毒的危险。吸出的毒液随即吐掉，吸后要用淡盐水漱口。

（4）如条件允许，对毒蛇进行识别、照相，或将蛇与受害人一起送医院。

（5）尽早进行医疗干预，应用止痛剂，进行心电监护、静脉输液、吸氧及血样品的采集。

（二）毒蛇咬伤急诊处理与护理

1. 急诊处理

（1）伤口处理。及时冲洗伤口可以起到破坏、中和、减少蛇毒的作用。可选用 1∶5 000 高锰酸钾溶液、3% 过氧化氢溶液、生理盐水、肥皂水或 1∶5 000 呋喃西林溶液，冲洗后可行局部温敷。冲洗时可用负压吸引。还可做局部皮肤切开排毒，即以牙痕为中心做"十字形"或"纵形"切口，长 2 ~ 3 cm，深达皮下但不伤及肌膜，使淋巴液及血液外渗。伤口深并污染，或伤口组织有坏死时，应及时切开清创，伤口扩大后，仍可用各种药物做局部的冲洗或温敷。

（2）局部解毒。胰蛋白酶 2 000 ~ 4 000 U 以 0.5% 普鲁卡因溶液稀释，在伤口及周围皮下进行浸润注射或做环形封闭。宜早用，并可酌情重复使用。也可用糜蛋白酶代替胰蛋白酶。因依地酸钙钠能与蛇毒蛋白水解酶中的金属离子螯合，可尽早用 2% ~ 5% 依地酸钙钠注射液 25 mL 冲洗伤口，或加 1% 普鲁卡因溶液做伤口及周围皮下浸润注射。也可用相应的抗蛇毒血清 1/4 ~ 1/2 支、地塞米松磷酸钠溶液 5 ~ 10 mg、2% 盐酸利多卡因溶液 5 mL 加入 0.9% 生理盐水 20 mL 中，于绷扎上沿或伤口周围做环形浸润封闭。如选用蛇药制剂，可将药片溶化后涂于伤口周围。

（3）抗蛇毒血清。抗蛇毒血清能中和蛇毒，是首选特效解毒药，在进行伤口处理时运用，剂量要足。要求在毒蛇咬伤后 24 h 内（最好在 6 ~ 8 h 内）应用，如病人病情进行性加重，应重复应用抗蛇毒血清，或重新评估毒蛇的种类，必要时联用多种抗蛇毒血清。

（4）中医中药。治疗要点是清热解毒。各地有针对常见毒蛇为主的中成药制剂，如南通蛇药、上海蛇药、广东蛇药、群生蛇药、吴江蛇药等，均可及早选用。口服剂量一般首次加倍，以后每隔 4 ~ 6 h 再服，3 ~ 5 日为一疗程。

（5）对症与支持治疗。注射呋塞米或甘露醇利尿，必要时应用血液净化疗法加速蛇毒排出；及时行气管插管或气管切开，正确应用呼吸机抢救呼吸衰竭；常规注射破伤风抗毒素 1 500 ~ 3 000 U，酌情应用抗生素防治感染；进行肾上腺皮质激素大剂量及短疗程应用，对抗毒血症、组织损伤、炎性反应、过敏反应和溶血；控制重要脏器出血；纠正低血压，抗休克；输液、输血、补充血容量；纠正酸中毒和高钾血症；抗心律失常；防治急性肾损伤、心功能衰竭、肝衰竭、DIC 等。

2. 护理措施

（1）急救护理。

①伤肢病扎：蛇咬伤后忌奔跑，应伤肢制动、放置低位、立即用布带或止血带等在伤肢的近心伤口上方绑扎，以阻断游巴或静脉回流为度。等 15 ~ 30 min 要松开 1 ~ 2 min，以免发生肢体循环障碍。

②伤口排毒。现场用大量清水或肥皂水冲洗伤口及其周围皮肤以便挤出毒液。入院后用 0.05% 高锰酸钾溶液或 3% 过氧化氢溶液反复冲洗伤口，清除残留的毒牙及污物。伤口较深者，可切开或以三棱针扎刺伤口周围皮肤（若伤口流血不止、则不宜切开），再以拔火罐、吸乳器等抽吸促使毒液流出，并将肢体放在低位，以利于伤口渗液引流。

③局部冷敷。局部冷敷可以减轻疼痛，减慢毒素吸收、降低毒素中酶的活性。将伤肢浸入 4 ~ 7℃冷水中，3 ~ 4 h 后改用冰袋冷敷，持续 24 ~ 36 h。

④破坏毒素。根据伤口局部反应大小，用胰蛋白酶 2 000 ~ 5 000 U 加入 0.05% 盐酸普鲁卡因溶液或注射用水 20 mL 做局部环形封闭，能够降解蛇毒。也可给予抗蛇毒药物外敷。

（2）伤口护理。将伤肢置于低垂位并制动，保持创面清洁和伤口引流通畅。注意观察伤口渗血、渗液情况，有无继续坏死或脓性分泌物等。经彻底清创后，伤口可用 1 : 5 000 高锰酸钾溶液或高渗盐水溶液湿敷，有利于引流毒液和消肿。

（3）抗毒排毒。迅速建立静脉通道，遵医嘱尽早使用抗蛇毒血清、利尿药、快速大量输液等以中和毒素、促进毒素排出。若病人出现血红蛋白尿，遵医嘱予 5% 碳酸氢钠注射液静脉输入，以碱化尿液。补液时注意观察心肺功能，以防快速、大量输液导致肺水肿。使用抗蛇毒血清时，密切观察病人有无畏寒、发热、胸闷、气促、腹痛不适、皮疹等过敏症状。

（4）营养支持。给予高能量、高蛋白、高维生素、易消化饮食，鼓励病人多饮水，忌酒、浓茶、咖啡等刺激性饮料，以免促进血液循环而加快毒素吸收。对于不能进食者可予营养支持并做好相应的护理。

（5）病情观察。密切监测生命体征、意识、面色、尿量及伤肢温度的变化等。

（6）心理护理。安慰病人，告知毒蛇咬伤的治疗方法及治疗效果，帮助病人树立战胜疾病的信心，以减轻恐惧，保持情绪稳定，积极配合治疗和护理。

（7）健康教育。宣传毒蛇咬伤的有关知识，强化自我防范意识。在野外作业时，做好自我

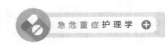

防护，如戴帽子、穿长衣长裤、穿雨靴、戴橡胶手套等，随身携带解蛇毒药片，以备急用。勿轻易尝试抓蛇或玩蛇。露营时选择空旷干燥的地面，晚上在营帐周围点燃火焰。

（三）蜂蜇伤急救处理

（1）四肢的严重蜇伤，应立即绷扎被刺肢体近心端，总时间不宜超过 2 h，每 15 min 放松 1 min，可用冷毛巾湿敷。仔细检查伤口，若尾刺尚在伤口内，可见皮肤上有一小黑点，用针尖挑出。在野外无法找到针或镊子时，可用嘴将刺在伤口上的尾刺吸出。不可挤压伤口以免毒液扩散。也不能采用汞溴红溶液、碘酒之类涂擦患部，会加重患部的肿胀。

（2）尽可能确定蜇伤的蜂类。蜜蜂毒液呈酸性，可用肥皂水、5％碳酸氢钠溶液或 3％淡氨水等弱碱液洗敷伤口，以中和毒液；黄蜂毒液呈碱性，可用 1％醋酸或食醋等弱酸性液体洗敷伤口。局部红肿处可外用炉甘石洗剂或白色洗剂以消散炎症，或用抗组胺药、止痛药和皮质类固醇油剂外敷。红肿严重伴有水疱渗液时，可用 3％硼酸水溶液湿敷。症状严重者，可口服或局部应用蛇药。某些种类的抗蜂毒血清已研制成功，可选择使用。疼痛严重者可用止痛剂。有过敏反应者，用抗组胺药、肾上腺皮质激素、肾上腺素针剂等。有肌肉痉挛者，用 10％葡萄糖酸钙注射液 20 mL 静脉注射。有全身严重中毒症状者，应采取相应急救和对症措施。

（四）蜘蛛蜇伤急救处理

（1）四肢伤口应予以近心端绷扎，方法同蜂类蜇伤。立即用 5％碳酸氢钠溶液或 3％淡氨水等弱碱性溶液或清水冲洗伤口并局部冷敷。严重者以伤口为中心做十字切开，用 1∶5 000 高锰酸钾或 3％过氧化氢溶液冲洗伤口，负压吸引排毒。还可用 0.25％～0.5％普鲁卡因溶液在伤口周围做环形封闭。可局部应用或口服蛇药。还可选择某些毒蜘蛛的特异性抗毒血清进行中和治疗。伤口深、污染严重时，给予破伤风抗毒素。

（2）对症和综合治疗：及时补液，应用抗组胺药、肾上腺皮质激素，酌情应用 10％葡萄糖酸钙溶液、地西泮联合阿托品，疼痛剧烈时应用止痛剂，必要时可应用血液净化疗法，积极防治感染、溶血、急性肾损伤、弥散性血管内凝血等并发症。

（五）蝎子蜇伤急救处理

（1）四肢蜇伤者可在伤部近心端绑扎，方法同蜂类蜇伤。尽早将蝎子尾刺拔除，必要时可切开伤口取出，并负压吸引排毒。用弱碱性溶液（如 5％碳酸氢钠溶液、肥皂水等）或 1∶5 000 高锰酸钾溶液冲洗伤口，并涂含抗组胺药、止痛剂和肾上腺皮质激素类的软膏。疼痛明显可用 0.25％～0.5％普鲁卡因溶液（皮试不过敏者）在伤口周围做环形封闭。可局部应用或口服蛇药。已有特异性的抗蝎毒血清用于临床，也可选择抗蛇毒血清。

（2）对症和综合治疗：给氧、输液、应用肾上腺皮质激素、按需应用止痛剂及阿托品，防治感染等。缓解肌肉痉挛可用 10％葡萄糖酸钙 20 mL 或用地西泮注射液 5～10 mg 静脉注射。休克时使用盐酸多巴胺注射液，应与重酒石酸间羟胺注射液及糖皮质激素等合用，因毒素能阻滞多巴胺受体，故单独使用多无效。

（六）蜈蚣蜇伤急救处理

蜈蚣的毒液呈酸性，用碱性液体能中和。发现被蜈蚣咬伤后，可立即用 5％～10％的碳酸氢钠溶液或肥皂水、石灰水冲洗，然后涂上较浓的碱水。如在野外可用鲜蒲公英或鱼腥草嚼碎捣烂后外敷在伤口上。也可将蛇药片用水调成糊状，敷于伤口周围。疼痛剧烈者可用0.25% ~ 0.5%普鲁卡因溶液在伤口周围做环形封闭。出现过敏反应者，应做抗过敏治疗。对于症状严重者，可参考蛇咬伤或蜂蜇伤治疗。

第六节 化学品烧灼伤

化学品烧灼伤（chemical burn）指化学物质直接作用于身体，引起局部皮肤组织损伤，通过受损的皮肤组织导致全身病理生理改变，甚至伴有化学性中毒的病理过程。在化学实验或工厂生产中，化学品烧灼伤常常伴随实验中的不规范操作或生产中的意外事故，多因实验设备发生腐蚀、开裂、泄漏等造成的。化学品烧灼伤程度与化学物质的性质、接触时间、接触部位等有关。

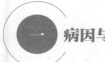

一 病因与发病机制

（一）病因

（1）高校化学实验室的意外事故。

（2）在化学化工生产中由于操作不规范，未遵循生产安全条例而发生的生产事故。

（二）发病机制

化学品导致皮肤或眼损伤的机理，主要是根据不同化学物的特性而定。腐蚀性和刺激性化学品与皮肤成分之间进行交换作用，从而导致化学灼伤。支持这类交换的6种侵害性化学反应为：酸性作用、碱性作用、氧化作用、还原作用、钙或镁的螯合作用以及融合作用。

（1）化学物导致皮肤或眼睛损伤可分为3个阶段。

①接触：指皮肤或眼睛开始接触到化学物，即化学烧伤的起源。

②渗透：指化学物通过皮肤向皮下组织渗透。渗透的深浅决定了灼伤的严重程度。

③反应：即皮肤或眼睛在与化学物接触后所表现的损伤情况。

（2）影响化学灼伤严重程度的因素有4种。

①化学物性质：化学反应不同，严重程度也不同。

②化学物浓度：浓度越高，相同体积下的溶液中含有的有害分子就越多，引起化学灼伤的程度也就越严重。

③接触持续的时间：接触时间越长，损伤越严重。

④化学物的温度：高温化学物能量更大，反应速度更快更强烈，并且可同时引起烫伤。

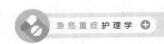

A. 化学灼伤的严重程度与灼伤面积和灼伤深度有关，也和每个人的个体差异有关；物理因素（例如气压、气温）同样也会成为影响因素。

B. 强酸类对组织的损伤程度，与其浓度、接触时间、剂量和温度相关。发病机制是游离氢离子使皮肤、黏膜接触部位的组织坏死。皮肤、黏膜接触强酸后，细胞脱水，组织蛋白发生凝固性坏死、溃疡，形成结痂，对阻止创面继续受损有一定作用。

C. 强碱类对组织的损伤程度，主要决定于浓度。发病机制是氢氧根离子对组织的作用。强碱作用于机体，迅速吸收组织水分，使组织细胞脱水。与人体内脂肪结合，引起脂肪皂化产热反应，导致细胞结构破坏、深层组织坏死，易致深度烧伤。强碱类引起蛋白质和胶原组织溶解，导致组织液化性坏死，与强酸所致的凝固性坏死不同，更易于引起受损组织溶化、穿孔。

 二 病情评估与判断

（一）临床表现

1. 强酸损伤

（1）常见强酸损伤的特点。

①浓硫酸作用于组织时，其吸水性强，能使有机物质炭化。浓硫酸含三氧化硫，吸入后对肺组织产生强烈的刺激和腐蚀作用，可导致严重肺水肿。

②硝酸吸收入血后，逐步代谢为亚硝酸盐和硝酸盐，前者可使血红蛋白变为正铁血红蛋白，引起中毒性肾病。硝酸烟雾与空气接触，释放出二氧化氮，吸入后直接刺激支气管黏膜和肺泡细胞，可致肺水肿。

③浓盐酸遇空气呈白色的烟雾，具有剧烈的刺激气味，可引起口腔、鼻、支气管黏膜充血、水肿、坏死、溃疡，眼睑痉挛或角膜溃疡。

④氢氟酸可溶解脂肪和脱钙，造成持久的局部组织坏死，损害可深达骨膜，甚至造成骨骼坏死。高浓度氢氟酸可伴发急性氟中毒，游离的氢离子容易与钙、镁离子结合，造成低钙、低镁血症，同时抑制三羧酸循环和 Na^+–K^+–ATP酶，导致高钾血症。

⑤草酸可结合钙质，引起低血钙、手足抽搐。皮肤及黏膜可产生粉白色顽固溃烂。

⑥铬酸可引起溃烂及水疱，如处理不及时，铬离子可从创面吸收，导致全身性中毒。铬酸雾反复吸入接触后，可发生鼻中隔穿孔。

（2）各部位强酸损伤的表现。

①皮肤接触者：创面干燥，边界分明，坏死可深入皮下组织，局部灼痛。皮肤呈暗褐色，严重者出现糜烂、溃疡、坏死，迅速结痂，一般不起水疱。皮肤大面积烧伤时，可导致休克。烧伤痂皮或焦痂色泽：硫酸为黑色或棕黑色，硝酸为黄色，盐酸为灰棕色，氢氟酸为灰白色。

②眼部接触者：发生眼睑水肿、结膜炎、角膜混浊、穿孔，甚至全眼炎、失明。

③吸入强酸类烟雾者：出现咳嗽、泡沫状痰或血痰、气促、喉或支气管痉挛、喉头水肿、胸部压迫感、呼吸困难、窒息，甚至ARDS。

④口服强酸者：立即出现消化道损伤处的剧烈烧灼样疼痛，口腔、咽喉部等易见黏膜充血、糜烂溃疡；出现难以抑制的呕吐，呕吐物中可有血液和黏膜组织。重者发生胃穿孔、休克。酸类吸收入血，可致代谢性酸中毒、肝肾功能受损、昏迷、呼吸抑制。幸存者常形成食管和胃部瘢痕收缩、狭窄，腹膜粘连，消化道功能减退等后遗症。

2.强碱损伤

（1）常见强碱损伤的特点。

①氢氧化钠和氢氧化钾，具有强烈的刺激性和腐蚀性，能和组织蛋白结合形成复合物，使脂肪组织皂化，产生热量继续损伤组织，烧伤后疼痛剧烈，创面较深，愈合慢。

②生石灰，遇水产生氢氧化钙并释放大量热能，导致热和化学烧伤双重作用，除对皮肤有刺激性和腐蚀性外，其产热还会导致皮肤热烫伤，使组织烧伤程度较深，创面较干燥。

③氨水，主要成分为氢氧化氨，挥发后释放出氨，对呼吸道有强烈刺激性，可致黏膜充血、水肿、分泌物增多，严重者可发生喉头水肿、支气管肺炎和肺水肿。

（2）各部位强碱损伤的表现。

①皮肤接触者：局部充血、水肿、糜烂、溃疡、起水疱、灼痛，可形成白色痂皮。周围红肿，可出现红斑、丘疹等皮炎样改变。皮肤烧伤可达Ⅱ度以上。

②眼部接触者：结膜充血、水肿，角膜溃疡、混浊、穿孔，甚至失明。

③吸入强碱者：吸入高浓度氨气体，表现为刺激性咳嗽、咳痰，甚至咳出溶解坏死组织碎片，导致喉头水肿和痉挛、窒息、呼吸困难、肺水肿，可迅速发生休克和昏迷。

④口服强碱者：口腔、咽部及食管剧烈灼痛，腹部绞痛，恶心、呕吐，可并发消化道出血，呕出血性黏液和黏膜组织坏死碎片。可有血性腹泻。固体的碱颗粒可黏附在口咽和食管黏膜表面，引起环形烧伤，可致局部穿孔。口服液体碱可对消化道黏膜产生快速和严重的液化性腐蚀损伤。强碱吸收入血后可引起代谢性碱中毒、手足痉挛、肝肾功能损伤，重者昏迷、休克，迅速危及生命。幸存者常出现食管狭窄。

（二）鉴别诊断与辅助检查

根据强酸、强碱损伤史和相应临床表现即可做出诊断。同时了解损伤化学物的种类、接触途径、浓度剂量及接触时间。痂皮等损伤特征有助于分析损伤物的种类。皮肤接触者注意了解面积大小。现场处理时，应注意收集患者的呕吐物、排泄物等标本，用作化学毒物分析。

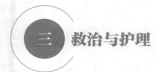 **三 救治与护理**

（一）局部处理

抢救者需做好自身防护，如穿戴防护衣、防护手套、防护眼镜、防护面罩等。同时应立即将伤者救离现场。

（1）皮肤损伤处理应迅速脱除污染的衣物，清洗毛发皮肤。

①对强酸损伤，先用大量清水冲洗 10～30 min，再用 2%～4% 碳酸氢钠溶液冲洗

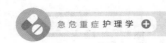
10 ～ 20 min，或用 1％氨水、肥皂水或石灰水等冲洗，然后用 0.1％苯扎溴铵溶液、生理盐水或清水冲洗创面，直到干净。

②对强碱损伤，先用大量清水反复持续冲洗 1 h 以上，直至创面无滑腻感，然后用 1％醋酸、3％硼酸、5％氯化钠或 10％枸橼酸钠等中和，或用 2％醋酸湿敷皮肤损伤处。皮肤烧伤应及时处理。

（2）对眼损伤，立即用清水冲洗眼部持续 10 min，再以生理盐水冲洗 10 min，边冲洗边眨眼，受影响的眼睛低于未受影响的眼睛，可滴入 1％阿托品眼液、可的松和抗生素眼药水。但生石灰烧伤禁用生理盐水冲洗，以免产生更强的氢氧化钠。强碱所致的眼损伤，勿用酸性液体冲眼，以免产热造成眼睛热力烧伤。眼内有石灰粒者可用 1％～2％氯化铁溶液冲洗，使之溶解，禁用酸性液中和。眼部剧痛者，可用 2％盐酸丁卡因滴眼液滴眼。

（二）吸入性损伤处理

可向气管内间断滴入或雾化吸入异丙肾上腺素、麻黄碱、普鲁卡因、地塞米松类激素及抗生素。对症治疗包括镇咳、吸氧，呼吸困难发生肺水肿时，应尽快行气管切开术，并进行呼吸机辅助呼吸，以保护呼吸道通畅，防止坏死黏膜脱落窒息。

（三）口服损伤处理

抢救原则：迅速清除、稀释、中和腐蚀剂，保护食管、胃肠黏膜；减轻炎症反应，防止瘢痕形成；进行止痛抗休克等对症治疗。一般禁忌催吐和洗胃，避免发生消化道穿孔及反流的胃液再度腐蚀食管黏膜。可立即口服清水 1 000 ～ 1 500 mL，以稀释强酸或强碱的浓度，并保护消化道黏膜。对口服强酸者，禁服碳酸氢钠、碳酸钠等碳酸盐类中和强酸，以免产生大量二氧化碳致胃肠胀气、穿孔。可先口服蛋清、牛奶或豆浆 200 mL 稀释强酸，继之口服氢氧化铝凝胶、2.5％氧化镁或 7.5％氢氧化镁 60 mL，或石灰水 200 mL 中和强酸。对口服强碱者，可先口服生牛奶 200 mL，之后口服食醋、1％～5％醋酸溶液、柠檬水，但碳酸盐（如碳酸钠、碳酸钾）中毒时需改用口服硫酸镁，以免产生过多二氧化碳导致胃肠胀气、穿孔。

（四）对症及综合治疗

疼痛剧烈者，可予以止痛剂。对有昏迷、抽搐、呼吸困难等症状的危重病人应立即给氧，建立静脉通道，组织抢救，防治肺水肿和休克；维持酸碱、水电解质平衡；保护肝、肾功能，防治多脏器功能衰竭等严重并发症。

☰ 本章小结

环境和理化因素损伤所引起的意外伤害在日常生活中较常见，尤其以儿童、老年人多见。本章主要介绍了环境和理化因素损伤中的 6 种常见情况——中暑、淹溺、电击伤、狂犬病、毒蛇咬伤及节肢动物蜇伤、化学品烧灼伤，系统地介绍了这 6 种损伤的病因、发病机制、辅助检查，并重点介绍了其临床表现、救治和相应护理措施。通过本章的学习，应初步了解中暑、淹溺、电击伤、狂犬病、毒蛇咬伤及节肢动物蜇伤、化学品烧灼伤的病因、发病机制、辅助检查，掌握其应急救治和护理原则及方法。

思考练习题

1. 重度中暑有几种类型，各有哪些临床表现？

2. 患者，李某，男，14岁。与同伴在河边踢球，为捡落入水中的足球，意外溺水，李某被救上岸时，呼吸急促，口鼻内充满泡沫，不时剧烈咳嗽，咳出粉红色泡沫样痰。请问：

（1）该患者可能发生了什么并发症？

（2）如何对该患者进行紧急救治？

（3）对该患者应采取哪些护理措施？

3. 患者，男，28岁，职业电工。高空作业时，由于操作失误，在距35kV高压电线约1m时，被电烧伤下颌、右前臂、双手、右足、右小腿，当即昏迷，呼吸微弱，随后被送入医院急救。请问：

（1）电击烧伤后如何进行现场的救护？

（2）电击伤医院内一般急救流程是怎样的？电击烧伤后应如何护理？

4. 患者，男，64岁，农民。夏日户外连续劳动6h后突然神志不清晕倒，急诊入院。查体结果：体温39.5℃，脉搏135次/min，呼吸32次/min，血压90/60mmHg，呈深昏迷状态，双侧瞳孔等大、等圆，对光反射消失，双下肢阵发性抽搐，大小便失禁。辅助检查：血气分析示PaO_2 40mmHg、$PaCO_2$ 25mmHg，呼吸性碱中毒。白细胞增高，血钠、血钾均降低，头颅CT正常。请问：

（1）该患者可能的医疗诊断是什么？

（2）可采取哪些降温措施？降温时有哪些注意事项？

（3）如果你是该患者的责任护士，如何正确而有效地护理该患者？

5. 患者，男，30岁。因上山劳作时被毒蛇咬伤，脚踝部有一对齿痕，患者感到被咬伤部位疼痛，并开始肿胀，有少量渗液。患者被家人送至医院急诊，此时患者开始视物模糊、头晕，并开始感到恶心、胸闷、呼吸困难。请问：

（1）被毒蛇咬伤后在现场第一时间应该采取哪些处理措施？

（2）如果你是急诊科的护士，应该怎样配合医生对该患者进行急救？

（3）该患者的护理要点是什么？

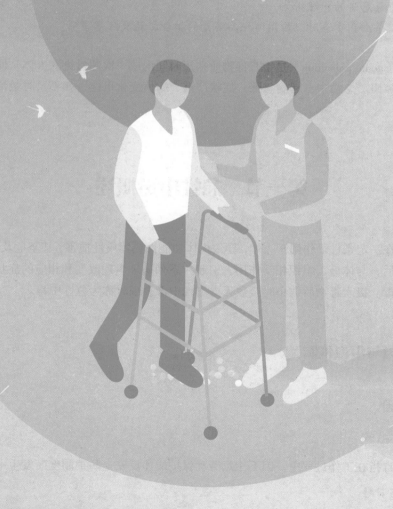

第八章

急性中毒

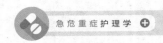

1. 识记：急性中毒、有机磷杀虫药中毒的概念，急性中毒、有机磷杀虫药中毒、一氧化碳中毒、乙醇中毒、食物中毒、急性镇静催眠药中毒的临床表现、治疗及护理措施，"阿托品化"的临床表现。

2. 理解：毒物在体内的消化、吸收与代谢过程及各种中毒的机制，毒物急性中毒的典型临床表现。

3. 运用：能够根据急性中毒的救治原则，对已知或未知毒物中毒的患者采取紧急救治及相应护理措施。

1. 急性中毒患者的护理措施。

2. 有机磷杀虫药中毒时，应用阿托品解毒的护理措施及注意事项。

急性中毒（acute poisoning）是指有毒物质在短时间内或一次超量进入人体，使机体受损并发生器官功能障碍。急性中毒起病急骤、症状严重、病情变化迅速，如不及时救治，常会危及生命。

第一节　急性中毒概述

毒物是指在一定条件下作用于人体，导致机体功能性或器质性损害，甚至危及生命的物质。毒物进入人体后，与体液、组织相互作用，引起一系列病理生理改变和相应的症状和体征，这一过程称为中毒。摄入毒物后数小时至数天内出现中毒表现时称为急性中毒。

 病因与中毒机制

（一）病因

1. 职业性中毒

职业性中毒指在工作过程中，因不注意劳动保护或违反安全防护制度而发生中毒。

2. 生活性中毒

生活性中毒指误食或意外接触有毒物质、自杀或故意投毒谋杀、用药过量等原因使毒物进入人体而引起中毒。

（二）毒物的吸收、代谢和排泄

1. 毒物的吸收

毒物主要通过呼吸道、消化道、皮肤黏膜等途径进入人体。气态、烟雾态、气溶胶态等毒性物质主要由呼吸道吸收，如一氧化碳、硫化氢等。呼吸道是毒物进入人体最快也是毒性作用发挥最迅速的途径。液态、固态的毒性物质多由口食入，经消化道吸收后导致中毒，如乙醇、食物中毒等。在某些特殊情况下，毒物也可直接进入血液，如蛇毒、注射毒品等。

多数毒物不容易经健康的皮肤吸收，但以下几种情况除外：①脂溶性毒物，如苯、有机磷等，可穿透皮肤的脂质层，通过完整的皮肤黏膜吸收；②腐蚀性毒物，如强酸、强碱，可直接造成皮肤损伤；③局部皮肤受损；④外界环境高温、高湿、皮肤多汗等情况。

2. 毒物的代谢

毒物被吸收进入血液后，可迅速分布于全身，在体内主要通过肝脏的氧化、还原、水解、结合等作用进行代谢。大多数毒物经代谢后毒性减弱，易于排出，但也有少数毒物在代谢后毒性反而增加，如对硫磷（1605）氧化后成为对氧磷，毒性增加约 300 倍。

3. 毒物的排泄

经肾脏排泄是毒物最主要的排泄途径。气体和易挥发的毒物被吸收后，一部分可以经呼吸道排出，少数经皮肤、汗腺、唾液腺、乳腺、胆道等排出。毒物的排泄速度主要取决于毒物本身的特性和患者的肾脏功能。

（三）中毒机制

1. 缺氧

毒物可以通过不同的途径阻碍氧的吸收、转运和利用。如刺激性气体可引起喉头水肿、喉痉挛、支气管炎、肺炎或肺水肿，阻碍氧气的吸入或肺泡的气体交换而引起缺氧；窒息性气体如一氧化碳与血红蛋白结合形成碳氧血红蛋白，使血红蛋白失去运输氧的功能，造成机体缺氧。

2. 麻醉作用

脑组织和细胞膜脂类含量高，有机溶剂和吸入性麻醉药有强亲脂性（脂溶性高），可通过血–脑屏障进入大脑而抑制脑功能。

3. 局部刺激、腐蚀作用

强酸、强碱可吸收组织中的水分，并与蛋白质或脂肪结合，使细胞变质、坏死。

4. 干扰细胞膜和细胞器的生理功能

酚类可以使线粒体内氧化磷酸化作用解耦联，妨碍三磷酸腺苷的形成与储存。四氯化碳在体内代谢产生三氯甲烷自由基，自由基能使肝细胞膜中的脂肪酸发生过氧化作用，导致线粒体、内质网变性、肝细胞坏死。

5. 抑制酶活力

毒物通过抑制酶的活性而破坏机体正常的生理功能。如氰化物抑制细胞色素氧化酶，有机

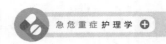
磷农药抑制胆碱酯酶，汞、砷等抑制巯基酶。

6.竞争受体

阿托品通过竞争性阻断胆碱能受体，产生毒性作用。箭毒与N_2-乙酰胆碱受体结合，导致骨骼肌神经肌肉接头传导功能阻断，产生骨骼肌麻痹。

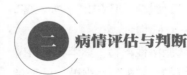

二 病情评估与判断

（一）病史

急性中毒临床表现复杂，多数症状缺乏特异性，因此接触史对于确诊尤其重要。

（1）神志清楚者可询问患者本人，神志不清或不配合者应向患者的家属、陪同人员或现场目击者了解情况。

（2）对怀疑生活性中毒者，应详细了解患者的居住环境、精神状态、既往病史、长期服用药物种类、家中药品有无缺失，发病时身边有无药瓶、药袋等。怀疑一氧化碳中毒时，应查问室内炉火、烟囱、通风情况、有无煤气泄漏、同室其他人员有无类似症状发生。怀疑食物中毒时，应查问进餐地点、时间、食物种类、同餐进食者有无中毒表现，注意查看剩余食物，观察呕吐物或胃内食物的气味、性状等并及时送检。

（3）对于职业性中毒，应详细询问职业史，包括工种、工龄、接触毒物种类和时间、环境条件、防护措施、是否曾发生类似事故以及在相同的工作条件下其他人员有无发病等。

（二）临床表现

急性中毒发病急骤，进展迅速，症状凶险，甚至危及生命，常有如下临床表现。

1.皮肤黏膜症状

①发绀：凡是引起氧和血红蛋白不足的毒物均可出现发绀，如亚硝酸盐、苯的氨基和硝基化合物（如苯胺、硝基苯类）、麻醉药等。②樱桃红：见于一氧化碳、氰化物中毒等。③黄疸：中毒性肝损害可致黄疸，如四氯化碳、磷、蛇毒、对乙酰氨基酚、毒蘑菇等；溶血可致黄疸，如苯胺、蚕豆黄、硝基苯、磺胺、蛇毒等；药物性肝内胆汁淤积也可致黄疸，如氯丙嗪、甲基睾丸素、喹诺酮类等。④灼伤：见于腐蚀性毒物，如强酸、强碱、甲醛、苯酚等。⑤大汗、潮湿：见于有机磷杀虫药中毒。

2.眼部症状

①瞳孔缩小：见于有机磷杀虫药、氯丙嗪、安眠药、毒蕈、毒扁豆碱、吗啡等中毒。②瞳孔扩大：见于阿托品、颠茄、麻黄素、乙醇、氰化物等中毒。③复视：见于乌头碱中毒。④视神经炎：常见于甲醇中毒。

3.神经系统症状

①兴奋、躁动：见于抗胆碱药、可卡因、醇类（早期）中毒。②嗜睡、昏迷：见于镇静安眠药、抗组胺药、麻醉剂、抗抑郁药、醇类（后期）、有机磷杀虫药、阿片类等中毒。③肌纤

维颤动：见于氨茶碱、有机磷杀虫药、氨基甲酸酯、拟除虫菊酯类、呼吸兴奋剂、毒品等中毒。④瘫痪：见于箭毒类、高效镇痛剂、肉毒、可溶性钡盐等中毒。⑤精神异常：见于一氧化碳、阿托品、有机溶剂、抗组胺药等中毒。

4. 呼吸系统症状

①呼吸有特殊气味：常见于有特殊气味的有机溶剂中毒，如酒味见于酒精及其他醇类化合物中毒，蒜臭味见于有机磷杀虫药、砷、硒中毒，苦杏仁味见于氰化物中毒，香蕉味见于醋酸乙酯、乙酸戊酯中毒。②呼吸加快：见于呼吸兴奋剂、抗胆碱药、甲醇、水杨酸等中毒。③呼吸减慢：见于镇静安眠药、阿片类等中毒。④刺激症状：各种刺激性及腐蚀性气体，如强酸雾、甲醛溶液等，可直接作用于呼吸道黏膜，引起强刺激症状，表现为咳嗽、胸痛、呼吸困难，重者可出现喉痉挛、喉头水肿、肺水肿、急性呼吸窘迫甚至呼吸衰竭等。⑤急性肺水肿：见于有机磷杀虫药、海洛因、刺激性气体及窒息性化合物（硫化氢、氯化氢、二氧化硫、氨）、百草枯等中毒。

5. 循环系统症状

①心律失常：洋地黄、乌头碱、夹竹桃、蟾蜍等中毒兴奋迷走神经，拟肾上腺素药、三环类抗抑郁药等中毒兴奋交感神经，均可引起心律失常；锑剂、蛇毒等可损害心肌引起心律失常。②心搏骤停：锑剂、洋地黄等中毒可致心肌受损而心搏骤停，可溶性钡盐、棉酚中毒引起严重低钾血症而致心搏骤停。③休克：急性中毒时很多因素可导致休克，这与剧烈吐泻、严重化学灼伤、血管舒缩中枢受抑制、心肌损害等有关，常见于磷、强酸、水合氯醛、强碱、氯丙嗪、蛇毒、一氧化碳等中毒。

6. 消化系统症状

①许多毒物可引起恶心呕吐、流涎、腹痛腹泻、腹部胀气等消化道症状，如胆碱酯酶抑制剂（有机磷毒物、毒扁豆碱）、洋地黄、白果、砷、尼古丁等中毒可引起呕吐，毒蕈、乌头碱、斑蝥、巴豆等中毒可出现剧烈腹部绞痛，乌头碱、有机磷农药中毒可出现大量流涎。②肝损害：毒蕈、四氯化碳、蛇毒等中毒可损害肝脏引起黄疸、转氨酶升高、腹水等。

7. 泌尿系统症状

①肾小管坏死：升汞、四氯化碳、氨基糖苷类抗生素、毒蕈等中毒可引发肾小管坏死。②肾小管堵塞：见于砷化氢、磺胺等中毒。③肾缺血：引起休克的毒物可致肾缺血。

8. 血液系统症状

①溶血性贫血：苯胺、砷化氢、硝基苯等中毒可引起溶血，出现贫血和黄疸，严重者可发生血红蛋白尿和急性肾衰竭。②白细胞减少和再生障碍性贫血：见于阿司匹林、氯霉素、抗肿瘤药、苯等中毒。③出血：阿司匹林、氢氯噻嗪、氯霉素、抗肿瘤药物中毒可引起血小板异常，肝素、双香豆素、蛇毒等可引起血液凝固障碍。

9. 代谢紊乱

①代谢性酸中毒：见于水杨酸、甲醇中毒。②低血钾：见于洋地黄、利尿剂、毒蕈等中毒。③低血糖：见于磺胺类、酒精、降糖药中毒。④发热：见于抗胆碱药、棉酚、铸造热（吸入大量金属烟雾后出现的发热及呼吸道症状）等中毒。⑤体温降低：见于吩噻嗪类、镇静催眠药、

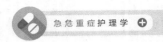

麻醉镇痛药、重度醇类等中毒。

（三）辅助检查

1.毒物检测

进行毒物检测时，应采集患者的呕吐物、血液、尿液、大便、剩余食物、首次抽取的胃内容物、遗留毒物、药物以及其他一些与中毒有关的物品。从毒物采样到进行分析，时间越短越好，防止腐败变质。虽然毒物检测理论上是诊断中毒最为客观的方法，但因毒物检测敏感性较低，毒物理化性质差异，加之技术条件有限，检测难度较大。

2.特异性检查

如有机磷农药中毒时，测定血液胆碱酯酶活性可以协助诊断、判断中毒程度、观察复能剂的治疗效果及指导用药。一氧化碳中毒时，测定血中碳氧血红蛋白的含量可作为一氧化碳中毒的诊断和治疗指标。亚硝酸盐、苯的氨基和硝基化合物等中毒时，测定的血中高铁血红蛋白的含量可作为亚硝酸盐、苯胺等中毒的诊断和治疗指标。

3.非特异性检查

非特异性检查是指根据中毒患者的病情变化，进行相关辅助检查，如血常规、尿常规、血清电解质、血糖、肌酐、尿素氮、肝酶、心肌酶、心电图、脑电图、肌电图、X线、CT、MRI等，以了解各脏器的功能，早期发现并发症，以指导治疗和评价预后。

 三　救治与护理

急性中毒的病情发生急骤，来势凶猛，进展迅速，且病情多变，抢救治疗必须争分夺秒、措施正确。

（一）立即终止接触毒物

1.吸入性中毒

应迅速将患者搬离有毒环境，移至空气清新的安全地方，并松解衣服。救护人员进入有毒气体现场，应戴防毒面具，做好自身防护。

2.食入性中毒

立即停止服用。

3.接触性中毒

对接触性中毒者，立即将患者撤离中毒现场，除去污染的衣物和肉眼可见的毒物。

（二）清除尚未吸收的毒物

1.吸入性中毒

保持呼吸道通畅，及时清除呼吸道分泌物，防止舌后坠。尽快吸氧，必要时使用呼吸机或高压氧治疗。

2. 食入性中毒

常用催吐、洗胃、导泻、灌肠等方法清除胃肠道尚未吸收的毒物。

（1）催吐。

①适应证：食入性中毒患者，若神志清楚，且无催吐禁忌证，均应做催吐处理，可尽早去除胃内大部分毒物，达到减少毒素吸收的目的。

②禁忌证：昏迷、惊厥者；腐蚀性毒物中毒者；食管胃底静脉曲张、主动脉瘤、消化道溃疡患者；年老体弱、妊娠、高血压、冠心病、休克者。

③方法：自呕和（或）用压舌板、匙柄、手指等刺激舌根催吐，注意动作轻柔，避免损伤咽部。如果胃内容物过于黏稠，不易吐出，可让患者先喝适量微温清水（切忌热水）、高浓度盐水或其他解毒溶液，再进行催吐。如此反复，直至吐出的液体澄清无味。

④体位：若病情许可，患者应取坐位。也可取左侧卧位，头部放低，面向左侧，臀部稍抬高。患儿则应俯卧，头向下，臀部稍抬高，以防止呕吐物误吸入气管而发生窒息或吸入性肺炎。

（2）洗胃。

①适应证：服毒后 4 ~ 6 h 内洗胃最有效。但当服毒量大、所服毒物吸收后可经胃排出、毒物吸收缓慢、胃蠕动减弱或消失时，即使超过 6 h，多数情况下仍需洗胃。对昏迷、惊厥患者洗胃时应注意保护呼吸道，避免发生误吸。

②禁忌证：吞服强腐蚀性毒物（如强酸、强碱）、肝硬化伴食管胃底静脉曲张、胸主动脉瘤、近期有上消化道出血及胃穿孔、胃癌等。

③洗胃液的选择：当中毒物质不明时，可选用 25 ~ 38 ℃温开水或生理盐水。若已知毒物种类，可采用对抗剂洗胃。A.胃黏膜保护剂：对吞服腐蚀性毒物者，可用牛奶、蛋清、米汤、豆浆等减少毒物对黏膜的刺激，并与酸、碱、酚和重金属盐相遇产生沉淀，消除毒物的腐蚀作用，减少吸收。B.溶解剂：对吞服脂溶性毒物，如煤油、汽油等中毒者，先用液体石蜡 150 ~ 200 mL，使其溶解而不被吸收，然后洗胃。C.吸附剂：活性炭是强力吸附剂，是一种广谱解毒剂，可吸附多种毒物。其效用有时间依赖性，应在摄毒 60 min 内给予。首次 1 ~ 2 g/kg，加水 200 mL 由胃管注入，2 ~ 4 h 重复应用 0.5 ~ 1 g/kg，直至症状改善。D.解毒剂：可与体内存留的毒物发生中和、氧化、沉淀等化学反应，改变毒物的理化性质，使其失去毒性。根据毒物种类，选用 1:5 000 高锰酸钾溶液或 2% 碳酸氢钠溶液。E.中和剂：对吞服强腐蚀性毒物，洗胃可引起消化道穿孔，可服用中和剂中和。如吞服强酸，可用弱碱中和，如镁乳、氢氧化铝凝胶，不可用碳酸氢钠，因其遇酸可生成二氧化碳，使胃肠膨胀，有穿孔的危险；吞服强碱可用弱酸类中和，如稀醋、果汁等。F.沉淀剂：可与毒物作用生成溶解度低、毒性小的物质，如乳酸钙或葡萄糖酸钙与氟化物或草酸盐作用，生成氟化钙或草酸钙沉淀；2% ~ 5% 硫酸钠与可溶性钡盐作用，生成不溶性硫酸钡沉淀；生理盐水与硝酸银作用，生成氯化银沉淀。

（3）导泻。洗胃后，拔胃管前可由胃管内注入导泻药以清除进入肠道内的毒物。常用硫酸钠或硫酸镁，一般取 15 g 溶于水中，口服或经胃管注入。一般不用油脂类泻药，以防止促进脂溶性毒物的吸收。严重脱水及口服强腐蚀性毒物的患者禁忌导泻。对于严重肾功能不全、呼吸衰竭、昏迷、磷化锌或有机磷杀虫药中毒晚期者不宜使用硫酸镁，因镁离子对中枢神经系统有抑制作用。

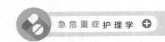

（4）灌肠。除腐蚀性毒物中毒外，适用于口服中毒超过 6 h、导泻无效、抑制肠蠕动的毒物中毒患者。一般可用温的清水、生理盐水、肥皂水反复多次灌肠，以达到有效清除肠道内残留毒物的目的。

3. 接触性中毒

用大量清水彻底清洗接触部位的皮肤、毛发和指甲。清洗时忌用热水或少量水擦洗，以防止促进局部血液循环，加速毒物吸收。对于腐蚀性毒物，在可能的情况下选择适当的中和液或解毒液冲洗，再用清水冲洗。对于眼部接触毒物，忌用药物中和，以免发生化学反应造成角膜、结膜的损伤，应选用大量清水或等渗盐水冲洗。对于遇水损害加重的毒物应先擦净毒物，再用清水反复冲洗。

（三）促进已吸收毒物的排出

1. 利尿

绝大多数毒物经肾脏排泄，通过静脉补液、利尿剂、碱化尿液或酸化尿液等方式，促进毒物排出。心肾功能不全患者慎用。

2. 吸氧

一氧化碳中毒时，吸氧可使碳氧血红蛋白解离，加速一氧化碳排出。

3. 血液净化

血液净化指通过体外血液循环和特殊解毒净化装置或腹膜，从血液中直接迅速清除毒物，减轻中毒症状。中毒后 8 ~ 16 h 内采用效果较好。血液净化的常用方法有血液透析疗法、血液灌注、血浆置换、连续性肾脏替代疗法（continuous renal replacement therapy，CRRT）等。

（四）特效解毒剂的应用

大多数毒物无特效解毒剂，仅部分毒物能使用有效拮抗剂和特效解毒剂达到解毒作用。

1. 金属中毒解毒剂

金属中毒解毒剂多为螯合剂，常用氨羧螯合剂和巯基螯合剂。①依地酸钙钠：是最常用的氨羧螯合剂，适用于铅、锰、铜、镉中毒，特别是铅中毒，肾病患者禁用。②二巯丙醇：是最常用的巯基螯合剂，用于治疗砷、汞、金、锑等中毒。不良反应有恶心、呕吐、头痛、心跳过速，肝、肾功能不全者慎用。

2. 高铁血红蛋白血症解毒剂

小剂量亚甲蓝（美蓝）用于治疗亚硝酸盐、苯胺、硝基苯等中毒引起的高铁血红蛋白血症，可使高铁血红蛋白还原为正常的血红蛋白。使用时需注意药液外渗易引起组织坏死，而大剂量使用则引起高铁血红蛋白血症。

3. 氰化物中毒解毒剂

氰化物中毒一般使用亚硝酸盐－硫代硫酸钠疗法。中毒后，立即吸入亚硝酸异戊酯，继而用 3% 亚硝酸钠注射液缓慢静脉注射，随即用 50% 硫代硫酸钠注射液缓慢静脉注射。适量的亚硝酸盐使血红蛋白氧化，生成一定量的高铁血红蛋白。高铁血红蛋白可与血液中的氰化物形成氰化高铁血红蛋白，并争夺已与氧化型细胞色素氧化酶结合的氰离子。氰离子可与硫代硫酸钠形成毒性低的硫氰酸盐从而被排出体外。

4. 有机磷杀虫药中毒解毒剂

有机磷杀虫药中毒解毒剂有阿托品、解磷定等。

5. 中枢神经系统抑制药解毒剂

①纳洛酮：是阿片类麻醉药的解毒剂，对麻醉镇痛药引起的呼吸抑制有特异性拮抗作用，对急性酒精中毒有催醒作用，对镇静安眠药如安定、巴比妥类、抗精神病药等中毒也有较好的疗效。②氟马西尼：是苯二氮䓬类中毒的拮抗药，用于治疗安定、利眠宁等中毒。

6. 其他解毒剂

有机氟杀虫药氟乙酰胺中毒可使用解氟灵（乙酰胺）解毒，异烟肼中毒可大剂量使用维生素B_6，通过竞争受体达到解毒作用。常用解毒剂见表8-1。

表8-1 常用解毒剂

毒物	解毒剂	毒物	解毒剂
地高辛	地高辛抗体	有机磷农药	解磷定、阿托品
抗胆碱药	毒扁豆碱	亚硝酸盐	亚甲蓝
对乙酰氨基酚	乙酰半胱氨酸	重金属	螯合剂
异烟肼	维生素B_6	甲醇	乙醇、叶酸、4-甲基吡唑
三环类抗抑郁药	碳酸氢钠	氟乙酰胺	解氟灵（乙酰胺）
吗啡、海洛因	纳洛酮	抗凝血灭鼠剂	维生素K
苯二氮䓬类	氟马西尼	毒鼠强	二巯基丙磺酸钠
钙通道阻滞药	钙剂	氰化物	亚硝酸钠、亚硝酸异戊酯、硫代硫酸钠
乌头碱	阿托品		

（五）对症治疗

大多数毒物迄今尚无特效解毒剂，急性中毒时，很多患者入院时已病情危重，采取积极有效的对症支持治疗，既可以保护重要脏器，挽救生命，又能为下一步的救治赢得宝贵的时间。若患者出现心搏呼吸骤停，应立即进行心肺复苏，迅速建立静脉通道，条件许可时尽早进行气管插管、呼吸机辅助治疗。对高热、脑水肿、肺水肿、心力衰竭、呼吸衰竭、肝肾衰竭、电解质紊乱等情况，均应给予积极救治。

（六）护理措施

1. 紧急处理

（1）保持呼吸道通畅，头偏向一侧，给予氧气吸入，必要时给予人工气道维持，快速建立有效的静脉通道，心跳呼吸骤停者立即进行心肺脑复苏。

（2）立即终止接触毒物。吸入毒物者，立即脱离中毒环境；接触中毒者，脱去污染衣物，彻底清洗，清除皮肤、黏膜、眼睛等处的毒物；经消化道中毒者可采用催吐、洗胃、灌肠、导泻等方式清除消化道内的毒物。

（3）使用特殊治疗手段，清除体内已吸收的毒物。如采用利尿、吸氧、血液净化疗法等促进体内已吸收毒物的排出。

（4）早期应用特效解毒剂。

2．病情观察

（1）观察生命体征、神志、瞳孔的变化，必要时做好心电监护，及时发现异常情况并处理。

（2）观察患者呕吐物、排泄物的性状，必要时遵医嘱留取标本做毒物鉴定。

（3）观察中毒的临床症状、病程，做好护理记录，发现异常及时向医生报告并采取处理措施。

（4）观察使用药物后的疗效及有无不良反应，发现异常及时向医生报告。

3．基础护理

神志不清，生活不能自理者需要加强口腔护理、皮肤护理、饮食护理；惊厥、躁动、抽搐者应加强安全防护，如使用床栏防止坠床、使用牙垫防止舌咬伤；神志不清，呕吐频繁者，应注意使患者头侧向一边并及时清理呼吸道，防止因误吸而引起窒息。

4．心理护理

在抢救治疗的同时，加强对患者和家属的心理疏导和心理安慰。

5．健康教育

（1）加强防毒宣传教育：利用多种途径宣传预防中毒和相关的急救知识，如有毒或变质食品、无法辨别有无毒性的野生蕈、怀疑为有机磷杀虫药毒死的家禽及河豚，均不可食用。初冬季节宣传一氧化碳中毒的预防知识等。

（2）加强毒物管理：生产、使用、储存有毒物品的单位、个人应严格遵守操作规程及保管制度，防止有毒物质跑、冒、滴、漏。生产车间应做好通风处理，防止毒物聚集导致中毒。对农药及灭鼠药加强管理，严禁生产、销售、使用国家明令禁止的农药及灭鼠药。医院、药店应加强对处方药的管理。家庭中要加强对药物或有毒物质的保管，务必远离小儿及精神病患者。

知识链接

毒物种类	常用溶液	禁忌药物
酸性物	镁乳、蛋清水[①]、牛奶	—
碱性物	5%醋酸、白蜡、蛋清水、牛奶	—
氰化物	3%过氧化氢溶液催吐[②]，1:20 000～1:15 000 高锰酸钾溶液洗胃	—
敌敌畏	2%～4%碳酸氢钠溶液、1%盐水、1:20 000～1:15 000 高锰酸钾溶液	—

续表

毒物种类	常用溶液	禁忌药物
1605、1059、4049（乐果）	2%～4%碳酸氢钠溶液	高锰酸钾③
敌百虫	1%盐水或清水，1：20 000～1：15 000高锰酸钾	碱性药物④
DDT（灭害灵）666	温开水或生理盐水洗胃，50%硫酸镁导泻	油性药物
酚类	50%硫酸镁导泻，温开水或植物油洗胃至无酚味为止，洗胃后多次服用牛奶、蛋清保护胃黏膜	液体石蜡
河豚、生物碱、毒蕈碱	1%～3%鞣酸	—
苯酚（石炭酸）	1：20 000～1：15 000高锰酸钾	
巴比妥类（安眠药）	1：20 000～1：15 000高锰酸钾，硫酸钠导泻⑤	硫酸镁
异烟肼（雷米封）	1：20 000～1：15 000高锰酸钾，硫酸钠导泻	
灭鼠药	—	
磷化锌	1：20 000～1：15 000高锰酸钾、0.5%硫酸铜⑥洗胃，0.5%～1%硫酸铜⑥溶液每次10mL，每5～10分钟口服一次，配合用压舌板等刺激舌根引吐	鸡蛋牛奶脂肪及其他油类食物⑦
抗凝血类（敌鼠钠等）	催吐、温水洗胃、硫酸钠导泻	碳酸氢钠溶液
有机氟类（氟乙酰胺等）	0.2%～0.5%氯化钙或淡石灰水洗胃，硫酸钠导泻，饮用豆浆、蛋白水、牛奶等	
发芽马铃薯	1%活性炭悬浮液	

注：① 蛋清水可黏附于黏膜表面或创面上，从而起到保护作用，并可减轻病人疼痛。②氧化剂可将化学性毒物氧化，改变其性能，从而减轻或去除其毒性。③ 1605、1059、4049（乐果）等禁用高锰酸钾溶液洗胃，否则可氧化成毒性更强的物质。④敌百虫遇碱性药物进而分解出毒性更强的敌敌畏，其分解过程随碱性的增强和温度的升高而加速。⑤巴比妥类药物采用硫酸钠导泻，是利用其在肠道内形成的高渗透压，而阻止肠道水分和残存的巴比妥类药物的吸收，促其尽早排出体外。硫酸钠对心血管和神经系统没有抑制作用，不会加重巴比妥类药物的中毒症状。⑥磷化锌中毒时，口服硫酸铜可使其成为无毒的磷化铜沉淀，阻止吸收，并促使其排出体外。⑦磷化锌易溶于油类物质，忌用脂肪性食物，以免促使磷的溶解吸收。

第二节　有机磷杀虫药中毒

有机磷杀虫药中毒是指有机磷杀虫药进入人体后与胆碱酯酶结合，形成磷酰化胆碱酯酶，从而失去水解乙酰胆碱（Ach）的能力，导致乙酰胆碱积聚而引起急性胆碱能危象，严重患者可因昏迷和呼吸衰竭而死亡。

有机磷杀虫药属于有机磷酸酯或硫化磷酸酯类化合物，是目前应用最广泛的一类农药，对人畜均有毒性。有机磷杀虫药多呈油状液体，易溶于有机溶剂，微溶或不溶于水，有大蒜臭味；在酸性环境中稳定，遇碱性物质则易分解破坏，但敌百虫遇碱会变为毒性更强的敌敌畏，而甲拌磷耐碱，不为碱性物质所破坏。常用的剂型有乳剂、油剂及粉剂等。

有机磷杀虫药按大鼠急性经口半数致死量（LD_{50}）将其分为4类，见表8-2。

表8-2　有机磷杀虫药毒性分类

类别	LD_{50}/（mg/kg）	代表性药
剧毒类	< 10	对硫磷、甲拌磷
高毒类	10～100	敌敌畏、氧化乐果
中度毒类	100～1 000	乐果、敌百虫
低毒类	> 1 000	锌硫酸、马拉硫磷

一　病因与中毒机制

（一）病因

1. 生产及使用时中毒

杀虫药生产、包装及储运过程中，因设备密封不严等原因致毒物泄漏；手套破损或衣服、口罩污染及杀虫药配制使用过程中未按规范操作，用手直接搅拌药液或夏日在身体暴露过多的情况下喷洒农药；喷洒农药后未及时更换衣服及清洗皮肤或清洗不彻底，均易使杀虫药经皮肤和呼吸道吸收而致中毒。

2. 生活性中毒

生活性中毒主要是由于自服、误服所致。可因摄入被污染的食物、水源而引起中毒，或因误用含有机磷杀虫药的灭虱药而致中毒。生活性中毒是目前常见的中毒原因。

（二）毒物的吸收、代谢和排出

有机磷杀虫药主要经过呼吸道、胃肠道、皮肤和黏膜被吸收。吸收后迅速分布全身各脏器，其中以肝内浓度最高，其次为肾、肺、脾等。有机磷杀虫药主要在肝内代谢，进行生物转化。一般氧化后毒性反而增强，经水解后毒性降低。如内吸磷氧化后形成亚砜，其抑制胆碱酯酶的能力增加5倍；对硫磷氧化形成对氧磷，对胆碱酯酶的抑制作用要比前者强300倍。有机磷杀虫药最终大部分由肾脏、小部分由大便排出，气体和易挥发的部分可以以原形的形式从呼吸道排出，有些金属（如铅、汞、砷等）可从乳汁排出。

（三）中毒机制

有机磷杀虫药分布到胆碱能神经的神经突触和神经-肌肉接头处，与胆碱酯酶（AchE）结合形成稳定而无活性的磷酰化胆碱酯酶，使之失去水解乙酰胆碱（Ach）的能力，导致Ach

在突触间隙积聚。过度积聚的Ach对胆碱能受体产生过度激动，引起中枢和外周持续而强烈的胆碱能兴奋，产生急性胆碱能危象。急性胆碱能危象包括副交感神经节前、节后纤维支配的腺体平滑肌、虹膜括约肌等兴奋，以及交感神经节后纤维支配的汗腺兴奋所引起的毒蕈碱样症状（M样症状）；交感神经节和肾上腺髓质兴奋所引起的烟碱样症状（N样症状）；乙酰胆碱作用于大脑、丘脑和中脑网桥结构，破坏了大脑正常的平衡和协调，出现功能紊乱，最后导致衰竭。随着Ach在神经肌肉接头处持续积聚，Ach沿终板膜扩散至突触外，突触间隙Ach剩余量减少，加上神经末梢释放的减少，突触间隙Ach量不能达到激动受体的足够浓度，轻者出现肌无力，重者出现肌瘫痪。

有机磷及其活化产物还可与体内神经病变靶酯酶结合形成磷酰化酯酶复合物，一旦老化则活性长期受抑，阻断神经细胞代谢而发生迟发性神经病变。

此外，Ach积聚也可引起胆道口括约肌痉挛及十二指肠乳头水肿，胰液引流不畅；加之胰液分泌旺盛，最后导致胰小管和腺泡破裂而出现急性胰腺炎。另外，有机磷杀虫药也可直接损害组织细胞，引起中毒性心肌炎、中毒性肝炎、中毒性肾病及急性胃黏膜病变。

 二 病情评估与判断

（一）病史

询问患者有无有机磷农药的接触史，或食用、误食史，这是诊断的主要依据。生活性中毒，多为误服或自服，有时为间接接触或摄入，均应详细询问患者或陪同人员；还需了解患者近来生活和工作情况、精神状态、情绪变化、现场有无药瓶或其他可疑物品、同餐者有无类似症状，同时还应注意患者呕吐物、呼出气味有无刺激性大蒜味等。护理人员应主动与家属交流，了解有机磷农药的来源、种类、服用量、具体时间及患者情绪。

（二）临床表现

急性中毒的发病时间与毒物的种类、剂量及进入途径有关。一般经呼吸道吸入或口服后多在10 min ~ 2 h发病，经皮肤吸收多在2 ~ 6 h发病。

1. 局部损害

敌百虫、敌敌畏、对硫磷、内吸磷等接触皮肤后可引起过敏性皮炎、剥脱性皮炎，接触眼睛可致眼结膜充血、瞳孔缩小。

2. 急性胆碱能危象

（1）毒蕈碱样症状：又称M样症状，出现最早，主要是由副交感神经末梢兴奋引起，因类似毒蕈碱中毒的表现而得名，表现为平滑肌痉挛和腺体分泌增加。临床表现为食欲减退、恶心、呕吐、腹痛、腹泻、流涎、多汗、视物模糊、瞳孔缩小、呼吸道分泌物增加、支气管痉挛、呼吸困难、肺水肿。

（2）烟碱样症状：又称N样症状。主要是由交感神经节及肾上腺髓质兴奋引起，表现为面色苍白、心率增快、血压升高。作用于神经肌肉接头处，出现肌颤、肌无力、肌麻痹，呼吸肌麻痹可致呼吸停止。

（3）中枢神经系统症状：表现为头痛、头晕、倦怠、乏力、失眠或嗜睡、烦躁、意识模糊、语言不清、谵妄、抽搐、昏迷，呼吸中枢抑制致呼吸停止。

3. 中毒程度

急性中毒的程度可分为 3 级。

（1）轻度中毒：头痛、头昏、恶心、呕吐、视力模糊、瞳孔缩小、多汗等，血液胆碱酯酶活力在 50% ~ 70%。

（2）中度中毒：除（1）中症状以外，还存在胸部压迫感、呼吸困难、肌纤维颤动、共济失调、流涎、大汗淋漓等，血液胆碱酯酶活力在 30% ~ 50%。

（3）重度中毒：除（1）中症状加重外，患者会出现呼吸极度困难、发绀、惊厥、昏迷等，少数患者会发生脑水肿，血液胆碱酯酶活力在 30% 以下。

4. 中间综合征

中间综合征发生于中毒症状缓解后的恢复期，极易误诊为反跳，病死率较高。常发生于中毒后第 2 ~ 5 天，此时患者中毒症状经治疗后已明显好转，而迟发性周围神经病变尚未发生，中间综合征因介于二者之间而得名。发生中间综合征患者多为口服剧毒药物、服药量大、就诊时间晚、就诊时胆碱酯酶活性已低于 30%。表现为眼球活动受限、眼睑下垂、复视；颜面肌、咀嚼肌无力，声音嘶哑及吞咽困难；呼吸肌麻痹导致呼吸困难、呼吸频率减慢、胸廓活动幅度逐渐变浅，引起进行性缺氧，最终导致意识障碍、昏迷，如不及时采用人工辅助呼吸，患者常会死于呼吸衰竭。该综合征一般持续 2 ~ 20 天，个别长达 1 个月。

5. 迟发性多神经病变

迟发性多神经病变在急性中毒症状恢复后 1 ~ 2 周开始发生，部分延迟至 3 ~ 5 周，主要表现为周围神经病变，但中枢神经元也可有类似病变。迟发性多神经病变多见于重度中毒的患者，以甲胺磷、马拉硫磷、甲基对硫磷、对硫磷、敌敌畏、敌百虫、杀螟松、稻瘟散等中毒为多见，甲胺磷发病率最高，可达 10% 以上。

6. 反跳

反跳是有机磷农药中毒恢复期最常见的并发症，病情凶险，进展迅速，死亡率极高。常发生于入院后的 2 ~ 7 天，多见于乐果和马拉硫磷口服中毒。这可能与残存在胃肠道、皮肤、毛发、指甲的有机磷杀虫药重新吸收，或阿托品等解毒药停用过早或减量过快，或复能剂应用不当有关。表现为恶心、呕吐、气促、胸闷、精神萎靡、面色苍白、皮肤多汗、分泌物增多、瞳孔缩小、肌颤甚至呼吸衰竭，但无颅神经麻痹现象。

7. 其他临床表现

（1）中毒性心肌炎：有机磷杀虫药通过抑制心肌 AchE 活性及对心肌的直接损伤而使心肌收缩力减弱、血压下降；心电图表现为 Q-T 间期延长、心律失常及 ST-T 改变。

（2）急性胃黏膜病变：患者有恶心呕吐、腹痛、腹胀等表现，可出现上消化道出血，少数患者可出现肠坏死。

（3）中毒性肝炎：患者可出现厌食、乏力、黄疸、肝大等表现，肝功能异常，部分患者可发生肝性脑病。

（4）急性胰腺炎：极少数患者并发急性胰腺炎，表现为上腹或左上腹持续剧痛、伴恶心呕吐，血、尿淀粉酶增高。

（5）中毒性肾病：患者出现少尿、血尿、蛋白尿等，少数伴肾功能损害，严重者发生急性肾衰竭。

（三）辅助检查

1. 全血胆碱酯酶活力测定

全血胆碱酯酶活力测定是诊断有机磷中毒的特异性指标。正常人血胆碱酯酶活力为100%，低于80%则属异常。胆碱酯酶活力值在50%～70%为轻度中毒，30%～50%为中度中毒，30%以下为重度中毒。

2. 毒物及代谢产物

血、粪及呕吐物有机磷鉴定及尿中有机磷代谢产物测定是重要的辅助诊断手段。

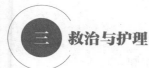

三　救治与护理

急性有机磷杀虫药中毒往往发病急、病情变化快，在抢救过程中应严密观察，根据病情及时采取抢救措施。

（一）救治原则

1. 迅速清除毒物

立刻离开现场，终止或减少毒物进入人体。对经皮肤中毒者应立即脱掉沾有毒物的衣服并用大量温水或凉清水彻底清洗皮肤，切勿使用热水，以免皮肤血管扩张加速毒物的吸收；眼部染毒者用2%碳酸氢钠或0.9%氯化钠注射液冲洗至少10 min；口服中毒者应首先抽出胃内容物，并用2%的碳酸氢钠或0.9%氯化钠注射液反复洗胃，直到洗出的液体清亮为止。洗胃后注入活性炭吸附毒物或给予硫酸钠导泻。在迅速清除毒物的同时，应争取时间及早应用解毒药治疗，以挽救生命和缓解中毒症状。

2. 保持呼吸道通畅

立刻做气管插管，清除气道分泌物后，给予吸氧（8 L/min），必要时给予呼吸机辅助呼吸，密切观察患者的氧饱和度与有无缺氧症状。

3. 使用解毒剂

（1）抗胆碱药阿托品：阿托品有阻断乙酰胆碱对副交感神经和中枢神经系统毒蕈碱受体的作用，对缓解毒蕈碱样症状和对抗呼吸中枢抑制有效，但对烟碱样症状和恢复胆碱酯酶活力没有作用。用药原则为早期、适量、反复给药，快速（3～6 h）达到"阿托品化"，但应避免用药过量而导致的阿托品中毒（瞳孔扩大、颜面潮红、皮肤无汗、口干、心率加速、肺湿啰音消失）。用药过程中，应密切观察"阿托品化"指标，并随时调整剂量，防止阿托品中毒。阿托品中毒常有以下表现：①中枢神经系统兴奋，如谵妄、狂躁、两手抓空、胡言乱语、幻听、幻视、时间定向障碍甚至昏迷。②心率＞120次/min。③体温达39～40℃。④瞳孔散大，已经达到虹膜边缘。⑤尿潴留或肠麻痹。⑥阿托品减量或停用后症状好转。

（2）胆碱酯酶复能剂：使被抑制的胆碱酯酶恢复活性，消除烟碱样症状，对毒蕈碱样症状作用较差，包括解磷定和氯解磷定。胆碱酯酶在72 h已老化，胆碱酯酶复能剂对老化的胆碱酯酶没有复能作用，对急性中毒迁延过久者或慢性中毒者无效。应用原则为早期、适量、联合、反复、短程（持续时间不超过72 h）。剂量可根据中毒的轻、中、重3个级别进行调整。胆碱酯酶复能剂与阿托品合用，是治疗有机磷杀虫药中毒最理想的方法。

（3）解磷注射液：是抗胆碱药与胆碱酯酶复能剂组成的一种复方制剂，既对毒蕈碱样、烟碱样和中枢神经系统症状有较好的对抗作用，又对失活的胆碱酯酶有较强的复活作用。因其起效快，作用时间持久，临床已普遍应用。用法与用量：轻度中毒，首次剂量1～2 mL；中度中毒，首次剂量2～4 mL，必要时重复2 mL；重度中度，首次剂量4～6 mL，必要时重复2～4 mL。一般采用肌肉注射，必要时可静脉注射。治疗过程中根据病情需要，可加用氯磷定、阿托品等，以免病情加重或反复。

4. 对症治疗

纠正呼吸衰竭、循环衰竭，警惕和治疗多器官功能衰竭，防治脑水肿。

（二）护理措施

1. 一般护理

（1）迅速清除毒物：选择适当的洗胃液立即洗胃。洗胃过程中应密切观察生命体征的变化，如有呼吸、心跳骤停，应立即停止洗胃并予以抢救。清洗彻底后保留洗胃管24 h以上，以便进行反复洗胃。

（2）保持气道通畅：做好口腔护理，清除口腔异味，及时、有效吸痰，必要时行气管插管和气管切开术，并进行有效雾化吸入。

（3）建立静脉通路，准备抢救药物：保证静脉滴注胆碱酯酶复能剂和静脉推注硫酸阿托品注射液。

（4）饮食护理：据病情给予流质、半流质或普食。开始进食前，给予口服氢氧化铝凝胶15 mL或十六角蒙脱石散（思密达）等药物以保护胃黏膜，饮食应清淡、温凉，不宜给高蛋白、高脂肪、高糖类饮食。乐果中毒者病情好转时不宜过早进食，以免含毒浓度高的胆汁进入肠道而加重中毒。

（5）对症护理：阿托品治疗的患者如出现尿潴留，应进行导尿，预防尿路感染。使用呼吸机的患者，应遵守操作规范，预防肺部感染的发生。

（6）做好护理记录：抢救过程中注意收集资料，包括患者中毒的时间和经过、毒物侵入途径、毒物种类、既往健康状况、家庭情况、工作情况等。护士还需对患者进行护理查体，重点了解患者意识、皮肤黏膜、呼吸频率、气道分泌物、脉搏、血压、瞳孔等的情况，并将所收集资料记录在护理记录单上，作为制订护理计划及评价护理、治疗效果的依据。

2. 病情观察

（1）密切观察病情，加强生命体征的监测：持续进行心电监护，观察患者的生命体征、意识状态、血氧饱和度等，特别是对易发生中间综合征的患者应密切关注其病情变化，注意患者的呼吸及口唇等变化，时刻准备应付出现的呼吸肌无力，备好气管插管的用物和呼吸机，记录24 h 尿量及大便次数和性状等，并认真做好护理记录。

（2）密切观察有无反跳和猝死的发生：反跳和猝死是有机磷杀虫药中毒死亡的第2个高峰，一般发生在中毒后2～7天，其死亡率占急性中毒的7%～8%。应积极采取有效措施避免或减少反跳的发生。护理人员应该迅速而准确地抢救患者，清除毒物要快速而彻底，应用解毒剂治疗要尽早、及时、足量，阿托品减量不宜过快，停药不宜过早，减量与延时不宜同时进行。

3. 药物的使用和护理

（1）阿托品的使用和护理：使用过程中应及时观察患者的临床症状，以临床的症状和指标决定阿托品的剂量，应按照"观察中应用，应用中观察"的用药原则，以达到"阿托品化"为宜，防止阿托品中毒。

（2）胆碱酯酶复能剂的使用和护理：应早期、足量使用，病情较重时应与阿托品联合使用，使用过程中注意配伍禁忌，药液不能外漏，注射速度不宜过快，以免抑制中枢。

4. 心理护理

针对不同的中毒原因采取不同的交流方式，消除患者紧张恐惧心理，及时给予疏导，有自杀倾向的患者抢救清醒后常仍存在轻生的消极情绪，不配合抢救和治疗，护理人员要有高度的责任心，要主动与患者家属取得联系，了解患者的中毒原因，耐心开导，帮助患者树立正确的人生信念，与其交谈要予以同情、理解，鼓励劝导患者珍惜生命，激发患者生活的勇气，号召全社会多方面着手解决，让患者感受到社会大家庭的温暖，达到让患者保持良好的身心状态、积极配合治疗、重新鼓起生活勇气的目的。

5. 健康教育

让患者了解有机磷农药的危害及使用时如何保护自身安全，对有自杀倾向的患者要加强心理教育。

🔗 知识链接

"阿托品化"与阿托品中毒的主要区别

	阿托品化	阿托品中毒
神经系统	意识清楚或模糊	谵妄、躁动、幻觉、抽搐、昏迷
皮肤	颜面潮红、干燥	紫红、干燥
瞳孔	由小扩大后不再缩小	极度散大
体温	正常或者轻度升高	高热 > 40℃
心率	≤ 120 次/min，脉搏快而有力	心动过速，甚至有室颤发生

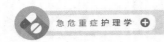
第三节　一氧化碳中毒

一氧化碳（carbon monoxide，CO）是最常见的窒息性气体，俗称煤气，为无臭、无味、无刺激性的剧毒气体。凡含碳物质燃烧不充分，均可产生一氧化碳。如吸入空气中一氧化碳含量超过0.01%，即有引起急性中毒的危险；如超过0.5%～1.0%，吸入1～2 min即可使人昏迷并快速死亡。

 病因与中毒机制

（一）病因

1. 生活性原因

煤炉、烟囱堵塞漏气；家用管道煤气，如煮沸液体溢出熄火，造成泄漏煤气时间较长；煤气热水器在浴室内安装不当，常在室内门窗紧闭、通风不良等情况下，产生大量的一氧化碳而导致中毒。在失火现场，空气中的一氧化碳浓度较高，也易发生中毒。

2. 生产性原因

在生产和建筑过程中，采矿及隧道放炮、铜铁冶炼、化肥生产制造等都可产生大量的一氧化碳。

（二）中毒机制

1. 与二价铁结合

高浓度的一氧化碳可与含二价铁的蛋白质如肌球蛋白结合，影响氧从毛细血管弥散到细胞内的线粒体，损害线粒体功能；一氧化碳与还原型细胞色素氧化酶的二价铁结合，抑制酶活性，影响细胞呼吸和氧化过程，阻碍细胞对氧的利用（细胞内窒息）。

2. 形成碳氧血红蛋白

一氧化碳被吸收入血后与血红蛋白迅速形成不易解离的碳氧血红蛋白（carboxyhemoglobin，COHb），使之失去携氧功能；同时还能阻碍氧合血红蛋白的解离，更加重组织缺氧。

3. 其他机制

动物实验证实机体内自由基的产生和增加、生物膜脂质过氧化增强可能与急性一氧化碳中毒所致的中枢神经系统损害密切相关。

 病情评估与判断

（一）病史

评估患者有无高浓度一氧化碳的吸入史。向患者或家属详细询问家庭取暖方式、通风情况、发病时间等，以协助诊断。

（二）临床表现

急性一氧化碳中毒起病急、潜伏期短，其症状的轻重与空气中一氧化碳浓度、接触时间长短、患者的健康状况有关，此外，还与个体差异、持续中毒时间有关。

1．各系统表现

（1）呼吸系统：表现为呼吸急促，呈现不同程度的呼吸困难，甚至出现点头样、叹息样或潮式呼吸。常见肺水肿征象，如泡沫痰、双肺水泡音，X线示两肺阴影，肺功能检查异常。

（2）中枢神经系统：初期表现为头痛、头晕、眼花、恶心、呕吐、四肢无力、胸闷、心悸等症状。进一步发展出现意识障碍，抽搐、癫痫持续状态或去大脑强直，以及中枢性高热。

（3）循环系统：表现为心慌气短、全身乏力、脉搏细数、血压下降，甚至出现苍白或休克；心脏听诊可有心音低弱、心率增快，或有心律失常。

（4）消化系统：表现为恶心、呕吐或大便失禁症状，呕吐咖啡色胃内容物，甚至出现呕血或黑便；肝脏损害可有转氨酶升高症状。

（5）泌尿系统：经常出现小便失禁，重者可出现急性肾功能衰竭表现。所有出现急性肾衰患者，几乎都伴有不同程度的肢体挤压伤或休克。部分患者表现为排尿困难或尿潴留。

（6）皮肤黏膜：部分患者口唇黏膜及面颊、胸部皮肤可呈樱桃红色；部分患者皮肤出现丹毒样红斑，形态不一，边界清楚，略高出皮肤，斑块中可伴存水疱疹，若融合在一起可形成大疱。

（7）其他：一氧化碳中毒可伴发急性胰腺炎、血栓性血小板减少性紫癜、红细胞增多症等。

2．中毒严重程度划分

（1）轻度中毒：血液COHb浓度达10％～20％。症状：头痛、头晕、耳鸣、恶心、呕吐、心悸、四肢无力，有短暂的意识模糊。如能迅速脱离中毒环境，吸入新鲜空气或氧疗，上述症状会很快消失。

（2）中度中毒：血液COHb浓度达30％～40％。（1）中症状加重，颜面潮红，典型病例的皮肤、黏膜和甲床可呈樱桃红色，脉速多汗，步态蹒跚，嗜睡，甚至昏迷。各种反射正常或迟钝。若脱离中毒环境，积极抢救，数小时后可以清醒。

（3）重度中毒：血液中COHb浓度达50％以上。患者迅速出现深昏迷或呈去大脑皮质状态，出现惊厥，呼吸困难以致呼吸衰竭，各种反射明显减弱或消失，大小便失禁，四肢厥冷，大汗，血压下降，瞳孔缩小、不等大或散大，呼吸浅表或出现潮式呼吸。3％～30％严重中毒患者抢救苏醒后2～60天会出现迟发性脑病的症状，表现为痴呆木僵、震颤麻痹、偏瘫、癫痫、感觉运动障碍或周围神经性表现。

一氧化碳中毒患者若出现以下情况提示病情危重：①持续抽搐、昏迷达8小时；②$PaO_2 < 36mmHg$，$PaCO_2 > 50mmHg$；③昏迷，伴有严重的心律失常或心力衰竭；④并发肺水肿。

（三）辅助检查

1．血液COHb测定

在患者脱离中毒现场后，抽取静脉血，血液可呈樱桃红色。测定血中COHb的含量，不仅

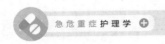

可明确诊断，而且有助于判断中毒的严重程度及其预后。

2. 脑电图检查

脑电图检查显示两侧半球有异常波形。

3. 头部CT检查

轻、中度一氧化氮中毒者，头部CT变化不明显，重度中毒出现脑水肿者可见病理性密度减低区，严重者可见大脑深部白质有病理性密度减低区。

 三 救治与护理

（一）救治原则

1. 院外急救

（1）迅速脱离中毒现场：迅速将患者转移到空气新鲜的地方，及时松开衣领和裤带，平卧并且头偏向一侧，注意保暖；立即拨打急救电话，尽快将患者送至医院救治。

（2）转运：清醒的患者，保持无障碍呼吸，有条件者应持续吸氧；昏迷的患者，除持续吸氧外，应注意呼吸道护理，避免异物阻塞呼吸道。

2. 院内救护

（1）纠正缺氧：这是抢救一氧化碳中毒的关键。轻度中毒者给予鼻导管高流量吸氧，症状缓解后改为持续中、低流量吸氧，以免抑制呼吸中枢，加重缺氧。中、重度中毒患者应进行高压氧疗。高压氧舱治疗次数应在 20 次以上，早期显效率达 95% ~ 100%。呼吸停止时，应及早进行人工呼吸，或用呼吸机维持呼吸。危重患者可考虑血浆置换。

（2）防治脑水肿：严重中毒后，脑水肿可在 24 ~ 48 h 发展到高峰。目前最常用的是 20%甘露醇 100 ~ 250 mL 快速静脉滴注，8 ~ 12 h 一次，或速尿 20 ~ 40 mg 静推，8 ~ 12 h 一次，并加用肾上腺皮质激素，如氢化可的松注射液、地塞米松磷酸钠注射液等。因脑缺氧、脑水肿导致的抽搐可选用地西泮等镇静剂。昏迷时间较长且高热者给予头戴冰帽以降低脑代谢、保护脑细胞。适当应用盐酸纳洛酮注射液、醒脑静注射液等中枢兴奋剂以促使患者清醒或恢复呼吸。

（3）促进脑细胞功能恢复：应用能量合剂，常用药物有三磷腺苷、辅酶A、细胞色素C和大量维生素C等。或用 5% 葡萄糖液 20 ~ 40 mL 稀释后静脉注射，每日 1 ~ 2 次；或用胞磷胆碱钠注射液 0.25 ~ 0.5 g 加入 5% 葡萄糖注射液 250 mL 中静脉滴注，每日 1 次。

（4）防治迟发性脑病：以血管扩张剂为首选，如 1% 盐酸普鲁卡因注射液 500 mL 静滴。

（5）对症治疗：①肺水肿选用利尿剂、强心剂，控制输液量和输液速度。禁用吗啡。②高热、抽搐选用人工冬眠疗法，配合冰帽、冰袋局部降温。③重度急性一氧化碳中毒患者，要监测水、电解质平衡，纠正酸中毒，并预防吸入性肺炎或肺部继发感染。

（二）护理措施

1. 一般护理

（1）氧疗：氧疗应尽早，氧流量为 8 ~ 10 L/min。有条件者立即进行高压氧疗。呼吸停止的患者应及早进行气管插管或气管切开，行人工加压给氧。

（2）基础护理：神志清醒者可给予清淡、易消化流质或半流质饮食，宜选用高热量、高蛋白、高维生素、少刺激、少油腻的食物。神志不清者，可予以鼻饲营养，呕吐者应加强口腔护理，头偏向一侧，防止呼吸道阻塞。烦躁不安的患者应做好防护，如注意勿咬伤舌头、行四肢约束，进行床栏围护，护理人员加强看护，防止坠床。昏迷期做好患者的口腔护理、皮肤护理等。尿失禁者尽量避免导尿，可选择纸尿裤或接尿器，以减少感染机会，如需留置导尿，应保持导尿管通畅，定时排尿，预防尿路感染。

2. 病情观察

（1）应密切观察患者的生命体征，包括体温、呼吸、血压、脉搏、面色、神志、瞳孔的变化，尤其是中、重度中毒以呼吸困难、呼吸肌麻痹为主者，需要密切观察患者呼吸的频率、深浅度的变化。

（2）严密观察患者有无呕吐现象，并注意倾听患者的主诉，及时发现脑水肿征象；观察患者瞳孔的变化，一旦发现患者瞳孔不等大、呼吸不规则、抽搐等，则提示脑疝形成，应及时组织抢救。

3. 用药护理

严格记录使用脱水剂后患者的出入量，并注意电解质是否平衡，及时观察药物的不良反应。

4. 心理护理

由于一氧化碳中毒发生突然，患者或家属常常焦虑恐惧，这就要求医务人员同情和理解患者或家属的痛苦，耐心倾听他们的诉说，尽量满足其需要，告知他们要积极配合治疗，防止迟发性脑病的发生。医务人员要态度温和、语气诚恳，要有足够的耐心，说服患者定时做高压氧、输液、服药，保证正规治疗和充分的休息。对于试图自杀的患者，应了解自杀的相关诱因，进行针对性的指导；对于心理状态严重偏差者，应进行专业的心理治疗；对于严重行为失常者，应加强陪护，严格交接班，防止再次自杀。

5. 健康教育

（1）加强预防一氧化碳中毒的宣传。

（2）家庭使用煤炉或煤气必须注意安全，注意通风。

（3）使用煤气热水器者切勿在浴室内安装热水器，并应装有排风扇或有通风的窗。

（4）在一氧化碳生产、运输过程中，应定期检查管道是否密闭，以防漏气。

（5）尽量不用木炭取暖。

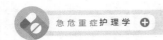
第四节　乙醇中毒

乙醇，俗称酒精，是无色、易燃、易挥发，有醇香气味的液体，能与水或大多数有机溶剂混溶。一次饮入过量乙醇或酒类饮料致中枢神经系统出现兴奋及被抑制的状态为急性乙醇中毒（acute ethanol poisoning）或急性酒精中毒（acute alcohol poisoning）。

一　病因与中毒机制

（一）病因

急性中毒主要是由过量饮酒所致。

（二）中毒机制

1. 抑制中枢神经系统功能

乙醇有脂溶性，吸收后迅速分布于全身，通过血脑屏障作用于大脑神经细胞膜上的某些酶，对中枢神经系统的作用呈剂量依赖性。小剂量使神经系统兴奋，随剂量增加，依次抑制小脑、网状结构和延髓，引起共济失调、昏睡、昏迷、呼吸或循环衰竭。

2. 干扰代谢

乙醇被吸收后，90％在肝脏代谢、分解，先后被转化为乙醛、乙酸，最终代谢为二氧化碳和水。当过量酒精进入人体时，体内乳酸增多、酮体蓄积，导致代谢性酸中毒及糖异生受阻，引起低血糖症。

二　病情评估与判断

（一）病史

评估患者有无过量饮酒史及患者对酒精的耐受程度。向患者或家属详细询问饮酒的种类、量、时间、酒精度数等，以协助诊断。

（二）临床表现

急性乙醇中毒症状的轻重与饮酒量及个人耐受性有关，分为三期。

1. 兴奋期

血乙醇浓度＞50mg/dL。症状：欣快感、兴奋、多语、情绪不稳、喜怒无常，可有粗鲁行为或攻击行为，也可沉默、孤僻，颜面潮红或苍白，呼出带酒味气体。

2. 共济失调期

血乙醇浓度＞150mg/dL。症状：肌肉运动不协调、行动笨拙、步态不稳、言语含混不清、眼球震颤、视物模糊、复视、恶心、呕吐、嗜睡等。

3. 昏迷期

血乙醇浓度＞250mg/dL。症状：患者进入昏迷期，表现为昏睡、瞳孔散大、体温降低。血乙醇浓度＞400mg/dL，患者陷入深昏迷，心率快、血压下降，呼吸慢而有鼾音，并可出现呼吸、循环麻痹，进而危及生命。重症患者还可并发意外损伤，水、电解质紊乱，酸碱平衡失衡，低血糖症，肺炎，急性肌病，甚至出现急性肾衰竭。

（三）辅助检查

（1）血清乙醇浓度：呼出气体中的乙醇浓度与血清乙醇浓度相当。
（2）动脉血气分析：可见轻度代谢性酸中毒。
（3）血生化检查：可见低血钾、低血镁和低血钙。
（4）血糖浓度：可见低血糖。
（5）心电图检查：酒精中毒性心肌病可见心律失常和心肌损害。

 救治与护理

（一）救治原则

救治原则为：轻症患者无须治疗；昏迷患者应重点维持生命脏器的功能，并注意是否同时服用其他药物；严重急性中毒时，可用血液透析促使体内乙醇排出。

（二）护理措施

1. 一般护理

（1）保持气道通畅：及时清除呕吐物及呼吸道分泌物，以防窒息，必要时给予气管插管、机械通气。
（2）基础护理：保暖，兴奋躁动患者应予适当约束，共济失调患者应严格限制其活动。
（3）催吐或洗胃：若患者摄入酒精量极大，或同时服用其他药物，应尽早洗胃。
（4）血液透析：当血乙醇浓度＞500mg/dL，伴有酸中毒或同时服用其他药物，应尽早行血液透析。

2. 病情观察

（1）应密切观察患者的生命体征，包括体温、呼吸、血压、脉搏、意识状态、瞳孔的变化。急性意识障碍患者，可视情况考虑使用葡萄糖溶液、维生素B_1等，加速乙醇在体内的氧化。
（2）严密观察患者有无心律失常和心肌损害的表现。
（3）关注患者水、电解质和酸碱平衡及并发症的情况；低血糖是急性乙醇中毒最严重的并

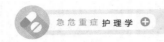

发症之一，需密切监测患者的血糖水平。

3.用药护理

护理时应视患者情况而选用药物。使用纳洛酮时，要注意尽量减少中断使用以维持药效，心功能不全和高血压患者应慎用；使用地西泮时，应注意推注速度宜慢，不宜与其他药物或溶液混合。

4.健康教育

（1）开展避免酗酒的宣传教育。

（2）创造替代条件，加强文娱体育活动。

（3）发现酗酒者，规劝其早日戒酒，并进行相关并发症的治疗。

知识链接

血液透析

血液透析（hemodialysis，HD）简称血透。血透作为常用的血液净化方法之一，是将患者血液与含一定化学成分的透析液分别引入透析器内半透膜的两侧，根据膜平衡原理，经弥散、对流等作用，清除代谢废物及过多的液体，纠正水、电解质及酸碱平衡的一种治疗方法。血液透析能部分替代肾功能，清除血液中蓄积的毒素，维持酸碱平衡。

血液透析有适应证与禁忌证。适应证包括：急性肾损伤，慢性肾衰竭，急性药物或毒物中毒，其他疾病如严重的水、电解质、酸碱平衡紊乱，常规难以纠正者。血液透析没有绝对禁忌证，相对禁忌证有：颅内出血或颅内压升高、药物难以纠正的严重休克、心力衰竭、心律失常、极度衰竭，活动性出血及精神障碍不合作者。

第五节 食物中毒

食物中毒是指食用了含有生物性或化学性毒物的食品而引起的非传染性急性或亚急性食源性疾病的总称，可分为细菌性食物中毒、真菌性食物中毒、化学性食物中毒。

一 病因与中毒机制

（一）病因

（1）误食。误食指进食被细菌及其毒素污染的食物，常见病原菌包括副溶血性弧菌、金黄色葡萄球菌、大肠埃希菌、沙门菌变形杆菌、肉毒杆菌等；误食也指误把亚硝酸盐当作食盐使用，常见于急性亚硝酸盐中毒。

（2）消毒液误用：医院配制的器械消毒液，如0.1%的苯扎溴铵溶液内加入0.5%的亚硝酸钠溶液，被误当作肥皂液灌肠引起中毒。

（3）天气变化或食用零食引起的个体中毒现象。

（4）食物在食用前未烧熟煮透，熟食受到生熟交叉污染或食品从业人员中带菌者的污染，以致食用后引起中毒。

（二）中毒机制

1.病原菌导致的中毒机制

病原菌在污染的食物中大量繁殖，产生分泌各种外毒素如肠毒素等，或菌体裂解释放内毒素。

（1）内毒素：致病性较强，能引起发热、胃肠黏膜炎症，使消化道蠕动增强，产生呕吐、腹泻等症状。

（2）肠毒素：细菌毒素中的肠毒素可激活肠黏膜上皮细胞中的腺苷酸环化酶，使腺苷=磷酸（ATP）转化为环磷酸腺苷（cAMP），进而活化一系列细胞内的酶系统，使肠液分泌增加；同时肠毒素还能抑制肠黏膜吸收肠液，致使肠液在肠腔内大量聚积，促进肠蠕动，导致肠道收缩，引起腹泻腹痛。

（3）肉毒毒素：由肉毒杆菌产生，作用于颅神经核、外周神经、肌肉接头处及自主神经末梢，阻断胆碱能神经纤维的传导，使肌肉收缩障碍，发生软瘫。但由于肌肉仍能保持对乙酰胆碱的反应性，故静脉注射乙酰胆碱能使瘫痪的肌肉恢复功能。

2.亚硝酸盐中毒机制

（1）亚硝酸盐吸收入血后，可使血红蛋白中的Fe^{2+}氧化成Fe^{3+}，形成高铁血红蛋白（高铁血红蛋白血症）。高铁血红蛋白丧失携氧能力，当>10%的亚铁血红蛋白转变为高铁血红蛋白时，可造成机体组织缺氧。

（2）亚硝酸盐同时还阻止正常HbO_2释放氧，进一步加重组织器官缺氧。临床上突出表现为皮肤、黏膜呈青紫色及其他缺氧症状。

（3）亚硝酸钠对中枢神经系统，尤其对血管舒缩中枢有麻痹作用；还能直接作用于血管平滑肌，引起血管极度扩张，导致血压降低，甚至发生循环衰竭。

 病情评估与判断

（一）病史

向患者或家属详细询问家庭饮食的种类，询问患者周围的人群是否发生类似症状，以判断是否是群体性食物中毒事件。

（二）临床表现

不同原因导致的食物中毒，其临床表现也存在一定的差别。

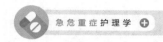
1．胃肠型细菌性食物中毒

（1）潜伏期：胃肠型食物中毒潜伏期短，一般在进食后 1 ~ 24 h 内发病。

（2）症状：恶心、呕吐和腹痛、腹泻为最突出而普遍的症状。初期仅有腹部不适，随之出现上腹部或脐周疼痛，有些患者呈阵发性绞痛；随后，恶心明显，呕吐剧烈，呕吐物为胆汁性、血性或黏液性；腹泻轻重不一，大便次数为每日数次至数十次，呈黄色稀便、水样便或黏液便，亦可呈脓血便或血水便。部分患者出现畏寒、发热等全身中毒症状，尤其是由副溶血弧菌和沙门菌属等引起中毒者。吐泻严重者可出现不同程度的脱水和电解质紊乱。

2．神经型细菌性食物中毒

（1）潜伏期：一般为 12 ~ 36 h，亦可短至 2 h 或长达 10 天。中毒剂量越大则潜伏期越短，病情越重。

（2）症状：起病突然，以神经和运动系统症状为主。全身软弱无力、疲乏、头晕、头痛等是最常见的首发症状。继之出现眼内外肌瘫痪症状，如视力模糊、复视、眼睑下垂、瞳孔散大、对光反射消失。同时口腔及咽部潮红，伴有咽痛和咽肌瘫痪，后者会致呼吸困难。肌力低下主要见于颈部及肢体近端，由于颈肌无力，头向前倾或倾向一侧，腱反射常对称性减弱。

（3）恢复期：轻者 4 ~ 10 天后逐渐恢复，一般呼吸、吞咽及言语困难先行缓解，随后其他肌肉瘫痪也渐复原。全身乏力及眼肌瘫痪持续较久者，视觉恢复较慢，有时需数月之久。重症患者病死率达 30% ~ 60%，死亡原因多为延髓麻痹致呼吸衰竭、心功能不全，以及误吸和继发感染。

3．亚硝酸盐中毒

（1）潜伏期：一般为 0.5 ~ 3 h，最短为 10 min，最长可达 20 h。

（2）临床表现：临床表现与高铁血红蛋白浓度有关，皮肤青紫和缺氧是本病特征性表现。轻者表现为头晕、头痛、乏力、心慌、气促、恶心、呕吐及发绀；重者出现烦躁、嗜睡、呼吸困难、血压降低、肺水肿、心律失常、惊厥、昏迷、呼吸与循环衰竭。

（三）辅助检查

1．病原菌检查

病原菌检查是指将可疑污染物、呕吐物及大便涂片培养，分离出病原菌。

2．高铁血红蛋白检查

正常人高铁血红蛋白为 1% ~ 2%，亚硝酸盐中毒时常高于 10%。

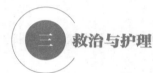
三　救治与护理

催吐、洗胃是抢救的重要步骤，对中、重度患者立即电动洗胃，轻者用催吐法清除胃内毒物，争取将尚未吸收的毒物从胃内迅速排出。

（一）救治措施

1. 胃肠型细菌性食物中毒

（1）禁食：立即停止进食可疑食物。

（2）一般治疗：卧床休息，进食流食或半流食，食物宜清淡，多饮糖盐水。沙门菌食物中毒者应进行床边隔离。

（3）对症支持治疗：吐泻、腹痛剧烈者禁食，给予口服复方颠茄片或肌内注射盐酸消旋山莨菪碱注射液，纠正水电解质紊乱和酸碱平衡失调，进行静脉营养支持治疗。血压下降者在扩容补液基础上给予血管活性药。高热者用物理降温或退热药。

（4）病原治疗：细菌性食物中毒多为细菌毒素所致，一般不用抗生素治疗。对病程长或伴发热者，或有明确病原菌者可针对病原菌进行治疗。①沙门菌属、副溶血性弧菌食物中毒等可选用喹诺酮类药物；②大肠埃希菌食物中毒者禁用氨基糖苷类药物；③葡萄球菌食物中毒可用头孢菌素类、喹诺酮类药物治疗。

2. 神经型细菌性食物中毒

（1）洗胃与导泻：对疑为本病且发现较早的病例应及时给予清水或 1∶4 000 的高锰酸钾洗胃。洗胃后导泻，必要时灌肠。

（2）抗毒素治疗：这是本病的特异性治疗方法，使用越早、效果越好，特别是起病 24 h 内或肌肉瘫痪发生前给药最为有效。多价肉毒血清 5 万 ~ 10 万 U 肌肉或静脉注射，6 h 后可再重复给予同量药物。用药前要先做皮试。

（3）对症支持治疗：这是本病的主要治疗措施。特别应注意保持呼吸道通畅、维持正常呼吸功能，可通过给予吸氧、及时清除呼吸道分泌物、必要时行气管插管或气管切开、人工辅助呼吸进行治疗。

3. 亚硝酸盐中毒

（1）清除毒物：亚硝酸盐中毒应尽快用 1∶5 000 高锰酸钾溶液洗胃，并导泻；现场不能洗胃者，只要神志清楚，宜先催吐。如中毒时间较长，可进行高位灌肠以清除残存毒物。

（2）特效疗法：首剂 1% 亚甲蓝注射液 1 ~ 2 mg/kg 溶入 25% ~ 50% 葡萄糖溶液 20 ~ 40 mL 中，于 10 ~ 15 min 内缓慢静脉注射，如症状仍不缓解，2 h 后可重复一次。使用亚甲蓝注射液时需小剂量，因为小剂量亚甲蓝注射液进入机体后即可被组织内的还原型辅酶 I 脱氢酶还原为还原型亚甲蓝，起到还原剂的作用，使高铁血红蛋白还原为亚铁血红蛋白。

（二）护理措施

1. 病情观察

（1）应密切观察患者的生命体征，皮肤的颜色，排泄物、呕吐物的颜色，并记录出入量。神经型中毒的患者应该密切观察肌张力和腱反射等神经系统的症状。

（2）腹泻、呕吐严重的患者，应给予补液，防止电解质紊乱和酸碱平衡失调。

（3）高热患者应给予物理降温或贴退热贴。导泻及洗胃的患者应防止误吸，保持呼吸道通畅。呼吸困难者，在保证呼吸道通畅的前提下，给予氧气吸入。

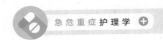

2.饮食护理

细菌性食物中毒的患者应禁食，症状减轻后给予清淡饮食；神志不清者可选择鼻饲或外周营养支持。

3.心理护理

对于神经型细菌性中毒的患者，由于会出现视力减退及肌力降低，产生紧张、焦虑、担心的情绪，这时，医护人员应该认真倾听患者的主诉，多与患者交流，告诉其疾病的相关知识，尽可能满足患者的需要，使患者配合治疗和护理。此外，护士形体语言的利用，冷静、沉着的态度及有条不紊的抢救都是对患者最大的心理安慰。

4.健康教育

（1）加强食品卫生质量检查和监督管理。

（2）勿食用变质的食物，少食新腌制的咸菜。

（3）不饮用含大量亚硝酸盐的井水、蒸锅水。

（4）注意饮食卫生。

（5）有针对性地向患者宣传防止食物中毒的常识，加强卫生宣教。

知识链接

> 硝酸盐氮和亚硝酸盐氮中毒近年常发生，亚硝酸盐中毒量为 $0.3 \sim 0.5$ g，致死量为 $1 \sim 3$ g。在国家标准中，多采用镉柱和分光光度法来检验是否中毒，但该方法容易受到干扰，回收率低。而运用离子色谱仪分析具有分离度好、灵敏度高、干扰少、检测效率高的优点，随着离子色谱的普及，离子色谱分析方法在食物中毒的检验方面发挥着越来越重要的作用。

第六节 急性镇静催眠药中毒

能缓和激动、消除躁动、恢复安静情绪的药物称镇静药。能促进和维持近似生理睡眠的药物称催眠药。镇静催眠药中毒是由于服用过量的镇静催眠药而导致的一系列中枢神经系统过度抑制病症。药物剂量不同产生的临床效果也不相同，小剂量镇静剂可减轻和消除患者激动、焦虑不安等症状；中等剂量则可维持人的正常睡眠；大剂量则有抗惊厥、麻醉作用。

镇静安眠药大致分为巴比妥类、苯二氮䓬类（表8-3）及吩噻嗪类。

表8-3 镇静安眠药分类

巴比妥类			苯二氮䓬类	
半衰期/h		药物	半衰期/h	药物
长效类	24 ~ 96	苯巴比妥	> 30	地西泮（安定）
中效类	18 ~ 48	异戊巴比妥	6 ~ 30	阿普唑仑

续表

巴比妥类			苯二氮䓬类	
半衰期/h		药物	半衰期/h	药物
短效类	18 ~ 36	司可巴比妥	< 5	三唑仑
超短效类	3 ~ 6	硫喷妥钠	—	—

一 病因与中毒机制

（一）病因

急性镇静催眠药中毒多发生于蓄意自杀者或误服大剂量镇静催眠药，偶尔也可见于儿童误服或药物滥用者的意外中毒。

（二）中毒机制

1. 巴比妥类

巴比妥类药物通过抑制丙酮酸氧化酶，从而抑制神经细胞的兴奋性，阻断脑干网状结构上行激活系统，使整个大脑皮层产生弥漫性的抑制。大剂量应用可直接抑制延脑呼吸中枢，导致呼吸和循环衰竭，精神抑郁，肝、肾功能不全。饮酒后服药可导致中毒或使病情加重。该类药最小致死量为 0.5 ~ 2g。此外，该类药物易产生耐药性，突然停药可发生严重反应。

2. 苯二氮䓬类

苯二氮䓬类能增强 γ–氨基丁酸（GABA）神经传递功能和突触抑制效应，还有增强GABA与$GABA_A$受体相结合的作用。$GABA_A$受体是氯离子通道的门控受体，当GABA与$GABA_A$受体上亚单位相结合时，Cl^-通道开放，Cl^-内流使神经细胞超极化产生抑制效应。

3. 吩噻嗪类

吩噻嗪类药物是中枢性多巴胺受体阻断剂，通过阻断中脑边缘系统，抑制网状机构的感觉通路及下丘脑多巴胺受体，产生抗精神病作用，以减轻焦虑紧张、幻觉和病理性思维等精神症状。当一次用量达 2 ~ 4 g时，可引起急性中毒，表现为中枢抑制，出现过度镇静、嗜睡、谵妄及昏迷，或呼吸抑制、体温调节能力下降。该类药物还能抑制脑干血管运动和呕吐反射、阻断肾上腺素能受体、抗组胺及抗胆碱能作用以及奎尼丁样作用。患者常有心动过速、高温及肠蠕动减少，血管扩张及血压降低，心律不齐、PR间期和QT间期延长等表现。一次急性过量应用可有锥体外系症状。用药早期，该药物对骨髓有直接毒性作用，对心肌也有毒性和抑制作用。

二 病情评估与判断

（一）病史

医护人员询问患者有无服用大量镇静催眠药史，有无长期滥用催眠药史，了解用药种类、剂量及服药时间，既往是否常服该药物，服药前或服药后同时是否服用其他食物和药物，如农药、乙醇等，有无与家人或其他人争吵、生气等情绪变化。

（二）临床表现

1.苯二氮䓬类中毒

苯二氮䓬类中毒对中枢神经系统抑制较轻，主要表现为嗜睡、头晕、言语不清、意识模糊、共济失调，很少出现长时间深度昏迷、呼吸抑制、休克等严重症状。如果出现严重症状，应考虑是否同时合并其他药物中毒。

2.巴比妥类中毒

（1）轻度中毒，表现为嗜睡，注意力不集中、记忆力减退、言语不清，可唤醒，判断力和定向力障碍，步态不稳，各种反射存在，体温、脉搏、呼吸、血压一般正常。

（2）中度中毒，表现为昏睡或浅昏迷，腱反射消失、呼吸浅而慢、眼球震颤，血压仍可正常，角膜反射、咽反射仍存在。

（3）重度中毒，表现为进行性中枢神经系统抑制，由嗜睡到深昏迷。呼吸浅慢甚至停止、血压下降甚至休克、体温不升、腱反射消失、肌张力下降、胃肠蠕动减慢、皮肤可起大疱，可并发肺炎、肺水肿、脑水肿、急性肾衰竭而威胁生命。

3.吩噻嗪类中毒

吩噻嗪类中毒最常见的表现为锥体外系反应，如：①震颤麻痹综合征；②不能静坐；③急性肌张力障碍反应，如斜颈、吞咽困难、牙关紧闭、喉痉挛等；④其他可表现为嗜睡、低血压、休克、心律失常、瞳孔散大、口干、尿潴留、肠蠕动减慢，甚至出现昏迷、呼吸抑制等，全身抽搐少见。

（三）辅助检查

（1）药物测定：采集血液、呕吐物或尿液标本。
（2）血液生化检查和血气分析。

三 救治与护理

（一）救治措施

救治措施为洗胃、导泻、吸氧、补液和解毒。

1. 一般处理

保持呼吸道通畅，维持呼吸和循环功能。清除呼吸道异物，迅速吸氧（3～4 L/min）。必要时进行气管插管或切开行人工辅助呼吸。定时翻身，注意保暖。

2. 迅速清除毒物

立即催吐、洗胃、导泻；服药后 6～12 h 内用 1∶5 000 高锰酸钾溶液洗胃，然后用硫酸钠导泻。昏迷者不可催吐。

3. 维持液体平衡

静脉输液，保障中毒者能量、水分、维生素和电解质平衡。

4. 利尿

在适量静脉补液的同时，应用呋塞米利尿或甘露醇脱水，用碳酸氢钠碱化尿液，减少药物重吸收，加快排泄。

5. 特效解毒剂

氟马西尼对地西泮等药物引起的中毒有拮抗作用，而巴比妥类和吩噻嗪类药物无特效解毒剂。

6. 加强生命支持治疗

本类药物中毒的主要致死原因为呼吸和循环衰竭，因此维持有效的气体交换和有效血容量是抢救成功的关键。如呼吸浅慢或停止，立即给予尼可刹米、洛贝林等呼吸兴奋剂，应用贝美格注射液 50～100 mg 加入 5% 葡萄糖溶液 500 mL 中稀释，再实施心肺复苏。

（二）护理措施

1. 病情观察

定时测量体温、脉搏、呼吸、血压，观察意识状态、瞳孔大小、对光反射、角膜反射，若瞳孔散大、血压下降、呼吸变浅或不规则，常提示病情恶化，应及时向医生报告，以便采取紧急处理措施，记录 24 h 液体出入量。

2. 保持呼吸道通畅

有呕吐物或痰液时，应及时用吸痰器吸出，若呼吸道不畅，必要时做气管切开或使用呼吸机。持续吸氧，预防脑水肿的发生。

3. 一般护理

意识不清者注意体位，取仰卧位时头偏向一侧，也可取侧卧位，均可防止舌向后坠阻塞气道。定时翻身拍背，减少肺部感染或压疮的发生，做好口腔护理，防止泌尿系统的感染。

4. 加强饮食护理

意识不清超过 3～5 天，可由鼻饲补充营养及水分，一般给予高热量、高蛋白质易消化的流质食品。

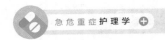
5. 心理护理

自杀患者多性格内向，孤独自卑，或遇到挫折对生活失去信心，从而产生轻生想法。护士对待患者应和蔼可亲，细微周到，并指导患者家属一起帮助其克服自卑心理，树立战胜疾病的信心。对于老年患者，应分配更多的护理时间，与其谈心交流，指导其家属多给予陪伴，以消除其不良心态，鼓起重新生活的勇气。

（三）健康教育

1. 对失眠患者

对失眠患者应该向其普及有关睡眠紊乱的原因及如何避免的知识。失眠者自身因素常为过度紧张或强脑力劳动，或精神受到应激原刺激。午睡时间过长或夜尿过多也可致失眠。环境因素多为外界吵闹、噪声，使患者不能入睡。

避免方法：脑力过度疲劳或处于应激状态者，晚上要做些轻松的工作，睡前沐浴或用热水洗脚，睡前可喝一杯热牛奶，禁止饮用含有兴奋作用的饮料。白天坚持锻炼，可选择步行、慢跑、体操等，对减轻应激反应、促进睡眠有一定的帮助。按时上床、早睡早起有利健康。午睡半小时左右较合适。尽量避免外界环境干扰。偶尔服用催眠药是可以的，但不能长期服用，失眠者以采取心理及物理疗法为主。

2. 对已服用催眠药患者的指导

医护人员应向患者解释长期服用各类催眠药均可产生耐受性，久用后会产生依赖性，且在治疗剂量时常有不良反应，如轻度头晕、乏力、困倦等。嘱咐患者不要长期服用催眠镇静药，已经服用的患者在撤药过程中要逐渐减量，严防突然停药。

3. 药物管理及预后

药房、医护人员要严格遵守镇静催眠药保管、处方、使用管理规定，家庭中有情绪不稳定或精神不正常者，家属对该类药物一定要妥善保管，以免发生意外。轻度中毒无须治疗便可以恢复，中度中毒经治疗一般 1～2 天可恢复，重度中毒需要 3～5 天才能清醒，死亡率低于 5%。

> 🔗 **知识链接 1**
>
> 生理性睡眠包括快眼动睡眠（rapid eye movement sleep，REM）和非快眼动睡眠（non rapid eye movement sleep，non REM），两者交替一次称为一个睡眠周期，循环往复，每夜通常包括 4～5 个周期，每个周期 90～110min。REM 的睡眠特点为眼动活跃、多梦、呼吸和心律不规则、血压高、骨骼肌极度松弛等，其与智力发育、学习记忆和躯体休息有关。non REM 又分为浅睡眠和深睡眠。non REM，特别是深睡眠期间大脑皮质高度抑制，生长激素分泌达到高峰，此成分与大脑皮质休息和躯体生长发育消耗物质的补充有关。理想的催眠药应能依据需要纠正各种类型的失眠（难入睡、易醒、早醒等），引起完全类似生理性的睡眠，从而改善睡眠质量。

知识链接2

阿片类中毒

阿片类药物由罂粟汁衍生而来，包括吗啡、海洛因、可待因、罂粟碱、复方樟脑酊等，对中枢神经系统先兴奋后抑制，以抑制为主，主要经肝脏代谢，长期应用可引起欣快症状和成瘾性。重度中毒时有昏迷、瞳孔针尖样大小和高度呼吸抑制3大特征。当脊髓反射增强时，常出现惊厥、牙关紧闭和角弓反张，可因呼吸肌麻痹或并发肺部感染致死。口服中毒时，应洗胃。呼吸抑制时可用阿托品刺激呼吸中枢，并保持呼吸道通畅和进行积极有效的吸氧。纳洛酮是首选特效解毒药物，应尽早应用。重度中毒患者还可同时予以血液透析和血液灌流治疗。

本章小结

急性中毒是急诊医学的重要内容之一，在我国急诊抢救病例中占有相当比重，其发病急骤、变化迅速，若救治不及时，可危及生命。本章介绍了急性中毒的概念，毒物在体内的吸收、代谢和排出过程，急性中毒的救治原则和护理要点，并重点介绍了有机磷杀虫药中毒、一氧化碳中毒、乙醇中毒、食物中毒和急性镇静催眠药中毒等。通过本章的学习，应初步了解常见急性中毒的病情评估和判断，掌握应急处理原则和方法。

思考练习题

1. 患者，女，30岁，30 min前和家人吵架后口服甲胺磷100 mL，10 min前家人发现其神志不清、皮肤湿冷而急送医院，当时无大小便失禁，无抽搐。入院后检体：血压130/80 mmHg，呼吸26次/min，脉搏60次/min，体温36.5 ℃，浅昏迷，两侧瞳孔等大约0.1 cm，皮肤潮湿多汗，心率60次/min，心律齐，未闻及明显的病理性杂音，两肺呼吸音粗，两侧肺底可闻及湿啰音，腹部软，肝脾肋下未及，全腹无压痛、反跳痛，脊柱四肢无异常。辅助检查：血胆碱酯酶活力为10%，血气分析和血生化未见明显异常。请问：

（1）该有机磷杀虫药中毒的病情严重程度属于几级，理由是什么？

（2）有机磷杀虫药中毒的特效解毒剂有哪些？（答3个即可）

（3）阿托品化和阿托品中毒怎么区别？

2. 患者，男，15岁，冬季一天清晨，同学发现其不省人事，室内煤炉取暖，门窗紧闭。送医院急诊时体检：面色潮红、口唇呈樱桃红色。请问：

（1）该患者发生了什么状况？

（2）应该如何抢救？

3. 患者，男性，35岁，因聚餐时大量饮酒后意识模糊12h，由朋友送至医院急诊科。查体结果如下。T：37.2℃，P：100次/min，R：12次/min，BP：124/68mmHg。患者满身酒味，意识模糊，瞳孔对光反射迟钝，小便失禁，双肺呼吸音粗，医生初步诊断为"急性乙醇中毒"。请问：

（1）急诊科护士在接诊患者后，应该尽快配合医生采取哪些抢救措施？

（2）"乙醇中毒"的临床表现和体征有哪些？

（3）针对此患者的治疗原则和护理要点是什么？

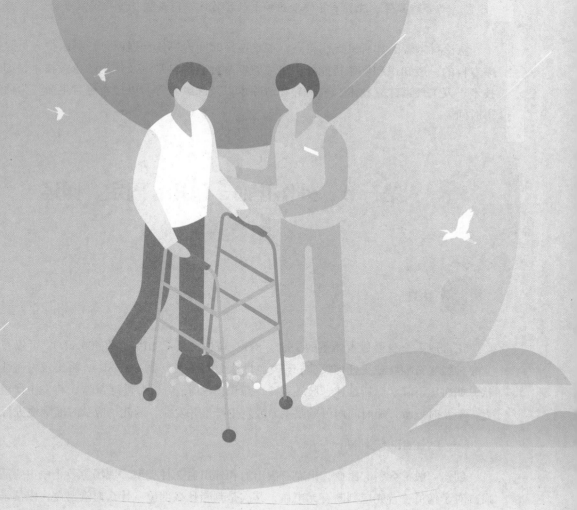

第九章

常用急救技术

>

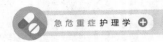

1. 识记：掌握常用急救技术的操作方法，如止血、包扎、固定、搬运及气管插管、气管切开、气道异物清除术、除颤等；能简述除颤术和机械通气的基本原理、适应证、注意事项。

2. 理解：掌握人工气道建立过程中的注意事项，掌握机械通气的常见并发症及处理方法。

3. 运用：能够根据患者的病情，快速提供合适的急救技术。

外伤止血、包扎、固定、搬运的救护技术以及气管插管、气管切开、气道异物清除术、除颤、动静脉置管、洗胃术等的救护技术的操作方法以及操作时的注意事项。

急诊科患者因其所患疾病特点，很难在短时间内确诊，因而急诊科医护人员除需具备临床专科的一般知识和操作技能外，更要熟练掌握急诊科常见及常用的急救技术，如外伤救护技术、人工气道建立技术、气道异物清除术以及除颤术等，以挽救患者生命，为后续治疗赢得时间。

第一节　外伤止血、包扎、固定、搬运

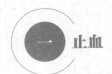 **止血**

正常成人全身血量占体重的 7% ~ 8%。若失血量 < 10%（约 400 mL），可仅有轻度头昏交感神经兴奋症状或无任何反应；若失血量达 20% 左右（约 800 mL），将出现失血性休克的症状，如血压下降、脉搏细速、肢端厥冷、意识模糊等；若失血量 ≥ 30%，将发生严重失血性休克，不及时抢救，短时间内可危及生命或发生严重并发症。因此，应及时准确地进行止血。

（一）出血部位判断

创伤一般都会引起出血，出血有内出血和外出血 2 种类型，现场急救止血主要适用于外出血。对于伤员，首先应判断有无出血，其次是判断什么部位、什么血管出血，以便采取正确有效的止血方法。遇夜间抢救不易辨别出血的性质时，应从脉搏的强弱、快慢，呼吸是否浅而快，意识是否清楚，皮肤温度及衣服被血液浸湿的情况来判断患者出血的程度，并迅速止血。

1. 动脉出血

动脉出血时，血色鲜红，血液随心脏的收缩而大量涌出，呈喷射状，出血速度快、出血量大。

2. 静脉出血

静脉出血时，血色暗红，出血速度较缓慢，出血量随时间推移逐渐增多。

3. 毛细血管出血

毛细血管出血时，血色鲜红，呈渗出性，可自行凝固止血。若伴有较大的伤口或创面，不及时处理，也可引起失血性休克。

（二）止血方法选择

止血方法应依据出血部位、性质、危险性而定，原则上应根据出血部位及现场的具体条件选择最佳方法，使用急救包、消毒敷料、绷带等，在紧急情况下，现场任何清洁而合适的物品都可临时用作止血物，如布条、毛巾、衣服等。小伤口出血，只需用清水或生理盐水冲洗干净，盖上消毒纱布、棉垫，再用绷带加压缠绕。静脉出血，除上述包扎止血方法外，还需压迫伤口止血，压力必须持续 5 ~ 15 min。将受伤部位抬高也有利于静脉出血的止血。较深的部位如腋下、大腿根部出血，可将纱布填塞伤口再加压包扎。动脉出血宜先采用指压法止血，然后根据情况改用其他方法，如加压包扎止血法、填塞止血法或止血带止血法。

（三）常用止血方法

常用止血物品有无菌敷料、绷带、干净的毛巾或衣物、止血带等。常用止血方法如下。

1. 加压包扎止血法

加压包扎止血法最常用，适用于体表及四肢受伤时小动脉、中小静脉及毛细血管出血。医护人员先用无菌纱布覆盖压迫伤口，再用三角巾或绷带用力包扎，包扎时敷料要垫厚、压力要适当、包扎范围要大，同时抬高患肢以避免因静脉回流受阻而增加出血。在没有无菌纱布时可使用消毒卫生纸、餐巾纸等替代。

2. 指压动脉止血法

指压动脉止血法较专业，适用于头部和四肢某些部位的中等或较大动脉的出血，以及较大范围的静脉和毛细血管出血。用手指、手掌或拳头压迫伤口近心端动脉经过骨骼表面的部位，阻断血液流通，达到临时止血的目的。指压法止血属应急措施，因动脉有侧支循环，故效果有限，应及时根据现场情况改用其他止血方法。实施指压法止血，应正确掌握四肢等处的血管行径和体表标志。常见部位的指压点及方法如下。

（1）头部指压动脉止血法。①指压颞浅动脉：适用于一侧头顶、额部、颞部的外伤大出血。在伤侧耳前，一手拇指对准下颌关节压迫颞浅动脉，另一手固定头部，如图9–1所示。②指压面动脉：适用于颜面部外伤大出血。用一手拇指和食指或拇指和中指分别压迫双侧下颌角前约1 cm的凹陷处，阻断面动脉血流，因为面动脉在颜面部有许多小支相互吻合，所以必须压迫双侧，如图9–2所示。

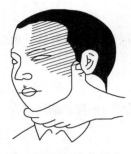

图9-1 指压颞浅动脉

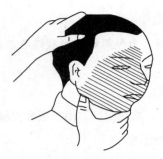

图9-2 指压面动脉

（2）四肢指压动脉止血法。①指压肱动脉：适用于一侧肘关节以下部位外伤大出血。用一手拇指压迫上臂中段内侧，阻断肱动脉血流，另一手固定手臂，如图9-3所示。②指压桡、尺动脉：适用于手部大出血。用两手拇指和食指分别压迫伤侧手腕两侧的桡动脉和尺动脉，阻断血流，因为桡动脉和尺动脉在手掌部有广泛吻合支，所以必须同时压迫双侧，如图9-4所示。③指压指（趾）动脉：适用于手指（脚趾）大出血。用拇指和食指分别压迫手指（脚趾）两侧的指（趾）动脉，阻断血流，指压指动脉如图9-5所示。④指压股动脉：适用于一侧下肢大出血。用双手拇指用力压迫伤肢腹股沟中点稍下方的股动脉，阻断股动脉血流，患者应该处于坐位或卧位，如图9-6所示。⑤指压胫前、胫后动脉：适用于一侧脚的大出血。用双手拇指和食指分别压迫伤脚足背中部搏动的胫前动脉及足跟与内踝之间的胫后动脉，如图9-7所示。

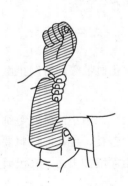

图9-3 指压肱动脉

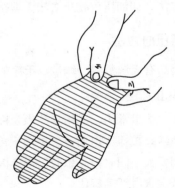

图9-4 指压桡、尺动脉

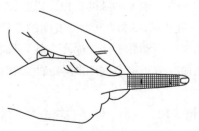

图9-5 指压指动脉

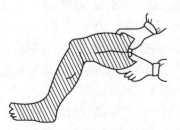

图9-6 指压股动脉

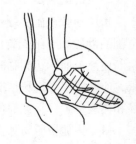

图9-7 指压胫前、胫后动脉

3.填塞止血法

填塞止血法适用于颈部和臀部等处较大而深的伤口，此方法应用范围较局限（仅在腋窝、肩部、大腿根部出血，用指压法或加压包扎法难以止血时使用），且在清创取出填塞物时有再次大出血的可能，应尽快行手术彻底止血。方法为先用镊子夹住无菌纱布塞入伤口内，如一块纱布止不住血，可再加纱布，包扎固定。颅脑外伤引起的鼻、耳、眼等处出血不能用填塞止血法。

4. 止血带止血法

止血带止血法适用于四肢大血管损伤、出血凶猛，且其他止血方法不能止血时。止血带有橡皮止血带（橡皮条和橡皮带）、卡式止血带、充气止血带（如血压计袖带）、布制止血带，以充气止血带效果最好。在紧急情况下，也可用绷带、三角巾、布条等代替。使用止血带时要先在下面放好衬垫物。常用止血方法如下。

（1）勒紧止血法：先在伤口上部用绷带或带状布料或三角巾折叠成带状，勒紧伤肢并扎两道，第一道作为衬垫，第二道压在第一道上适当勒紧止血，如图9-8所示。

（2）绞紧止血法：将三角巾叠成带状绕肢体一圈，两端向前拉紧打一活结，并在一头留出一个小套。用小木棒、笔杆、筷子等作绞棒并插入圈内绞紧，再将木棒一头插入小套内，将小套拉紧固定即可，如图9-9所示。

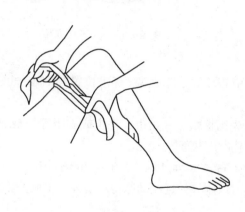

图9-8 勒紧止血法

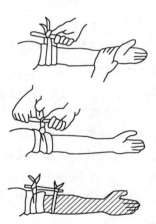

图9-9 绞紧止血法

（3）橡皮止血带止血法：在肢体伤口的近心端，用棉垫、纱布或衣服、毛巾等物作为衬垫后再上止血带。以左手的拇指、食指、中指持止血带的头端，将长的尾端绕肢体一圈后压住头端，再绕肢体一圈，然后用左手食指、中指夹住尾端后，将尾端从止血带下拉过，由另一缘牵出，使之成为一个活结。如放松止血带，只需将尾端拉出即可，如图9-10所示。

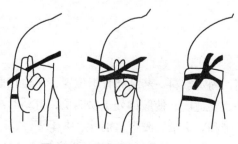

图9-10 橡皮止血带止血法

（4）卡式止血带止血法：将松紧带绕肢体一圈，然后把插入式自动锁卡插进活动锁紧开关

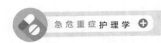

内，一只手按住活动锁紧开关，另一只手紧拉松紧带，直至止血。放松时向后扳放松板，解开时按压开关即可。卡式止血带如图9-11所示。

（5）充气止血带止血法：充气止血带是根据血压计原理设计，压力表指示压力的大小，压力均匀，效果较好。将袖带绑在伤口的近心端，充气后起到止血的作用。充气止血带如图9-12所示。

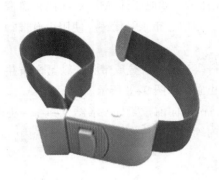

图9-11　卡式止血带

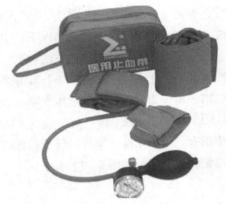

图9-12　充气止血带

使用止血带应注意以下几点。

①部位：止血带应扎在伤口近心端，尽量靠近伤口。不强调"标准位置"限制，也不受前臂和小腿"成对骨骼"的限制。

②衬垫：止血带不能直接扎在皮肤上，应先用棉垫、三角巾、毛巾或衣服等平整地垫好，避免止血带勒伤皮肤。切忌用绳索或铁丝直接扎在皮肤上。

③压力：止血带的标准压力，上肢为33.3 ~ 40 kPa（250 ~ 300 mmHg），下肢为40 ~ 66.7 kPa（300 ~ 500 mmHg），无压力表时以刚好使远端动脉搏动消失、出血停止、远端摸不到脉搏为宜。

④时间：一般不应超过5 h，原则上每0.5 ~ 1 h要放松一次，时间为2 ~ 3 min。

⑤标记：使用止血带者应有明显标记记录，并贴在前额或胸前等易发现部位，写明开始使用时间。如立即送医院，必须当面向值班人员说明扎止血带的时间和部位。

⑥做好松解准备：松解前补充血容量，纠正休克，准备止血用的器材。

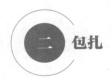 **二　包扎**

包扎、固定和搬运

包扎的目的是保护创面，固定敷料、药品和骨折位置，压迫止血及减轻疼痛。原则上，包扎之前要覆盖创面，包扎松紧要适度，使肢体处于功能位，打结时注意避开伤口。常用的包扎物品有三角巾、绷带、四头带和多头带、胶带、别针、夹子等。

伤口包扎技巧要求：①动作轻巧，以免增加疼痛；②接触伤口面的敷料必须保持无菌；③包扎要快且牢靠，松紧度要适宜。

（一）三角巾包扎方法

1. 头部包扎

（1）三角巾帽式包扎：三角巾帽式包扎适用于头顶部外伤。先在伤口上覆盖无菌纱布（所有的伤口包扎前均先覆盖无菌纱布，以下不再重复），把三角巾底边的正中放在患者眉间上部，顶角经头顶拉到脑后枕部，将底边经耳上向后拉紧压住顶角，然后抓住两个底角在枕部交叉返回到额部中央打结，如图9-13所示。

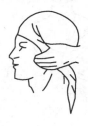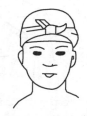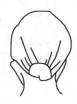

图9-13　三角巾帽式包扎

（2）三角巾面具式包扎：三角巾面具式包扎适用于颜面部外伤。把三角巾一折为二，顶角打结放在额顶，两手拉住底角罩住面部，然后双手持两底角拉向枕后交叉，最后在下颌正中打结固定。可以在眼鼻处提起三角巾，用剪刀剪洞开窗，如图9-14所示。

（3）三角巾双眼包扎：三角巾双眼包扎适用于双眼外伤。将三角巾折成三指宽带状，中段放在头后枕骨上，两旁分别从耳上拉向眼前，在双眼之间交叉，再持两端分别从耳下拉向头后枕下部打结固定，如图9-15所示。即使单眼外伤也应该双眼包扎，因为若仅包扎伤眼，健侧眼球活动必然会带动伤侧眼球活动，不利于稳定伤情。

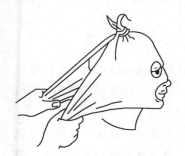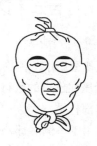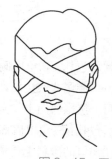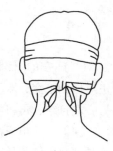

图9-14　三角巾面具式包扎　　　　　　图9-15　三角巾双眼包扎

（4）三角巾头部十字包扎：三角巾头部十字包扎适用于下颌、耳部、前额、颞部小范围伤口。将三角巾叠成三指宽带状放于下颌敷料处，两手持带巾两底角分别经耳前向上提，长的一端绕头顶与短的一端在颞部交叉成十字，然后两端水平环绕头部经额、颞、耳上、枕部与另一端打结固定。

2. 颈部包扎

（1）三角巾包扎：三角巾包扎时要嘱咐患者将健侧手臂上举抱住头部，将三角巾折成带状，中段压紧覆盖的纱布，两端在健侧手臂根部打结固定。

（2）绷带包扎：绷带包扎方法基本与三角巾相同，只是改用绷带，环绕数圈再打结。

3. 躯干包扎

（1）三角巾胸部包扎：三角巾胸部包扎适用于一侧胸部外伤。将三角巾的顶角放于伤侧一边的肩上，使三角巾底边正中位于伤部下侧，将底边两端绕下胸部至背后打结，然后将三角巾顶角的系带穿过三角底边与其固定打结，如图9-16所示。

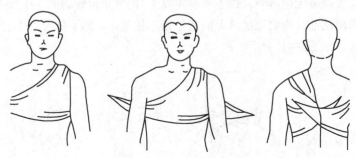

图9-16 三角巾胸部包扎

（2）三角巾背部包扎：三角巾背部包扎适用于一侧背部外伤。方法与胸部包扎相似，只是前后相反，如图9-17所示。

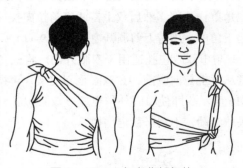

图9-17 三角巾背部包扎

（3）三角巾侧胸部包扎：三角巾侧胸部包扎适用于一侧胸部外伤。将燕尾式三角巾的夹角正对伤侧腋窝，双手持燕尾式底边的两端，紧压在伤口的敷料上，利用顶角系带环绕下胸部与另一端打结，再将两个燕尾斜向上拉到对侧肩部打结。

（4）三角巾肩部包扎：三角巾肩部包扎适用于一侧肩部外伤。将燕尾三角巾的夹角对着伤侧颈部，巾体紧压在伤口的敷料上，燕尾底部包绕上臂根部打结，然后两燕尾角分别经胸、背拉到对侧腋下打结固定。

（5）三角巾腋下包扎：三角巾腋下包扎适用于一侧腋下外伤。将带状三角巾中段紧压腋下伤口敷料上，再将三角巾的两端向上提起，于同侧肩部交叉，最后分别经胸、背斜向对侧腋下打结固定。

4. 腹部包扎

三角巾腹部包扎适用于腹部外伤。双手持三角巾两底角，将三角巾底边拉直放于胸腹部交界处，顶角置于会阴部，然后两底角绕至伤员腰部打结，最后顶角系带穿过会阴与底边打结固定。

5. 四肢部包扎

（1）三角巾臀部包扎：三角巾臀部包扎适用于臀部外伤。方法与胸部包扎相似，只是燕尾式三角巾夹角对着伤侧腰部，紧压伤口敷料上，将顶角系带环绕于伤侧大腿根部与另一端打结，再将两个燕尾斜向上拉到对侧腰部打结。

（2）绷带上肢、下肢螺旋形包扎：绷带上肢、下肢螺旋形包扎适用于上、下肢除关节部位以外的外伤。先在伤口敷料上用绷带环绕两圈，然后从肢体远端绕向近端，每缠一圈盖住前圈的 1/3 ~ 1/2，呈螺旋状缠绕，最后剪掉多余的绷带，然后用胶布固定。

（3）绷带肘、膝关节8字包扎：绷带肘、膝关节8字包扎适用于肘、膝关节及附近部位外伤。先用绷带一端在伤处的敷料上环绕两圈，然后斜向经过关节，绕肢体半圈再斜向经过关节，绕向原开始点相对处，再绕半圈回到原处。这样反复缠绕，每缠绕一圈覆盖前圈的 1/3 ~ 1/2，直到完全覆盖伤口。

（4）三角巾手部包扎：三角巾手部包扎适用于手部外伤。将带状三角巾中段紧贴手心，在手背交叉，两巾在两端绕至手腕交叉，最后在手腕绕一圈打结固定。

（5）三角巾脚部包扎：三角巾脚部包扎方法与手部包扎相似。

（二）绷带包扎方法

绷带是传统实用的制式敷料，绷带包扎是最基础的包扎技术。它可随肢体的部位不同变换包扎方法，用于制动、固定敷料和夹板、加压止血、促进组织液的吸收或防止组织液流失、支撑下肢以促进静脉回流。但绷带用于下肢及腹部伤包扎时，反复缠绕会增加伤员的痛苦且费时费力，其效果也不如三角巾。若包扎较松，敷料易于滑脱；胸腹部包扎过紧，会影响伤员的呼吸。

常用绷带有棉布、纱布和弹力绷带及石膏绷带等多种类型，宽窄和长度有多种规格。缠绕绷带时，应用左手拿绷带的头端并将其展平，右手握住绷带卷，由肢体远端向近端包扎，用力均匀，不可忽松忽紧。为防止绷带在肢体活动时逐渐松动滑脱，开始包扎时先环绕两圈，并将绷带头折回一角，在绕第二圈时将其压住，包扎完毕后应再在同一平面环绕 2 ~ 3 圈，然后将绷带末端剪开或撕开成两股打结，或用胶布固定。绷带包扎的基本方法有以下几种：

1. 环形包扎法

环形包扎法要求将绷带做环形缠绕，适用于各种包扎的起始和结束以及粗细相等部位如额、颈、腕及腰部伤的固定，如图 9-18 所示。

2. 蛇形包扎法

蛇形包扎法要求先将绷带以环形缠绕数圈，然后以绷带宽度为间隔，斜行上缠，各周互不遮盖。适用于夹板固定，或需由一处迅速延伸至另一处时，如图 9-19 所示。

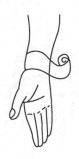

图 9-18 环形包扎法

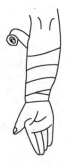

图 9-19 蛇形包扎法

3.螺旋形包扎法

螺旋形包扎法要求先以环形法缠绕数圈，然后稍微倾斜螺旋向上缠绕，每周遮盖上一周的1/3～1/2，如图9-20所示。此法适用于直径大小基本相同的部位，如上臂、手指、躯干、大腿等。

4.螺旋反折包扎法

螺旋反折包扎法要求每圈缠绕时均将绷带向下反折，并遮盖上一周的1/3～1/2，反折部位应位于相同部位，使之成一直线，如图9-21所示。此法适用于直径大小不等的部位，如前臂、小腿等。注意，不可在伤口上或骨隆突处反折。

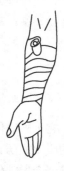

图9-20　螺旋形包扎法

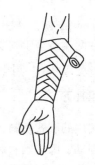

图9-21　螺旋反折包扎法

5."8"字形包扎法

"8"字形包扎法要求在伤处上下，将绷带先自下而上，后自上而下，重复做"8"字形旋转缠绕，每周遮盖上一周的1/3～1/2，如图9-22所示。此法适用于直径不一致的部位或屈曲的关节部位，如肩、髋、膝等。

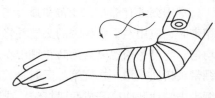

图9-22　"8"字形包扎法

6.回返式包扎法

回返式包扎法要求先将绷带以环形法缠绕数圈，由助手在后部协助将绷带固定，反折后绷带由后部经肢体顶端或截肢残端向前，也可由助手在前部将绷带固定，再反折向后，如此反复包扎，每一来回均覆盖前一次的1/3～1/2，直到包住整个伤处顶端，最后将绷带再环绕数圈把反折处压住固定，如图9-23所示。此法多用于包扎有顶端的部位，如指端、头部或截肢残端。

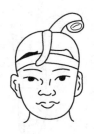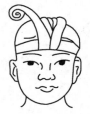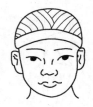

图9-23　回返式包扎法

（三）包扎注意事项

（1）包扎伤口前，先简单清创并盖上消毒纱布，然后再行包扎，不准用手和脏物触碰伤口，不准用水冲洗伤口（化学伤除外），不准轻易取出伤口内异物，不准把脱出体腔的内脏送回。操作时小心谨慎，以免导致伤口出血及污染。

（2）包扎要牢靠，松紧适宜，过松容易使敷料脱落或移动，过紧则会影响局部血液循环。

（3）包扎时使患者体位保持舒适，皮肤与骨隆突处要用棉垫或纱布做衬垫，需要抬高肢体时，应给予适当的扶托物，包扎的肢体必须保持功能位。

（4）应从远心端向近心端包扎，以帮助静脉血液回流。包扎四肢时，应将指（趾）端外露，以便观察血液循环情况。

（5）绷带固定时，一般将结打在肢体外侧面，严禁在伤口上、骨隆突处或易受压的部位打结。

（6）解除绷带时，先解开固定结或取下胶布，然后以两手互相传递松解。紧急时或绷带已被伤口分泌物浸透干涸时，用剪刀剪开。

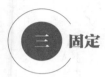

三　固定

固定的目的是减少伤部活动，减轻疼痛，同时防止因骨折断端移动而损伤血管、神经等组织造成的严重继发损伤。损伤地点即使离医院再近，也应该先固定再运送。所有四肢骨折均应进行固定，脊柱损伤、骨盆骨折及四肢广泛软组织创伤在急救中也应相对固定。固定器材最理想的是夹板，类型有木质、金属、充气性塑料夹板或树脂做的可塑性夹板。但在情况紧急时，应注意因地制宜，就地取材，可选用竹板、树枝、木棒、枪托等代替，也可直接用患者的健侧肢体或躯干进行临时固定。固定时还需另备纱布、绷带、三角巾或毛巾、衣服等。

急救固定的目的不是骨折复位，而是防止骨折端移动，因此刺出伤口的骨折端不应该被送回。固定时动作要轻巧，固定要牢靠，松紧要适度，皮肤与夹板之间要垫适量的软物。

固定材料有：①木制夹板，有各种规格以适合不同部位需要，外包软性敷料，是最常用的固定器材。②其他材料，如特制的颈部固定器、股骨骨折的托马氏固定架，以及情况紧急时就地取材的竹棒、木棍、树枝等。

（一）头部固定

下颌骨折固定方法同头部十字包扎法。

（二）胸部固定

1. 肋骨骨折固定

肋骨骨折固定方法同胸部外伤包扎法。

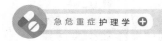

2. 锁骨骨折固定

使用锁骨骨折固定法时要将两条四指宽的带状三角巾分别环绕两个肩关节，于背后打结，再分别将三角巾的底角拉紧，在两肩过度后张的情况下，在背后将底角拉紧打结。

（三）四肢骨折固定

1. 肱骨骨折固定

使用肱骨骨折固定法时要用两条三角巾和一块夹板先将伤肢固定，然后用一块燕尾式三角巾悬吊前臂，将两底角上绕颈部后打结，最后用一条带状三角巾分别经胸背于健侧腋下打结，如图9-24所示。

2. 肘关节骨折固定

当肘关节弯曲时，用两条带状三角巾和一块夹板固定关节。当肘关节伸直时，可用一块夹板、一卷绷带或一块三角巾对肘关节进行固定，如图9-25所示。

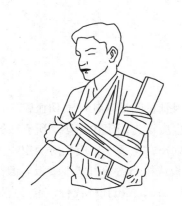

图9-24 肱骨骨折固定

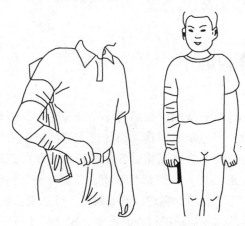

图9-25 肘关节骨折固定

3. 桡、尺骨骨折固定

使用桡、尺骨骨折固定法时要先用一块合适的夹板置于伤肢下面，然后用两块带状三角巾或绷带把伤肢和夹板固定，再用一块燕尾三角巾悬吊伤肢，最后用一条带状三角巾两底边分别绕胸背于健侧腋下打结固定，如图9-26所示。

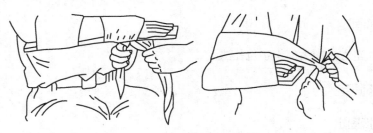

图9-26 桡、尺骨骨折固定

4. 手指骨骨折固定

使用手指骨骨折固定法时要利用冰棒棍或短筷子做小夹板，另用两片胶布做黏合固定。若无固定棒棍，可以把伤肢黏合固定在健肢上，如图 9-27 所示。

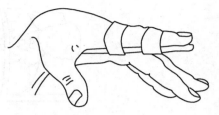

图 9-27　手指骨骨折固定

5. 股骨骨折固定

使用股骨骨折固定法时要将一块长夹板（长度为从伤员腋下至足跟）放在伤肢外侧，另将一块短夹板（长度为从会阴至足跟）放在伤肢内侧，至少用 4 条带状三角巾，分别在腋下、腰部、大腿根部及膝部分别环绕伤肢包扎固定，注意在关节突出部位要放软垫。若无夹板，可以用带状三角巾或绷带把伤肢固定在健侧肢体上，如图 9-28 所示。

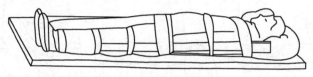

图 9-28　股骨骨折固定

6. 胫、腓骨骨折固定

胫、腓骨骨折固定法与股骨骨折固定法相似，只是夹板长度稍超过膝关节即可。

（四）脊柱骨折固定

1. 颈椎骨折固定

颈椎骨折固定法时要求患者仰卧，在头枕部垫一薄枕，使头颈部成正中位，头部不要前屈或后仰，再在头的两侧各垫枕头或衣服卷，最后用一条带子通过伤员额部固定头部，限制头部前后左右晃动。若有专业人员使用的颈托固定，则既快又可靠，如图 9-29 所示。

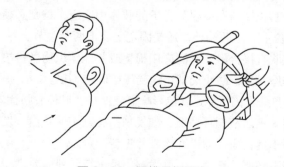

图 9-29　颈椎骨折固定

2. 胸椎、腰椎骨折固定

使用胸椎、腰椎骨折固定法时要使患者平直仰卧在硬质木板或其他板上，在伤处垫一薄枕，使脊柱稍向上突，然后用几条带子固定患者，使患者不能左右转动，如图 9-30 所示。

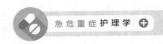

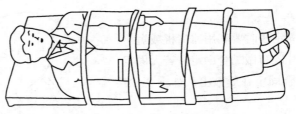

图 9-30　胸椎、腰椎骨折固定

（五）骨盆骨折固定

使用骨盆骨折固定法时要将一条带状三角巾中分放于腰骶部绕髋前至小腹部打结固定，再将另一条带状三角巾中分放于小腹正中绕髋后至腰骶部打结固定，如图 9-31 所示。

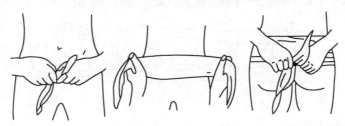

图 9-31　骨盆骨折固定

（六）异物固定

当异物如刀、钢条、弹片等刺入人体时，不应在现场拔出，这样有大出血的危险，要把异物固定，使其不能移动，避免引起继发性损伤。固定的注意事项如下。

（1）若有伤口和出血，应先止血、包扎，然后再固定骨折部位；若有休克，应先行抗休克处理。

（2）临时骨折固定，是为了限制伤肢的活动。在处理开放性骨折时，刺出的骨折断端在未经清创时不可直接还纳伤口内，以免造成感染。

（3）夹板固定时，其长度与宽度要与骨折的肢体相适应，长度必须超过骨折上、下两个关节；固定时，除骨折部位上、下两端外，还要固定上、下两个关节。

（4）夹板不可与皮肤直接接触，其间应用棉垫或其他软织物做衬垫，尤其在夹板两端、骨隆突处及悬空部位应加厚衬垫，防止局部组织受压或固定不稳。

（5）固定应松紧适度、牢固可靠，以免影响血液循环。肢体骨折固定时，一定要将指（趾）端露出，以便随时观察末梢血液循环情况，如发现指（趾）端苍白、发冷、麻木、疼痛、浮肿或青紫，说明血液循环不良，应立即松开检查并重新固定。

（6）固定后应避免不必要的移动，不可强制伤员进行各种活动。

　搬运

搬运患者的基本原则是及时、安全、迅速地将患者搬至安全地带，防止再次损伤。搬运患者的方法应根据当地、当时的器材和人力而定。

患者搬运要求：搬运患者，与搬运物体不一样，需要结合伤情，否则会引起伤员不适甚至危害。搬运时要能随时观察伤情，一旦病情变化应立即抢救。

（一）徒手搬运

徒手搬运不需要任何器材，在狭小地方往往只能用此方法。

1.单人背法搬运

使用单人背法搬运时，医护人员要让患者双上肢抱住自己的颈部，患者的前胸紧贴自己的后背，用双手托住患者大腿中部，如图9-32所示。此法适用于体重较轻及神志清醒的患者的搬运。

2.单人抱法搬运

使用单人抱法搬运时，医护人员要将患者一上肢搭在自己肩上，然后一手抱患者的腰，另一手肘部托起大腿，手掌部托其臀部，如图9-33所示。此法适用于体重较轻及神志不清的患者的搬运。

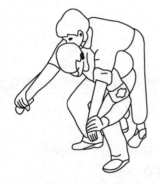

图9-32　单人背法搬运

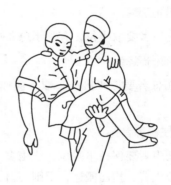

图9-33　单人抱法搬运

3.双人拉车式搬运

使用双人拉车式搬运时，一医护人员双上肢分别托住患者的腋下，另一医护人员托住患者的双下肢，如图9-34所示。此法适用于非脊柱伤患者的搬运。

4.多人平托法搬运

使用多人平托法搬运时，几个医护人员分别托住伤员的颈、胸、腰、臀、腿，一起抬起，一起放下，如图9-35所示。此法适用于脊柱伤患者的搬运。

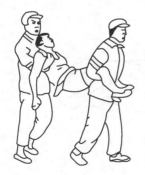

图9-34　双人拉车式搬运

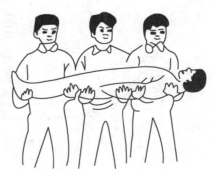

图9-35　多人平托法搬运

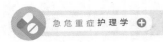

（二）器材搬运

1. 担架搬运

担架虽是搬运伤员的主要工具，但因太长，一般家庭不宜使用。

2. 其他器材

其他器材有椅子、毯子、木板等，要注意看护伤员或扎好安全带，防止翻落，上下楼梯时尽可能使患者体位接近水平，并使患者的头部处于略高位。

（三）搬运体位

1. 颅脑伤患者

颅脑伤患者要取侧卧位，若只能取平卧位，头要偏向一侧，以防止呕吐物或舌根下坠阻塞气道。

2. 胸部伤患者

胸部伤患者要取坐位，有利于患者呼吸。

3. 腹部伤患者

腹部伤患者要取半卧位，双下肢屈曲，有利于放松腹部肌肉、减轻疼痛和防止腹部内脏脱出。

4. 脊柱伤患者

脊柱伤患者要保持平卧位，应由多人用平托法搬运，同时抬起，同时放下。千万不能双人拉车式或单人背、抱法搬运，否则会引起脊髓损伤以致肢体瘫痪。

（四）特殊患者的搬运方法

1. 腹部内脏脱出患者的搬运

搬运腹部内脏脱出患者时，要将患者双腿屈曲，腹肌放松，防止内脏继续脱出。已脱出的内脏禁止回纳，先用大小合适的物品扣住内脏或用腰带做成略大于脱出物的环，围住脱出的内脏，然后用三角巾腹部包扎法进行包扎。包扎后，患者取仰卧位，下肢屈曲，注意腹部保暖，防止肠管过度胀气，然后行担架或徒手搬运，如图9-36所示。

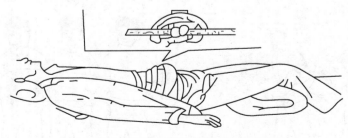

图9-36　腹部内脏脱出患者的搬运体位

2．昏迷患者的搬运

搬运昏迷患者时，要使患者侧卧或俯卧于担架上，头偏向一侧，以利于呼吸道分泌物排出，如图 9-37 所示。

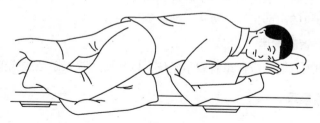

图 9-37 昏迷患者的搬运体位

3．骨盆损伤患者的搬运

搬运骨盆损伤患者时，要先将骨盆用三角巾或大块包扎材料做环形包扎后，让患者仰卧于硬质担架上，膝微屈，如图 9-38 所示。

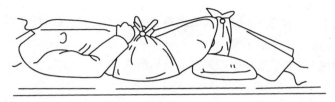

图 9-38 骨盆损伤患者的搬运体位

4．脊柱、脊髓损伤患者的搬运

搬运脊柱、脊髓损伤患者时，应严防颈部与躯干前屈或扭转，应使脊柱保持伸直。对于颈椎伤的患者，要由 3～4 人一起搬运，1 人专管头部的牵引固定，保持头部与躯干成一条直线，其余人蹲在伤员的同一侧，2 人托躯干，1 人托下肢，一齐起立，将患者放在硬质担架上，伤员的头部两侧用沙袋固定。对于胸、腰椎伤的患者，3 人同在患者的右侧，1 人托住肩背部，1 人托住腰臀部，1 人抱持住伤员的两下肢，同时起立将患者放到硬质担架上，并在腰部垫一软枕，以保持脊椎的生理性弯曲，如图 9-39 所示。

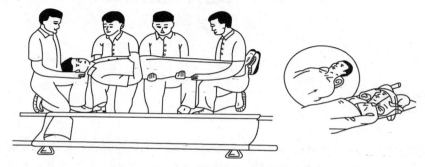

图 9-39 脊柱、脊髓损伤患者的搬运体位

5．身体带有刺入物患者的搬运

搬运身体带有刺入物患者时，应先包扎好伤口，妥善固定好刺入物，才可搬运。搬运途中避

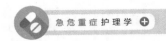

免挤压、碰撞，以防止刺入物脱出或继续深入。刺入物外露部分较长时，应有专人负责保护刺入物。

6.颅脑损伤患者的搬运

搬运颅脑损伤患者时，应使患者取半卧位或侧卧位，保持呼吸道的通畅，保护好暴露的脑组织，并用衣物将伤员的头部垫好，防止震动。

7.开放性气胸患者的搬运

搬运开放性气胸患者时，应使患者取半坐位，以坐椅式双人搬运法或单人抱法搬运为宜。

（五）搬运注意事项

1.保护患者

（1）不能使患者摔下。由于搬运时常需要多人，因此要避免用力有先后或不均衡，较好的方法是由一人指挥或叫口令，其他人全心协力。

（2）预防患者在搬运中继发损伤。尤其是骨折患者，要先固定后搬运，固定方法见外伤固定术。

（3）防止因搬运加重病情。尤其是呼吸困难患者，搬运时一定要使患者头部稍后仰开放气道，不能使头部前屈而加重气道不畅。

（4）搬运过程中，应注意观察患者的伤势与病情变化。

2.保护自身

（1）保护自身腰部。搬运体重较重患者时，会发生搬运者自身的腰部急性扭伤，科学的搬运方法是搬运者先蹲下，保持腰部挺直，使用大腿肌肉力量把患者抬起，避免弯腰时较薄弱的腰肌直接用力。

（2）避免自身摔倒。有时搬运患者要上下楼，有时还要经过高低不平的道路或路滑的地方，因此一定要走稳，避免自身摔倒，以免既伤了自己又伤及患者。

第二节　气道异物清除术

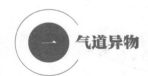
一　气道异物

气道异物阻塞（foreign body airway obstruction，FBAO）是指异物不慎被吸入喉、气管、支气管所产生的一系列呼吸道症状，多发生于小儿和老年人，其中以 3 岁以下小儿最为常见。气道异物阻塞发病突然，病情危重，如不及时解除，数分钟内即可导致死亡。

气道异物临床常分两类：①内生性：较少见，如破溃的支气管淋巴结和各种炎症所致的肉芽、伪膜、分泌物和干痂等。②外源性：甚多见，其种类繁多，可分固体性、液体性，又可分植物性、动物性、矿物性等，临床所见有瓜子、花生米、黄豆、栗子、橘核、玉米粒、图钉、骨片、发卡及小球等。

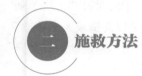 **施救方法**

海姆立克急救法（Heimlich法）是一种简便有效的抢救食物、异物卡喉所致窒息的方法。通过给膈肌下以突然向上的压力，驱使肺内残留的空气气流快速进入气管，达到驱出堵在气管口的食物或异物的目的。为了清除气道内的异物，必要时需要多次重复这个推动的动作。

异物阻塞呼吸道的判断：①意识清楚者，进食时突然强力咳嗽，呼吸困难，或无法说话和咳嗽，出现痛苦表情和用手掐住自己的颈部，以示痛苦和求救者。②亲眼看见异物被吸入者。③昏迷患者在开放气道后，仍无法进行有效通气者。

在以上情况中，如患者出现特有的"窒息痛苦样表情"（手掐咽喉部呈"V"形手势），即为Heimlich征象，如图9-40所示。此时应立即询问："你卡着了吗？"如患者点头表示肯定，即可确定发生了呼吸道异物阻塞。如无以上表情，但观察到患者具有不能说话或呼吸，面色、口唇青紫，失去知觉等征象，亦可判断为呼吸道异物阻塞，应立即施行Heimlich法施救。

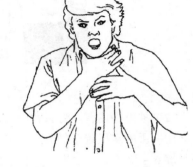

图9-40 Heimlich征象

1. 自救法

自救法主要用于神志清醒的成人。

（1）咳嗽法。自主咳嗽所产生的气流压力比人工咳嗽高4～8倍，适用于异物仅造成不完全性呼吸道阻塞，如患者尚能发声、说话、有呼吸和咳嗽时，可鼓励患者自行咳嗽和尽力呼吸，做促进异物排出的动作。

（2）腹部手拳冲击法。让患者一手握拳（拇指在外）置于上腹部，相当于脐上远离剑突处，另一手紧握该拳，用力向内、向上做4～6次快速连续冲击，如图9-41（a）所示。

（3）上腹部倾压椅背法。患者将上腹部侧压于椅背、桌角、扶手铁杆或其他硬物上，然后做迅猛向前倾压的动作，以造成人工咳嗽，重复动作，直至异物排出，如图9-41（b）所示。

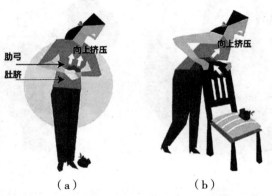

（a）　　　　　　　　（b）

图9-41 腹部手拳冲击法、上腹部倾压椅背法示意

2. 他救法

（1）神志清醒的成人。采取以下步骤可安全而迅速地解除异物卡喉引起的呼吸道阻塞。患者取立位或坐位，施救者站于患者身后，用双臂环抱其腹部。手握拳以拇指侧对腹部，放于剑突下和脐上的腹部。另一手紧握该拳，快速向内、向上冲压腹部6～8次，以此造成人工咳嗽。注意施力方向，不要挤压胸廓，冲击力限于手上，防止胸部和腹内脏器损伤。重复动作直至异物排出，此法即为海姆立克急救法，如图9-42所示。

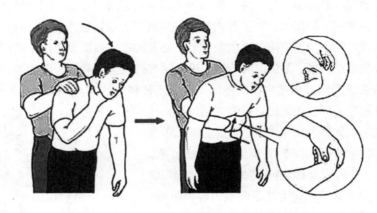

图9-42　海姆立克急救法示意

（2）神志昏迷者。将患者放置于仰卧位，使头后仰，开放气道。施救者以双膝骑跨在其髋部，用一手的掌根置于剑突下与脐上的腹部，另一手交叉重叠，借助身体的重量，向上快速冲击腹部6～8次，重复冲击，直至异物排出。切勿偏斜或移动，以免损伤肝、脾等脏器。

（3）婴幼儿。①婴幼儿胸部手指冲击法：使患儿平卧，面向上躺在硬板床或地面上，施救者立于一旁或立于足侧，中指和食指放在患儿的剑突下和脐上的腹部，快速向上冲击压迫，重复冲压，直至异物排出，如图9-43（a）。②婴幼儿倒提拍背法：使患儿骑跨并俯卧于施救者的上臂，头低于躯干，手握住其下颌固定头部，并将上肢放在施救者的大腿上，然后用另一手的掌根部用力拍击患儿两肩胛骨之间的背部4～6次，使呼吸道内压力骤然升高，促进异物松动和排出体外，如图9-43（b）。③意识丧失的患儿：可以按照心搏骤停救治流程施救，但每次给予人工呼吸前，需要检查口腔，看有无可见异物，直至异物排出。

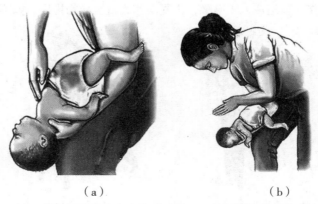

（a）　　　　　　　　　　（b）

图9-43　婴幼儿胸部手指冲击法、婴幼儿倒提拍背法示意

（4）呼吸道异物现场急救时，应简单询问病史以初步确定异物的种类、大小以及发生呼吸道阻塞的时间等；检查患者意识状态、面色及口唇颜色等，初步确定患者的病情；通过观察患者是否有呼吸、咳嗽、说话，以及气体交换是否充足等，估计呼吸道是否完全阻塞。在做出初步判断并估计病情程度后，应立即采取下列措施：①如患者尚能发声、说话、呼吸或咳嗽，说明仅为呼吸道部分阻塞，气体交换尚充足，此时应尽量鼓励患者尽力呼吸和自行咳嗽，部分患者可咳出异物。②如确认患者已发生部分呼吸道阻塞，通气不良，或完全性呼吸道阻塞，则迅速采用拍背法拍击6~8次，再给予6~8次手拳冲击，可反复交替使用几次，直至呼吸道阻塞解除。③如果患者意识不清，立即使患者取仰卧位，用仰头抬颈法打开呼吸道，随即给予6~8次手拳冲击，同时可开始用手指清除异物。若清除异物成功，呼吸道畅通，进行人工呼吸，待自主呼吸恢复后再转送；若失败，重复手拳冲击，直到异物排出，再进行人工呼吸。鉴于本病发生突然，病情复杂，在特殊情况下，可灵活运用各种方法和程序。

第三节　人工气道的建立

气道开放是对患者进行基础生命支持（basic life support，BLS）救治的基本措施之一，是急救、复苏的基础，及时、合理的气道管理技术是所有医务工作者必须掌握的基础技术。人工气道是指运用各种辅助设备及特殊技术在生理气道与其他气源之间建立的有效连接，以保证气道通畅及有效通气。人工气道的建立主要包括紧急气管内插管术和口咽通气道、鼻咽通气道、喉通气道等建立方法。

 **气管内插管术**

气管内插管术（endotracheal intubation）指将一特定的导管经口或鼻通过声门直接插入气管内的技术。目的是清除呼吸道异物或分泌物，解除上呼吸道阻塞，进行有效人工通气，增加肺泡有效通气量，减少气道阻力及死腔，为气道雾化或湿化提供条件。气管插管方法通常有经口明视插管法、经鼻插管法等。

（一）经口明视插管法

1. 适应证

（1）呼吸心搏骤停。

（2）急性呼吸衰竭：任何原因所致的低氧血症和（或）二氧化碳潴留，$PaO_2 < 60\,mmHg$ 和（或）$PaCO_2 > 50\,mmHg$ 时。

（3）任何原因引起的自主呼吸无力：重症肌无力、脊髓灰质炎、低钾血症等。

（4）任何原因引起的呼吸保护反射（咳嗽、吞咽反射）迟钝或消失：中风、中毒、外伤、昏迷等。

（5）气道梗阻。

（6）气道冲洗术：严重的气道感染造成气道分泌物过多、过于黏稠或气管内液态异物吸入，需做气道冲洗时。

2. 禁忌证

（1）喉头水肿、气道急性炎症、喉头黏膜下血肿，严重气管畸形或移位，应慎重进行气管插管，避免反复试插造成的喉头和气管损伤。

（2）胸主动脉瘤压迫气管者插管时可能造成动脉瘤破裂出血，如需插管应动作轻柔、熟练，避免呛咳、挣扎，造成意外。

（3）鼻道不通畅、鼻咽部纤维血管瘤、鼻息肉或有反复鼻衄者，禁用经鼻气管插管。

（4）有严重出血倾向。

（5）对插管基本知识和技能未掌握、设备不完善时列为相对禁忌证。

3. 插管的设备及所需材料

完成气管插管和人工呼吸时应具备的物品有以下几种：①吸引装置；②喉镜（图9-44）；③气管导管（图9-45）及管芯；④呼吸气囊；⑤注射器；⑥水溶性润滑剂；⑦固定带；⑧听诊器。其他所需的物品还有局部麻醉剂、镇静剂、肌松剂、气管插管钳等，依患者的不同情况加以选用。

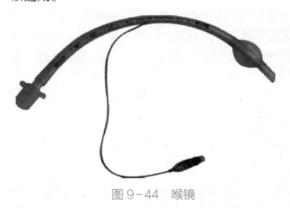

图9-44 喉镜

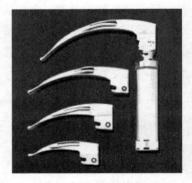

图9-45 气管导管

4. 插管方法

（1）插管前处理：吸纯氧数分钟后，将患者头部后仰，加大经口腔和经喉头轴线的角度，并迅速以负压吸引器清理口腔及气道分泌物，便于显露声门。

（2）插入喉镜：喉镜应由口腔的右边放入（在舌右缘和颊部之间），当喉镜移向口腔中部时，舌头便自动被推向左侧，不致阻碍插管的视线和操作。看到悬雍垂后将镜片垂直提起前移，直到看见会厌。

（3）显露声门：①将直镜片伸到会厌的声门侧，再将镜柄向前上方提起，即可显露声门。②如采用弯镜片，则将镜片置于会厌舌根交界处（会厌谷），用力向前上方提起，使舌骨会厌韧带紧张，会厌翘起紧贴喉镜片，声门就能得以显露。③上提喉镜时，着力点应始终放在喉镜片的顶端，严禁以上门齿做支点用力。

（4）导管插入：插入导管时以右手拇指、食指及中指如执笔式持住导管的中上段，由右侧进入口腔，直到导管已接近喉头再将管端移至喉镜片处，同时，双目经过镜片与管壁间的狭窄间隙监视导管前进方向，准确灵巧地将导管尖端插入声门。

（5）导管管芯处理：当借助管芯插管时，在导管尖端入声门后，可令助手小心将其拔出，同时操作者必须向声门方向顶住导管，以防将导管拔出；管芯拔出后，立即顺势将导管插入气管内。

（6）气囊充气：将气囊充气后，用导管连接呼吸气囊辅助呼吸，同时用听诊器听双侧肺尖呼吸音是否对称，两侧呼吸音对称则说明插管成功。然后置牙垫于磨牙间，退出喉镜，用医用胶布将气管导管和牙垫一并固定。

（7）确定导管位置：记录气管导管深度，并接复苏机、麻醉机或呼吸机进行通气，再次听诊以确定气管导管位置，如左侧未闻及呼吸音，则可能导管插入过深，已进入右侧支气管。应在听诊监测下将气囊放气，将导管退出 2 ~ 3 cm。

5. 拔管指征

（1）所有需要插管的指征消除，即气管分泌物明显减少，患者意识恢复，吞咽、咳嗽反射良好，在吸入 30% 氧气的情况下血气基本正常。

（2）当间歇指令通气（SIMV）的频率 < 10 次/min，压力型呼吸机的气道峰压 < 18 mmHg，吸 30% 氧气时血氧及二氧化碳分压能维持在可接受水平。

6. 拔管方法及拔管后护理

（1）拔管方法：先充分吸引咽部及气管内的分泌物及胃内容物，然后以纯氧通气 10 min，将气囊内的气体放出。在呼气时将导管拔除，或用复苏器使气道内保持正压，以便拔管后第一次呼吸是呼出气体，以免吸入咽部分泌物。拔管应尽量在白天进行，以便观察病情及处理出现的并发症。

（2）拔管后护理：在重症监护室继续观察至少 24 h；拔管后 4 h 内禁食，因为此时声门功能及气道反射功能尚不健全；停止使用镇静剂，因为在拔管后如有烦躁，可能是缺氧的表现。

7. 注意事项

（1）插管时使喉部充分暴露，动作轻柔准确。

（2）动作要迅速，防止因缺氧时间过长而导致心脏停搏。

（3）要求操作者插管技术熟练，尽量减少胃扩张引起的误吸，30 s 内插管未成功时应先给予 100% 氧气吸入后再重新尝试。

（4）导管插入深度应适宜。恰当置管深度为（自门齿记）男性 22 ~ 24 cm，女性 20 ~ 22 cm。气管导管顶端距离气管隆嵴约 2 cm。小儿参照如下公式进行：插管深度（cm）＝年龄/2 + 12。

（5）妥善固定，每班观察导管长度并做记录。

（二）经鼻插管法

与经口明视插管法比较，经鼻插管易于固定，便于口腔护理，这对需长期插管的患者或对有口腔、颜面创伤的患者更为适用。

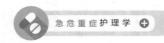

1. 插管方法

（1）选一较大鼻孔滴入 1%～3% 麻黄素，使鼻腔黏膜血管收缩增加鼻腔容积，并可减少出血。

（2）麻醉诱导后，首先用棉棒浸滑润剂润滑、试探鼻腔，尽可能清除鼻垢；再经鼻插入较口腔插管小一号的涂有润滑剂的气管导管（由于大多数人的小指直径与鼻腔直径相似，也可选择与小指直径相等的气管导管）；插管方向与面部垂直，导管通过后鼻孔后进入咽部时用喉镜显露声门。

（3）用喉镜显露声门的方法及要领与经口明视插管法相同。

（4）显露声门后，左手稳固地握住镜柄，同时右手将导管继续向声门方向推进。当导管达会厌上方时，通过改变头位或旋转导管改变导管尖端方向抵达声门，也可利用插管钳经口腔夹住导管的前端，将导管送入声门，成功后导管可直接用胶布固定在患者的鼻面部。

（5）判断插管深度（方法同经口明视插管法）。

2. 导管位置的判断方法

气管导管误入食管仍是气道管理中最常见的问题，重者可危及生命。目前尚没有一种确定导管位置的方法是万无一失的。临床上常用的方法包括：①两侧呼吸音和上腹部听诊；②胸部X线定位；③动脉血氧饱和度及呼出气体中二氧化碳浓度的监测。

3. 拔管指征

（1）所有需要插管的指征消除，即气管分泌物明显减少，患者意识恢复，吞咽、咳嗽反射良好，在吸入 30% 氧气的情况下血气基本正常。

（2）当间歇指令通气（SIMV）的频率 < 10 次/min，压力型呼吸机的气道峰压 < 18 mmHg，吸 30% 氧气时血氧及二氧化碳分压能维持在可接受水平。

4. 拔管方法及拔管后护理

拔管方法及拔管后护理同经口明视插管法。

🔗 **知识链接**

纤维支气管镜引导气管插管指使用插管专用细纤维支气管镜置于气管导管内作为引导实施气管插管。纤维支气管镜在人工气道建立及管理上有很多不可替代的优越性，具体表现为：①检查气道，明确引起气道急症的原因；②放置双腔支气管导管，用于分侧肺通气；③肺泡灌洗并做病原学检查；④用于困难气道插管；⑤成功率高，损伤性小，安全性高。缺点主要为：①价格贵；②需要专门维护、保养；③携带不便；④操作需要专门培训。当预计存在气道困难时，它应该是首选而不是最后求助的方法。

（三）气管内插管的护理

1. 气管插管前的准备

（1）房间准备：插管前房间通风，空气消毒，清除物体及地面表面尘埃。在无重症监护室的情况下，最好准备单人房间，便于患者的抢救和治疗。

（2）患者准备：在病情允许的情况下，患者应于插管前4 h停止进食，取出假牙，男性患者应剃胡须。如果在紧急状态下进行气管插管，应立即取出假牙，协助清醒患者做好必要的心理准备。

（3）物品准备：重症监护室应备有气管插管包，包括喉镜、各种型号的气管导管、导管芯、插管钳、牙垫、石蜡油、纱布、宽胶布、吸痰管、手套、注射器、面罩及人工呼吸器等。另外，需准备负压吸引器、中心负压吸引及氧疗设施。每日检查物品是否齐全，固定放置位置。

2. 气管插管过程中的配合

（1）如患者烦躁，应给予适当的镇静剂，必要时可给予肌松剂，约束患者双上肢。

（2）氧气和负压应该处于备用状态。

（3）选择型号合适的气管导管，用石蜡油润滑气管导管，气管导管过声门后协助拔出导管芯，放置牙垫，固定气管导管。给予经鼻插管者吸氧或呼吸机辅助呼吸。

3. 气管插管的固定

气管插管的固定有两种方法：一是用一根小纱带先在导管上打死结，经双侧面颊部，绕过枕后在耳郭上方打死结固定，固定时不能压住耳郭；二是用两根胶布在导管上交叉固定在口唇周围，经口气管插管者由于口腔分泌物易流出，使胶布松动，应密切观察并及时更换。应避免气管插管随呼吸运动而损伤气管、鼻腔黏膜。口腔气管插管应选用适当的牙垫，牙垫比气管导管略粗些，避免患者咬扁导管，固定时应将牙垫的凹面贴紧气管导管，便于固定。每日将口腔气管导管移向口角的另一侧，减轻导管对局部牙齿、口腔黏膜和舌的压迫。

4. 心理护理

气管插管是有创伤性的操作，会给患者带来一系列问题，如不能发声和说话、无法自行咳痰、要靠人工吸痰等问题，使清醒患者感到极度焦虑和恐惧，护士应在插管前向患者及家属做好解释工作，讲明这些变化只是暂时性的，拔管后一切功能将恢复。在插管期间，做好患者的心理护理，采用简单、易理解的交流方式，如非语言交流方式（手势、写字板等），让患者表达其感受，护士应及时满足患者的要求。

5. 口腔护理

经鼻气管插管患者的口腔护理较易进行。而经口气管插管者，由于患者无法有效吞咽，口腔分泌物较多，口腔内合适的温度和湿度有利于细菌生长繁殖，加之难以用棉球进行口腔擦拭，因此临床上常选择口腔冲洗的方法对患者进行口腔护理。在冲洗前检查气囊压力，确定气囊无漏气；将头偏向一侧，注入口腔护理液，利用负压在下方将其吸出，反复数次，直到口腔清洁无异味。口腔护理液常采用0.9%生理盐水、1%双氧水、2%碳酸氢钠或多贝尔漱口液。

6. 拔管

拔管前应消除患者的心理负担，取得患者的配合。提高吸入氧浓度，增加体内的氧储备，彻底清除气道及口鼻腔内的分泌物，将无菌吸痰管插入人工气道内，一边抽吸，一边快速将气囊放气，拔除气管插管，并立即给予氧疗。拔管前30 min静脉注射地塞米松磷酸钠注射液5 mg，预防喉头水肿。床边备急救设备，拔管后清洁口腔，协助排痰，密切观察患者生命体征。一旦出现缺氧，应立即处理，必要时可再次插管。

喉罩（laryngeal mask airway）是介于面罩和气管插管之间的一种新型维持呼吸道通畅的装置，覆盖于喉的入口，可以行短时的机械通气，是近年来常用的气道开放工具，刺激小、插入及拔出时心血管系统反应较小，术后较少发生咽喉痛，操作简单、易学，无须使用喉镜及肌松剂。侧卧位亦可插入，在紧急情况下可用于气道困难的患者。

1. 机制

喉罩头端呈匙勺形，边缘为气囊，像个小面罩，尾端为一硬质通气管，与头端成30°角相连，有多种尺寸，多由硅胶或塑料制成，如图9-46所示。喉罩可在患者的喉咽部周围形成一个封闭圈，有效克服上呼吸道梗阻，维持自主或正压通气，其位置通常位于声门上。因声门上组织阻塞极易引起通气困难，为使气道更通畅，可经喉罩插入气管导管，或经纤支镜引导气管插管。喉罩还有助于逆行引导

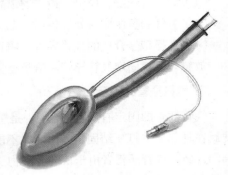

图9-46　喉罩

插管和辅助通气。但是，由于喉罩仅能插入环状软骨下方，不能完全堵塞食管，在正压通气时可引起胃内容物反流，故使用喉罩时要求禁食。为解决此问题，目前常使用改进后的增强型喉罩及第三代喉罩，它们分别解决了经喉罩盲插气管及经喉罩胃管放置的问题。

2. 操作方法

（1）患者头部伸展，颈部屈曲，小心将喉罩尖端贴紧硬腭。

（2）用食指沿着硬腭和软腭向头侧方向压住喉罩。

（3）用食指保持对喉罩头侧的压力，送喉罩至下咽基底部直至感到有明显的阻力。

（4）用另一手固定导管外端，退出食指，充气后使喉罩自行密闭，可见导管自行向外退出约1.5 cm。

3. 注意事项

（1）使用喉罩前应禁食。

（2）喉罩不能防止胃内容物误吸，使用过程中注意及时清除呼吸道内分泌物。

（3）不适用于长期机械通气者。

（4）注意观察患者使用喉罩后呼吸的改善情况，听诊双肺呼吸音。

（5）喉罩拔出前尽量减少咽部刺激。

 三 环甲膜穿刺术

患者由于各种原因出现急性喉梗阻（如过敏、颈部创伤、喉炎、喉肿瘤）、呼吸困难危及

生命但又无法紧急切开气管时，可行环甲膜穿刺术解除呼吸困难，挽救患者生命，如图9-47所示。

1. 操作方法

（1）患者取卧位或半卧位，定位环甲膜，术者站在患者右边，左手掌抵住患者下颌，利用拇指和中指触诊舌骨。用食指触诊环甲膜和喉。将中指和拇指移动至喉的两侧，食指由甲状软骨切迹移向环状软骨，直至感觉到甲状软骨和环状软骨之间的缝隙，这个缝隙就是环甲膜的位置。

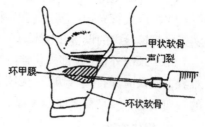

图9-47　环甲膜穿刺术示意图

（2）假如时间允许，可用1%盐酸利多卡注射液因局部浸润麻醉。

（3）用穿刺针紧贴食指在环甲膜上穿刺，回抽有气泡。

（4）放入导丝，扩开皮肤。

（5）将带内芯环甲膜造口导管沿导丝放入气管。

（6）拔除内芯，固定导管。

2. 注意事项

（1）环甲膜穿刺术仅为呼吸复苏的一种急救措施，因而初期复苏成功、呼吸困难缓解、危急情况好转后，应该进行气管切开或做立即消除病因的处理。

（2）进针不可过深，以免损伤气管后壁黏膜。

（3）环甲膜穿刺针头与T形管接口连接时，不能漏气。

（4）穿刺部位有明显出血时应及时止血，以免流入气道。

（5）穿刺针留置时间不宜超过24 h。

（6）如有血凝块或分泌物阻塞针头，可用注射器注入空气，或者用少量生理盐水冲洗。

四　气管切开术

气管切开术是指切开颈段气管前壁，插入气管套管，建立新的通道以解除喉源性呼吸困难、呼吸功能失常或下呼吸道分泌物潴留所致呼吸困难的一种常见手术。因其为比较复杂、费时的外科操作，紧急情况下不宜使用。气管切开术分为常规气管切开术、经皮气管切开术。

（一）常规气管切开术

1. 适应证

（1）喉阻塞：①由喉部炎症、肿瘤、外伤、异物等引起的严重喉阻塞，呼吸困难较明显而病因又不能很快解除时，应及时行气管切开术；②喉邻近组织的病变使咽腔、喉腔变窄，在某些诱因下突然发生呼吸困难者，可考虑行气管切开术。

（2）下呼吸道分泌物潴留：对重度颅脑损伤、呼吸道烧伤、严重胸部外伤、颅脑肿瘤、昏迷、神经系统病变等各种原因引起的下呼吸道分泌物潴留，为了便于吸痰、保持气道通畅，可考虑行气管切开术。

（3）呼吸支持治疗：需长期使用呼吸机辅助呼吸支持治疗者，可考虑行气管切开术。

（4）取气管异物：急诊气管异物经内诊镜下钳取未成功，估计再取有窒息危险，或不具备实行气管镜检查的设备和技术时可经气管切开途径取出异物。

（5）颈部外伤：颈部外伤伴有咽喉或气管、颈段食管损伤者，对于损伤后立即出现呼吸困难者，应及时施行气管切开；无明显呼吸困难者，应严密观察，仔细检查，做好气管切开手术的一切准备，一旦需要即行气管切开术。

2. 操作方法

（1）取合适体位：一般取仰卧位，肩下垫一小枕，头后仰，使气管接近皮肤，暴露明显，以利于手术，助手坐于头侧，以固定头部，保持正中位。常规消毒，铺无菌巾。

（2）麻醉：采用局麻。沿颈前正中，上自甲状软骨下缘，下至胸骨上窝，以1%盐酸利多卡因注射液浸润麻醉，对于昏迷、危重或窒息患者，若患者已无知觉也可不予麻醉。

（3）切口：多采用直切口，自甲状软骨下缘至接近胸骨上窝处，沿颈前正中线切开皮肤和皮下组织。

（4）分离气管前组织：用血管钳沿中线分离胸骨舌骨肌及胸骨甲状肌，暴露甲状腺峡部，若峡部过宽可在其下缘稍加分离，用小钩将峡部向上牵引，以便暴露气管。分离过程中，2个拉钩用力应均匀，使手术野始终保持在中线，并经常以手指探查环状软骨及气管，确定其是否保持在正中位置。

（5）切开气管：确定气管后，一般于第2～4气管环处，用尖刀片自下而上挑开2个气管环（切开4～5环者为低位气管切开术），刀尖勿插入过深，以免刺伤气管后壁和食管前壁引起气管食管瘘。应在气管前壁上切除部分软骨环，以防切口过小，放管时将气管壁压进气管内造成气管狭窄。

（6）插入气管套管：以弯钳或气管切口扩张器撑开气管切口，插入大小适合、带有管芯的气管套管，然后立即取出管芯放入内管，吸净分泌物并检查有无出血。

（7）创口处理：气管套管上的带子系于颈部，打成死结以牢固固定，切口一般不予缝合，以免引起皮下气肿；最后用一块开口纱布垫于伤口与套管之间。

（二）经皮气管切开术

经皮气管切开术是近年来应用于临床中的有创气道开放新技术，其将导管技术应用于气道开放中，使气管切开术简单化，非常适合急诊抢救。经皮气管切开术的操作方法如下。

（1）体位和麻醉方法同常规气管切开术。

（2）操作物品：扩张钳、穿刺针、套管、空针、导丝和推送架、带有孔内芯气管、套管、刀片、皮肤扩张器、弹力固定带。

（3）在选择的穿刺点处切一个1.5～2 cm的横切口。

（4）空针抽半管生理盐水，接穿刺针穿入气道，回抽可见气泡。

（5）送入导丝，沿导丝送入扩张器扩开组织和气管壁。

（6）放入定位器测量放置导管深度。

（7）逐次使用管径不同的扩皮内芯，扩开皮肤。

（8）把气切套管套在合适的扩皮内芯上，沿导丝放入气管，拔出内芯和导丝。

（9）固定气切导管。

（三）气管切开的护理

1. 气管切开术前准备

（1）环境的准备：通气管内插管。

（2）患者准备：清醒的患者应进行心理护理，取得患者配合，告知患者气管切开较气管插管舒适，易于耐受，可以吞咽、进食。

（3）物品准备：应准备气管切开专用包、负压吸引器、吸痰管、抢救物品、氧气和气切套管等。选择合适的气切套管。多选用一次性低压高容型气切套管。气切套管的固定：应准备两根系带，一长一短，分别系于套管的两侧，将长的一根绕过颈后，在颈部左侧或右侧打一死结，系带松紧度以容纳一个手指为宜。过松易致脱管甚至意外拔管，过紧容易导致患者不适，严重时压迫颈部静脉、动脉，导致血液回流不畅。注意一定要打死结，避免其自行松开，导致套管固定不牢而脱出。固定带为专用带，不可使用普通绷带。

2. 气管切口局部护理

气管切口应保持清洁干燥，尤其是导管与周围皮肤相接触的皱褶处应仔细清洁、消毒。气管切口处无菌敷料的更换频率应视其渗出物和呼吸道分泌物的多少而定，一般每日更换 2 ~ 3 次，血液、痰液污染或潮湿时应随时更换。注意创口及套管内有无出血，有无皮下气肿、血肿。密切观察切口周围皮肤有无红肿、湿疹、出血等情况，必要时留取切口周围分泌物做细菌培养，观察有无感染，用以指导用药。不使用呼吸机治疗时，气管切开管口应盖双层生理盐浸湿水纱布，防止灰尘、异物吸入，并改善吸入气体的湿度，根据病情给予雾化吸入。

3. 拔管

对于病情稳定，符合拔管指征的患者，一般先堵管 20 ~ 48 h。若堵管期间呼吸平稳，能自行咳痰，动脉血气分析满意，即可拔除气管套管。拔管前应先做好心理护理，消除患者的心理负担。拔管时先给予高浓度吸氧，增加体内氧储备，彻底清除气道包括口鼻腔内的分泌物，将无菌吸痰管放入气管套管中，一边抽吸，一边快速拔管，拔管后立即给予合适的氧疗并密切观察患者的生命体征。

第四节　机械通气

机械通气（mechanical ventilation）是指借助呼吸机建立气道口与肺泡间的压力差，给呼吸功能不全的患者以呼吸支持，即利用机械装置来代替或改变呼吸运动的一种通气方式。

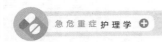

机械通气的目的

1. 改善通气，纠正呼吸性酸中毒

使用呼吸机可以克服由呼吸动力不足、呼吸阻力过大等多种原因引起的通气功能障碍，以保证患者所需要的肺泡通气量，排出体内增高的二氧化碳，促进动脉血二氧化碳分压（$PaCO_2$）恢复或接近正常，纠正呼吸性酸中毒，这是机械通气最基本、最重要的目的。

2. 改善换气，纠正低氧血症

一般较轻或中度的低氧血症可以通过鼻导管或面罩吸氧得到改善。但较严重的低氧血症主要是由肺内分流量增加及通气和血流比例（V/Q）失调所致，一般氧疗难以奏效。正压机械通气可改善萎陷肺组织的充气状况，使通气和血流比例趋于正常，从而达到纠正低氧血症的目的，如使用呼气末正压（PEEP）通气治疗急性呼吸窘迫综合征（ARDS）。

3. 减少呼吸肌做功，节约氧耗

一些呼吸系统疾病的患者虽然动脉血气分析的结果在正常范围或偏离正常不远，但临床上已表现出呼吸肌做功的明显增加，导致呼吸肌疲劳，如出现鼻翼翕动、"三凹现象"、明显的腹式呼吸和奇脉等，直接使耗氧量增加。对上述患者适时使用呼吸机，可大大减少呼吸肌做功，节约氧耗，缓解呼吸肌疲劳，增加敏感脏器或损伤脏器和组织的氧供。这对于减轻缺氧对机体的影响有重要意义。

4. 保持呼吸道通畅

多数患者因未能及时清除气道过多的分泌物，致使肺泡通气量减少，使用呼吸机有利于气道湿化和分泌物引流。正压通气可增大潮气量，有预防肺不张和呼吸衰竭的作用。对于一些意识障碍、呼吸和吞咽肌麻痹，咳嗽排痰能力较差的患者，适时地进行气管切开、呼吸机辅助呼吸，不但能够保障肺的通气量，更重要的是可维持气道通畅，防止肺不张甚至窒息的发生。

机械通气的应用指征

（一）适应证

任何原因引起的缺氧与二氧化碳潴留，均是进行机械通气的适应证。

1. 应用范围

（1）心肺脑复苏。

（2）中毒所致的呼吸抑制。

（3）神经－肌肉系统疾病造成的中枢或周围性呼吸抑制或停止。脑卒中、脑外伤、各类脑炎、脑部手术、癫痫持续状态、脑水肿，以及脊髓、神经根、呼吸肌等受损造成的呼吸抑制、减弱和停止等。

（4）胸、肺部疾病，如 ARDS、严重肺炎、胸肺部大手术后、慢性阻塞性肺病（COPD）、危重哮喘等。

（5）胸部外伤，如肺挫伤、开放性或闭合性血气胸、多发多处肋骨骨折所致的连枷胸，以及无法纠正的低氧血症，均是应用机械通气的适应证。

（6）循环系统疾病，急性肺水肿、心脏大手术后常规机械通气支持等。

2. 应用指征

（1）任何原因引起的呼吸停止或减弱（＜ 10 次/min）。

（2）呼吸窘迫伴低氧血症（$PaO_2 < 60$ mmHg）。

（3）肺性脑病（强调意识障碍严重程度）。

（4）呼吸道分泌物多，无力排出。

（5）胸部手术后严重低氧血症。

（6）心脏大手术后，尤其是接受体外循环的患者。

（7）胸部外伤致连枷胸和反常呼吸。

（二）禁忌证

呼吸机治疗没有绝对禁忌证。任何情况下，对危重患者的抢救和治疗，均应该权衡利弊。病情复杂、矛盾重重时，需选择利最大、弊最小的治疗方案。除未经引流的气胸和肺大泡是呼吸机治疗的绝对禁忌证外，其余均是相对禁忌证。

（1）严重肺大泡和未经引流的气胸。

（2）低血容量性休克患者在血容量未补足以前。

（3）肺组织无功能。

（4）大咯血气道未通畅前。

（5）心肌梗死。

（6）支气管胸膜瘘。

（7）缺乏应用机械通气的基本知识或对机械通气机性能不了解。

🔗 知识链接

一、呼吸机的结构

呼吸机按控制方式可分为气动电控型呼吸机、气动气控型呼吸机及电动电控型呼吸机；按用途可分为成人呼吸机、婴儿新生儿呼吸机、辅助呼吸或治疗用呼吸机、麻醉呼吸机、携带式急救呼吸机及高频正压呼吸机。无论哪种类型的呼吸机，均有如下相似的结构。

1. 气源
气源可来自中心供氧系统或氧气钢筒。

2. 供气和驱动装置
供气部分的主要作用是提供吸气压力，让患者吸入一定量的吸气潮气量，并提供不同吸入氧浓度的新鲜空气。驱动装置则提供通气驱动力。

3. 空氧混合器

空氧混合器输出气体的氧浓度可调范围为 21% ～ 100%。

4. 控制部分

控制部分可以使呼吸机在吸气相和呼气相两者之间进行切换。

5. 呼气部分

呼气部分配合呼吸机做呼吸动作，在吸气时关闭。使呼吸机提供的气体能全部供给患者。

6. 监测报警系统

监测报警系统能检测呼吸机是否正常工作，包括压力监测和流量监测是否正常。

7. 呼吸回路

吸气管一端接呼吸机气体输出管，另一端与湿化器相连。

8. 湿化和雾化装置

湿化和雾化装置主要作用是对吸入气体加湿。

二、呼吸机的工作原理

1. 自发呼吸

正常呼吸时，通过呼吸中枢和外周化学感受器、机械感受器等发放冲动，产生膈肌等呼吸肌群的规律性收缩和松弛，引起胸廓的运动，产生胸内压的变化，形成自发呼吸，从而引起气体的流动，产生容量的改变。

2. 间歇正压呼吸

呼吸功能受损时，自主呼吸无效，通气下降，气体交换障碍，需要进行呼吸支持。在气道口处，产生间歇正压，重建开口压和肺泡压间的压差。

3. 肺泡-气道开口压差的建立

肺泡通气的动力来自肺泡-气道开口间的压差。常频机械呼吸的工作原理在于建立此压差，产生气流，传送潮气量，产生通气。而此压力常通过以下方式建立。

（1）通过在固定容量的容器内进行活塞运动，将容器内气体排出。

（2）高压能源通过控制阀系统将气体释放。

（3）可对压缩容器（气囊、呼吸袋）加压，将其内含气体排出。

（4）将叶片沿一定方向快速转动，将空气从一端输送到另一端。

4. 产生潮气量的方式

从高压气源经调节器产生持续的气流，进入患者肺内则产生容量改变。气体离开气源后，经传气管道和T形管进入大气。

5. 机械通气的分期

（1）吸气期：呼吸机使患者呼吸回路中的呼吸阀关闭，气流加压充盈肺部。

（2）由吸气转至呼气（切换）：呼吸机阻断患者系统的主流气通道，打开呼出阀，压力释放，患者出现呼气。

（3）呼气期：呼吸开始，呼吸机主气流通道关闭，患者呼吸回路的呼吸阀打开，直到呼出阀再一次关闭。

（4）由呼气转到吸气（触发）：可以由机器自动或患者自发呼吸努力触发，使患者的呼出阀关闭，呼吸机主气流打开。

三、呼吸机的通气模式

所谓通气模式，是指呼吸机以什么样的方式向患者送气，来达到最好的通气治疗效果。

1. 强制性通气

强制性通气是在患者没有任何呼吸能力时采用的通气方式。呼吸机按照医生设置的潮气量、呼吸频率、吸呼比以及气体流量等，将正压气体输送给患者。

2. 强制性深呼吸

强制性深呼吸一般是经过 30 ～ 40 次呼吸之后加入一个深呼气过程。其通气量约为正常通气量的 2 倍。此过程用以解除患者长时间的通气而产生的疲劳。

3. 辅助强制性通气

辅助强制性通气指患者只要有一点小的呼吸，就能使呼吸机按照医生设定的潮气量给自己通气。呼吸机的频率不再按照所设定的固有频率工作，而是根据患者的实际需要自动跟踪。

4. 间歇性同步间歇强制呼吸

经长时间的治疗，患者开始有自己的呼吸，这时可以不完全依靠呼吸机而使用此方式通气。患者每触发一个机械通气，呼吸机将提前按照所设定的呼吸频率的 25% 给患者通气。

5. 呼吸末正压

呼吸末正压是人为地在呼气末气道及肺泡内施加一个高于大气压的压力，可以预防肺泡陷闭的发生，增加功能残气容积。

6. 持续气道内压

持续气道内压指在整个呼吸周期内，人为地施加一定量的气道内正压，能更加有效地增加功能残气容积。

7. 延长指令通气

延长指令通气是一种新型的通气方式，能依照患者自主呼吸的强弱，随时自动调节强制性机械通气，这种方式适合于任何类型的患者。

 机械通气的临床运用

（一）机械通气的准备

（1）首先明确患者是否具有机械通气的指征。

（2）如果具有机械通气指征，那么就要判断患者是否具有机械通气的相对禁忌证，进行必要处理。

（3）根据病情确定患者需要控制呼吸还是辅助呼吸。对于呼吸完全停止或虽存在自主呼吸，但自主呼吸影响氧合者，应采用控制通气，控制通气主要包括容量控制通气和压力控制通气以及喷射通气等。存在自主呼吸但通气量不足或存在氧合部分障碍的患者可采用辅助通气，

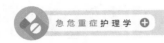

视病情不同，可分别采用同步间歇指令通气（SIMV）、SIMV＋压力支持通气（PSV）、容量支持通气（VSV）、分钟指令通气（MMV）、PSV、持续气道内正压（CPAP）等。

（4）确定机械通气的分钟通气量（MV）。一般情况下，按 8 ～ 12 mL/kg 计算和预设潮气量及 MV，动脉血二氧化碳分压维持在 5.33 kPa 左右。但 MV 的设置应考虑到患者肺部疾病情况。严重 ARDS 患者，为防止气压伤，应降低 MV，允许动脉血 $PaCO_2$ 高于 5.33 kPa（允许性高碳酸血症）。COPD 患者 MV 亦应降低，其目的是防止肺大泡破裂，引起气胸。另外，患者的代谢情况也影响 MV 的调整，术后高代谢者，CO_2 生成量较大，需适当增加 MV，而低温体外循环术后患者，复温阶段代谢率很低，应降低 MV，不过，复温后代谢率又可能高于正常，此时则需要增加 MV。

（5）根据预设的 MV 和患者情况，设置呼吸频率（RR）、潮气量（VT）和吸呼时间比（I：E）。部分呼吸机还需调整吸气流速。

（6）确定呼气末正压（PEEP）水平。外科术后患者具有急性肺损伤的危险因素，应常规加用低水平 PEEP。严重低氧血症患者，应根据病情，采用适当水平的 PEEP。PEEP 的调节原则是从小到大，逐步增加，每次增加 0.196 ～ 0.294 kPa，以避免干扰循环。

（7）调节触发灵敏度。根据患者病情决定是否需要患者触发。对于需要触发呼吸的患者，一般将触发灵敏度设置在 0.1 L/s。

（8）确定吸入氧浓度（FiO_2）。一般从 30％ ～ 40％开始，根据动脉血 PaO_2，调整 FiO_2。FiO_2 不宜超过 5％ ～ 6％。

（9）设定气道压力、MV、FiO_2 的报警限。气道峰值压力的报警上限应维持在气道峰值压力之上 0.490 ～ 0.981 kPa，但一般不应高于 3.43 ～ 4.41 kPa。MV 的报警范围应设置在预设水平 ±15％范围内。FiO_2 的报警范围应设置在预设水平 ±5％范围内。

（10）检查湿化器是否加水，是否打开，温度设置是否适当。一般应将湿化器温度设置在 34 ～ 36 ℃。

（11）将呼吸机与模拟肺连接，检查呼吸机是否正常工作，管道是否漏气。

完成以上设置和准备后，才可将呼吸机与患者相连。与患者连接后，应密切注意患者呼吸情况和呼吸机监测指标，并随时调节呼吸机参数。

（二）常用参数的设置与调节

呼吸机工作参数的设置应根据患者的病情、自主呼吸水平、氧合状态、血流动力学及动脉血气分析来进行设置。合理地设置呼吸机工作参数对保持人机同步性、改善通气换气功能、预防并发症具有重要的意义。常用基本参数及初始设置见表 9-1。

表 9-1　呼吸机基本参数及初始设置

工作参数	初始设置参考值	可调范围	说明
模式	A/C	—	应用于无自主呼吸或开始辅助通气时
呼吸频率（RR）	12 ～ 14 次/min	5 ～ 35 次/min	根据患者呼吸状态设定
潮气量（VT）	5 ～ 12 mL/kg（400 ～ 600 mL）	300 ～ 1 200 mL	根据年龄、体重、血气分析进行调整

续表

工作参数	初始设置参考值	可调范围	说明
吸入氧浓度（FiO_2）	100%	21%～100%	注意纠正低氧血症，避免氧中毒
吸呼时间比（I:E）	1:2	1:1.5～1:3	根据患者自主呼吸水平、氧合状态逐渐下调
吸气流速（IFR）	60L/min	50～100L/min	呼吸频速设定相对要高些，同时缩短吸气时间

🔗 知识链接

呼吸机常见报警原因及处理

呼吸机报警通常提示患者病情发生变化或参数设置有问题，如果处理不及时或处理不当，将对患者造成伤害，严重时可致其死亡。

一、常见报警原因

常见报警原因如下：①电源或气源故障；②窒息；③压力过限，包括高压和低压警报；④潮气量或分钟通气量过限；⑤呼吸频率过限；⑥吸气温度报警；⑦吸气氧浓度报警。

二、常见报警的处理顺序和流程

1. 处理顺序

①观察患者是否存在呼吸窘迫；②检查患者的氧合和通气情况；③必要时将患者与呼吸机脱离，手动通气；④检查报警设置是否合适；⑤处理完毕后重新将患者与呼吸机连接；⑥问题无法解决时更换呼吸机。

2. 处理流程

首要处理措施是检查患者氧合和通气状况。针对不同原因导致的报警采取不同的措施。

（1）气源或电源报警（low source-gas pressure or power input alarm）：①检查气源压力和气源连接；②检查供电和电源连接；③检查保险丝；④尝试报警复位（按压reset键）；⑤上述处理后仍持续报警，应更换呼吸机。

（2）窒息报警（apnea alarm）：①检查患者的呼吸是否停止；②检查窒息报警设置是否合适；③检查触发设定是否合适，患者是否可以成功触发呼吸及送气；④检查压力和流量传感器的工作是否正常。

（3）高压报警（high pressure alarm）：①确定人工气道是否完全阻塞，是否可以进行清理；②确定患者是否咳嗽；③确定气道内是否有分泌物积聚；④确定患者是否咬管，人工气道是否打折，呼吸回路是否通畅；⑤确定气道阻力是否增高，顺应性是否降低；⑥确定是否存在人机失调；⑦确定是否存在内源性PEEP；⑧确定呼吸阀的工作是否正常。

（4）低压报警（low pressure alarm）：①检查呼吸管路是否脱开；②检查是否漏气，包括人工气道（尤其是气囊）、呼吸机回路、胸腔引流；③若连接近段压力传感器，检查是否脱开、是否阻塞；④检查压力报警设定是否合适。

（5）低潮气量、低分钟通气量、低频率报警：①检查患者通气量下降的原因；②检查报警设定是否合适；③检查流量传感器是否脱开、工作是否正常。

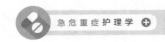

四　机械通气的护理

机械通气在危重患者的抢救中发挥着十分重要的作用，而机械通气的护理能确保和提高机械通气的疗效，最大限度地减少并发症。

（一）机械通气患者的护理

1. 密切观察生命体征

生命体征包括患者的神志、体温、脉搏、呼吸、血压、皮肤颜色和尿量等，其中，血压的观察在呼吸机开始使用的 30 min 内非常重要。因为机械通气可增加气道内的压力，使回心血量和心排血量减少，导致血压下降，尤其在初次使用呼吸机时血压下降迅速，要严密监测，防止不良后果的发生。神志的改变可以反映缺氧和二氧化碳潴留对大脑皮质的影响，一旦改善，则提示缺氧和二氧化碳潴留得到缓解，病情得到控制。一般情况下，患者体温的升高提示有合并感染的可能，体温不升则意味着循环较差，此时若出现皮肤苍白湿冷、尿量减少，应考虑有休克的发生，要注意保暖，配合医生积极改善循环功能。呼吸的观察主要注意听诊双肺呼吸音，以判断有无气管插管移位、气胸、肺不张、肺炎等情况发生，观察呼吸动度以了解肺通气和肺扩张的程度，如果呼吸动度降低或消失，常提示有呼吸道堵塞和呼吸机故障。

2. 保持呼吸道通畅

保持患者呼吸道的通畅是使用呼吸机的前提，一旦气道被堵塞，呼吸机的功能将无法发挥。充分吸痰是防止痰液淤积阻塞气道、提高通气效果的强有力措施。吸痰时要尽量深入患者气管的深部，采用旋转上提的方法进行，动作要轻、稳、快。吸痰的过程中，要注意观察血压和心电图，尤其是老年患者、冠心病和心律失常等危重患者，应格外关注。

3. 预防压疮

协助机械通气患者的翻身，每 2 ~ 4 h 一次，翻身时用手掌扣拍患者背部促进排痰。经常改变卧位，避免局部组织长期受压。骨突部位可以垫气圈、软绵垫，全身可用充气垫。受压的皮肤可用温水清洗，保持清洁干净，每日 2 次用 50% 樟脑乙醇搓涂并进行环形按摩，以促进局部血液循环。

4. 口腔护理

每日用灭菌生理盐水棉球擦洗口腔数次，也可以用 3% 硼酸水或过氧化氢溶液洗涤口腔，注意观察口腔黏膜、舌苔及口腔气味的改变，及时发现真菌和厌氧菌感染。

5. 预防尿路感染

严格遵守消毒常规和无菌操作。留置导尿应注意导尿管固定及排尿通畅，每日用 1 : 5 000 的呋喃西林冲洗膀胱，定期检查尿常规，必要时进行细菌、真菌培养。

6. 饮食护理

给予高热量、高蛋白、高维生素易消化饮食，鼓励神志清醒的患者自行进食，进食前先给气囊充气，以免食物误入气道。昏迷或有吞咽障碍患者应先考虑鼻饲。胃肠功能差的患者给予静脉营养。

7. 心理护理

呼吸机治疗的患者在神志清醒后常因极度不适或不明真相而出现恐惧、焦虑、孤独感和情绪不稳定，出现躁动、"人机对抗"、不合作等反应，医护人员要格外关心患者，时刻守候在患者床前，体谅他们的痛苦，给予高度同情，向患者说明呼吸机治疗的原因，用言行表达和暗示生存的希望，帮助患者树立战胜疾病的信心，指导患者配合治疗和护理。

8. 营养支持和检测

（1）机械通气的呼衰患者由于摄入不足，代谢率增高，分解代谢增强，导致蛋白质和能量消耗多于摄入，易出现不同程度的营养不良，因此，每天供能应＞50 kcal/kg，供能结构以高蛋白（20%）、高脂肪（30%）、低糖（50%）为宜。

（2）护理要点：①关心和记录患者的膳食营养情况，参与营养方案的制订，督促、检查膳食治疗的实施；②注意肠外营养和经肠营养过度时患者的进食情况，发现问题及时调整营养膳食；③应用静脉营养时，严密观察患者生命体征及全身反应情况，定期检测有关项目；④经外周静脉营养时应选用较大的血管，经常更换注射部位，防止静脉炎；⑤中心静脉营养导管操作过程中应严格消毒，注意保护，每日更换敷料，观察插入部位有无异常。

9. 并发症的护理

严密观察有无并发症，若发现并发症应及时给予处理。

10. 提供心理、社会支持

对所有建立人工气道进行呼吸机治疗的患者，无论其意识是否清醒，均应予以尊重。在治疗和护理过程中，要主动亲近患者，细致详细的解释及精神上的安慰可增强患者的自信心和通气效果。此外，应教会患者使用非语言方式表达需求和进行交流。护士服务态度应和蔼，动作应轻柔、稳重，与患者交流时保持正常语调，多与患者家属沟通，必要时安排患者的家属及亲朋好友探视，以满足双方对安全、爱、归属等层次的需求，缓解患者的焦虑、恐惧等心理负担。

（二）人工气道护理

人工气道是将导管经上呼吸道置入气管或直接置入气管所建立的气体通道，是为了保证气道通畅而在生理气道与空气或其他气源之间建立的有效连接，为气道的有效引流、机械通气提供了必要条件。最常见的人工气道是气管内插管（经口、经鼻）和气管切开。

1. 气管内插管的护理

气管内插管的护理见本章第三节人工气道的建立中气管内插管的护理部分。

2. 气管切开的护理

气管切开的护理见本章第三节人工气道的建立中气管切开的护理部分。

3. 人工气道湿化

正常的上呼吸道黏膜有加温、加湿、过滤和清除呼吸道内异物的功能。呼吸道只有保持湿润，维持分泌物的适当黏度，才能保持呼吸道黏液－纤毛系统的正常生理功能和防御功能。建

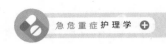

立人工气道后，呼吸道加温、加湿作用丧失，纤毛运动功能减弱，造成分泌物排出不畅。因此，做好气道湿化是所有人工气道护理的关键，主要包括以下两个方面。

（1）病室及床单位的环境要注意：室内保持清洁、空气新鲜，病室温度控制在 22 ~ 24 ℃，相对湿度保持在 50% ~ 60%。

（2）人工气道湿化的方法主要有两种：一种是呼吸机上配备的加温和湿化装置；另一种是借助护理人员，应用人工的方法，定时或间断地向气道内滴（注）生理盐水，此法只能起到气道湿化的作用，吸入气体的加温还得靠呼吸机的加温湿化装置。

①保证充足的液体入量：呼吸道湿化必须以全身不失水为前提，如果液体入量不足，即使进行呼吸道湿化，呼吸道的水分还会因进入失水的组织而仍然处于失水状态。因此，呼吸机治疗时，液体入量必须保持在 2 500 ~ 3 000 mL/d。

②加温湿化器：现代多功能呼吸机上都有电热恒温蒸汽发生器的加温湿化器，是利用将水加温至一定温度后产生水蒸气的原理，使吸入的气体被加温，并利用水蒸气的作用使呼吸道湿化。呼吸机治疗时，湿化器的温度一般控制在 32 ~ 35 ℃。

③气管内直接滴注法：即直接向气管内滴入 0.45% 的生理盐水，可以采用间断注入或持续滴入 2 种方法。间断注入时，一般每隔 15 ~ 20 min 向气道内注入 2 ~ 3 mL。持续滴注方法为将安装好的输液装置挂在床旁，并连接静脉头皮针，将头皮针刺入吸氧管内，通过氧气的吹散作用湿化气道。此法适用于脱机的患者。有时为协助控制肺部感染，可在湿化液中加适量抗生素。另外，气管内滴入 5% 碳酸氢钠液，也是预防和控制肺部真菌感染的一项措施。

④气道冲洗法：在每次吸痰前抽吸 2 ~ 5 mL 的 2% 的碳酸氢钠或 0.45% 的生理盐水，在患者吸气时注入气道。使用呼吸机辅助通气的患者在操作前给予 100% 氧气吸入 1 min，以免造成低氧血症。注入冲洗液后应给予吸痰或叩背，使冲洗液和黏稠的痰液混合，震动后利于吸出。对于痰液黏稠者，可以间断反复多次冲洗，但一次冲洗时间不要过长。

⑤雾化吸入法：可用于稀释分泌物，刺激痰液咳出及治疗某些肺部疾病。雾化液一般选择蒸馏水或生理盐水，根据病情还可加入化痰和抗菌药物。经人工气道口进行雾化吸入时，可能会出现吸入雾化气体的氧浓度下降、药物刺激导致气道痉挛、分泌物湿化后膨胀使气道管腔变窄等，导致患者气道阻力增加。因此，在雾化操作前及操作中，应注意及时吸出气道分泌物。由于适当的环境温度易引起细菌繁殖，导致雾化器及管道污染，因此每次使用后应清洗全套容器，管道用消毒液浸泡 30 min 后再用。雾化液宜现用现配。

 ## 五 机械通气常见并发症及处理

机械通气是抢救危重患者的有效措施之一，但因为是非生理性的通气，对患者具有许多潜在的负面影响，易发生各种并发症。

（一）人工气道建立过程中的并发症

1. 损伤

经口或鼻插管时，由于情况紧急、技术不够熟练或操作粗鲁等原因，可损伤牙齿、上呼吸道软组织、声带或鼻而致出血、骨折等，甚至导致气管撕裂，引发支气管、食管瘘等严重并发症。防止损伤的关键在于预防。气管插管时动作要轻柔，患者不合作时应予以适当处理。

2. 出血

气管切开术可并发切开部位出血，可发生在术中或术后，严重出血可危及生命。要防止出血，必须对解剖结构有清晰的认识，术中动作要轻柔，一旦出血要迅速采取措施，应用止血药、局部缝扎、切开部位常规填塞无菌油纱条等。气管误入食管是气管插管过程中常见的并发症，通过观察有无气体从导管呼出很容易判断。

3. 单侧肺通气

若导管插入过深，由于左、右支气管与气管的夹角不同，导管极易进入右侧支气管，从而造成单侧肺通气。此外，原本通气良好的插管患者忽然出现血氧分压下降，升高吸氧浓度也不能改善患者喘憋症状时，应警惕吸痰、患者躁动等原因引起的导管向右支气管移位。比较两侧呼吸音的不同可迅速判断单侧肺通气的存在。严重者，导管口可能顶在气管隆嵴上，致使气道压力骤然升高，呼吸机持续报警，气体不能进入肺内，威胁患者生命。因此，气管插管后最好进行床旁X线检查以确定导管位置。插管成功后，要标记气管套管距门齿位置，并妥善地固定，防止套管移位。一旦出现单侧肺通气，将套管向外退出 1 ~ 2 cm 即可。

4. 气管套管脱出

气管切开者由于颈部皮下脂肪过多或气管切口过大，容易发生气管套管脱出，套管往往脱出至皮下，表现为气道压力上升，呼吸机报警，患者处于窒息状态，此时必须开放气囊、重新放置、固定套管。

5. 气胸或纵隔气肿

气胸或纵隔气肿多与手术本身有关，对症处理即可。

6. 心律失常

不论是气管插管还是气管切开的患者，都有可能在术中发生一过性的心律失常，严重者甚至出现心脏停搏。这可能与迷走神经兴奋有关，目前认为严重缺氧也是原因之一。因此，为防止术中发生心脏停搏，在气管插管或切开前，应改善缺氧状态。

7. 感染

经口气管插管可能因护理不便而产生口腔溃疡及感染，经鼻气管插管可能产生鼻窦炎和中耳炎。气管切开的患者可能出现切口感染。

（二）人工气道长期留置导致的并发症

1. 黏膜损伤

由于气管套管长期过度充气，气囊压力太大，压迫气管壁，会使气管黏膜缺血坏死、糜烂而形成溃疡，也可因损伤血管而出血，甚至发生气管-食管瘘和无名动脉破裂而导致死亡。因此，长期应用呼吸机者，应尽量采用低压高容量气囊，避免充气过多。对气管插管患者注意定时开放气囊，以免黏膜长期受压坏死。

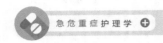

2.气道阻塞

气道阻塞的常见原因有：①分泌物、血液等结痂是引起导管或套管阻塞的常见原因。多数由于气道湿化不够所造成。分泌物常积聚和黏附在导管的尖端，逐渐增多，可出现部分阻塞症状，甚至发生完全阻塞而引起窒息。②经口气管插管时，由于固定困难，导管很容易在患者烦躁、挣扎等体位变动时被扭曲，也可能因牙垫的脱落被牙齿压扁，这些均可造成上呼吸道堵塞。③硅胶材质的一次性套管有时会引发气囊病，主要原因是位置不好，气囊长期一侧受压，气囊呈现不对称性膨大，膨大的气囊堵塞套管开口，导致患者窒息。此种阻塞往往呈单面活瓣样，即压力高时可以进气，而无气体呼出。

3.密闭性破坏

密闭性破坏表现为呼出潮气量明显小于吸入潮气量，不能达到理想的气道压力。主要原因为：①气囊充气不足导致导管与气管间密封不良、漏气，适量充气即可排除此问题。若反复充气，气囊的压力仍不能维持在满意的水平，说明气囊有漏气，应及时更换导管。②插管过浅易导致漏气和导管脱出，必须根据患者的具体情况，将导管放置到合适的深度。③由于固定不牢或患者头颈活动幅度大、不合作、自行拔管，可能导致导管脱出。因此，应选择合适的气管套管，合理确定插管深度，并妥善固定。对不合作的患者应适当约束四肢，防止意外拔管事件。一旦发生脱管，应紧急处理，防止因缺氧窒息而死亡。

（三）呼吸系统并发症

呼吸机的应用对呼吸系统的影响最为直接，因此呼吸系统的并发症也较为常见。

1.感染

感染位于呼吸系统并发症之首，常与以下因素有关。

（1）人工气道的建立及反复吸痰增加了细菌绕过宿主上呼吸道的防御系统而直接进入下呼吸道的概率。

（2）使用机械通气的患者，自身的防御功能下降，而患者长期仰卧位增加了细菌被吸入下呼吸道的机会，产生了定植的危险性。

（3）放置的管道，削弱了食道括约肌的功能，容易产生胃-食道反流，胃内的细菌随反流物进入呼吸道。

2.过度通气

过度通气是指排除代谢性酸碱失衡后，单纯由于CO_2排出过多所引起的呼吸性碱中毒。潮气量过大或呼吸频率过快，使每分钟通气量增加明显，均可导致CO_2排出增多。过度通气的常见原因如下。

（1）呼吸机参数设置不合理，控制通气时潮气量过大、通气频率过快；辅助通气时触发灵敏度过高，导致辅助通气量过大；当患者自主呼吸状况改善、自主通气量增大时，没有及时减少辅助通气量，使总通气量增多。

（2）患者处于缺氧、疼痛、精神紧张等状态引起主动性深快呼吸，造成过度通气。

3.通气不足

通气不足是指排除代谢性酸碱失衡后，单纯由于CO_2排出不足引起的CO_2潴留，又被称为呼吸性酸中毒。通气不足的常见原因如下。

（1）气道不通畅导致CO_2排出受阻。可能是管道漏气、气囊脱落所致，也可能与痰痂阻塞气道有关。

（2）呼吸机参数设置不当。设置潮气量过低、呼气时间过短、呼气不充分，对于有气道陷闭或内源性PEEP过高的患者未能给予足够的呼气末正压，导致呼气不足，CO_2潴留。

（3）应用定压通气时，由于胸肺顺应性下降发生通气量不足。

（4）明显的人机对抗，影响通气效果；严重腹胀也是通气不足的常见原因之一。

4. 肺不张

应用呼吸机治疗的患者中，肺不张也时有发生。肺不张的常见原因如下。

（1）由于气道湿化和吸引不及时或不充分，分泌物可能在某一水平的气道内潴留、沉积，并有可能形成痰液或分泌物栓塞，使该支气管所属的肺组织充气障碍，肺泡萎陷和不张。

（2）单侧肺通气导致单侧肺不张。

（3）FiO_2长期超过60%时，有可能导致吸收性肺不张。空气中有70%左右的成分是氮气，这部分气体进入肺泡后并不参加气体的交换，也不被血液吸收，对维持肺泡张力很有帮助。

5. 氧中毒

氧中毒是指长期高浓度吸氧造成的肺部病变。一般情况下，通过面罩、鼻塞或鼻导管等装置吸氧，很难使FiO_2超过60%造成氧中毒，只有在应用呼吸机的条件下，才有可能使FiO_2超过60%。

（四）其他脏器并发症

1. 肾脏

机械通气可使下腔静脉压升高而致肾静脉淤血，使心排出量下降而致肾动脉血流量减少和肾静脉淤血，使肾小球滤过率下降和肾小管重吸收增加，出现水钠潴留。

2. 肝脏

机械通气时膈肌下移，腹腔内压及肝静脉、门静脉压升高，肝脏淤血，心排出量下降，容易导致肝脏缺血性损害。

3. 胃肠道

机械通气患者，尤其是肺顺应性低的患者，易发生胃肠充气膨胀，而胃肠胀气严重者可致胃破裂。

4. 心血管系统

正压吸气，增加了右心房的压力，同时也增加了腹腔内压，使肺容积显著增加，腹腔静脉阻力增大，胸腔压力升高，两者作用使回心血流量下降，严重时可引起血压下降。

 六 呼吸机的撤离

呼吸机的应用为呼吸衰竭的患者提供了有力的生命支持，但机械通气的最终目的是撤离呼

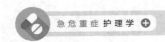

吸机，实现患者完全自主呼吸。因此，当使用机械通气的原发病得到控制，患者的通气与换气功能得到改善后，逐渐地撤除机械通气对呼吸的支持，使患者恢复完全自主呼吸就成为一个必然的阶段。

撤机是个复杂的过程，包括初步筛查（试验性撤机前判断）、试验性撤机、对试验性撤机的评价，以及脱离呼吸机/拔管（图9-48）。这一过程中有两次重要判断，部分患者可以一次性通过，成功撤机。若未通过这两次判断中的任何一次，则进入困难撤机的循环通道，应每日进行筛查、试验和再评估。

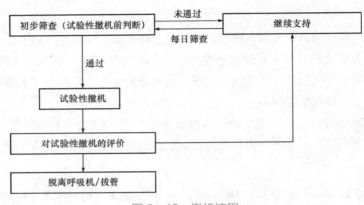

图9-48　撤机流程

（一）撤机前的初步判断

当患者满足如表9-2所示的标准时，即可开始试验性撤机。但是，对患者的判断要遵循个体化原则。有些患者无法全部满足这些指标，但也可以进行试验性撤机，如慢性低血氧症患者。除了进行初步筛查外，更为重要的是在试验性撤机前对患者的反应性做出准确判断。

表9-2　撤机前的筛查项目

主观指标	导致呼吸衰竭的原发病得到控制
	临床医师认为存在撤机的可能性
	咳嗽功能良好
客观指标	氧合状况稳定（$PaO_2/FiO_2 > 150 \sim 200$、$PEEP \leqslant 5 \sim 8 cmH_2O$、$FiO_2 \leqslant 0.4 \sim 0.5$）
	循环状况稳定（无心肌缺血表现、无明显低血压、多巴胺或多巴酚丁胺剂量$< 5 \mu g/(kg \cdot min)$）
	无明显呼吸性酸中毒（$pH \geqslant 7.25$）

（二）撤机方法

1. 直接撤机

直接撤离呼吸机，让患者自主呼吸，适用于全麻的患者或呼吸机辅助呼吸的患者。

2. 间歇性T管试验撤机

患者交替地进行依靠机械通气支持呼吸和完全自主呼吸。在撤机过程中，逐渐增加患者自主呼吸的时间，直至能够适应较长时间的自主呼吸状态并保持较好的通气和氧合功能。

3. 同步间歇指令通气（SIMV）方式过渡撤机

使患者不脱离呼吸机即能间断进行自主呼吸，并可以任意调节 FiO_2 时，应用 SIMV，逐渐降低 SIMV 呼吸次数，当降至 5 次/min 仍能较好地维持通气和氧合时，再试行脱机。

4. PSV方式过渡撤机

PSV 方式过渡撤机是一种特殊的辅助式间歇正压呼吸方式，每次呼吸都由患者触发，并接受预先设定的吸气支持压力，吸气时间、呼气时间、潮气量、气流速度在一定程度上受患者的控制。此种方式主要用于撤机初期。

5. SIMV + PSV撤机

SIMV + PSV 撤机这种混合方式用于撤机更优越，可以防止呼吸肌疲劳，有利于撤机成功。在撤机初期，主要用 PSV，锻炼呼吸肌，随着自主呼吸的改善，逐渐降低 PSV 设置，直至取消。

6. CPAP方式过渡撤机

CPAP 方式过渡撤机用于 ARDS 和 COPD 患者，有利于肺部气体交换，CPAP 压力不应太高，宜从 5 ~ 6 cmH_2O 开始，根据临床情况逐渐降低。

7. 容量支持（VS）方式过渡撤机

容量支持（VS）方式过渡撤机是一种较新的撤机方式，可使患者的潮气量基本恒定，若自主潮气量达到或超过预调值，呼吸机只提供按需气流；若自主潮气量小于预调值，则呼吸机给予压力辅助，使实际的潮气量达到预调值；若患者自主呼吸消失，呼吸机则以压力调节容量控制通气，供给预调的潮气量值。

8. 分钟指令性通气（MMV）方式过渡撤机

分钟指令性通气（MMV）方式过渡撤机可以保证患者分钟通气量的供给，防止由于自主呼吸功能下降引起的通气不足。

9. 人工手法辅助撤机

人工手法辅助撤机指利用呼吸气囊模仿通气方式，适用于存在自主呼吸且需短时间应用的患者。

🔗 **知识链接 1**

呼吸机的清洗

1. 呼吸机回路的拆卸

（1）拆卸前，详细阅读说明书，了解其结构，不能盲目拆卸。

（2）操作缓慢，动作轻柔，以免损坏管道和部件。

（3）注意保护换置功能。

2. 清洗和清洁

（1）管道。管道根据材料不同而异。①金属材质：用肥皂水清洗，用乙醚去油脂，再用水冲净，干燥后消毒。②橡胶材质：用肥皂水清洗后再用清水冲净晾干。③塑料材质：用温

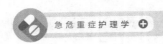

水冲洗干净并晾干。注意清除管道中的痰痂、血渍、油污及其他脏物。如果不清洁干净，很难达到彻底消毒的目的。

（2）传感器。呼吸机的传感器包括流量、压力传感器，是呼吸机的特殊电子元件，也是较贵重的一次性耗材，不能用水清洗或消毒液浸泡，否则可能损坏其性能。有的流量传感器只能用70%的酒精浸泡，取出时不可用力甩干，只能自然晾干，禁止烘干。有的压力传感器只能用70%的酒精轻轻擦拭，自然晾干。

（3）内部主机。内部主机多为电子元件，若有尘土等可用吸尘器轻轻吸出。

（4）呼吸机外壳。呼吸机外壳可用湿纱布轻轻擦净，然后用紫外线照射。

知识链接2

呼吸机的消毒

呼吸机消毒包括日常消毒和终末消毒。日常消毒指在长期使用呼吸机时，每日1～2次拆下患者端的呼吸回路进行消毒，同时换上新的或干净的管道继续工作，也可以用2台呼吸机交替消毒使用。终末消毒是指在呼吸机停用之后的彻底清洁消毒，重新安装好以备下次使用。常用的消毒方法包括以下几种。

1. 药物浸泡消毒法

药物浸泡消毒法是最常用的方法，简单、方便。消毒时必须严格掌握消毒液的浓度和消毒时间。浓度不足或消毒时间不够，都可影响其杀菌力，达不到消毒目的。被消毒部件必须全部浸泡入消毒液中，管腔内必须充满消毒液，不能有残留气体；有套管或轴节的物品必须脱开，以免消毒后黏着。消毒液的容器应为带盖密闭塑料容器，以免消毒液挥发或气味散发。目前常用的消毒液有过氧乙酸、2%戊二醛酸溶液、2%戊二醛碱溶液、2%戊二醛中性溶液、酒精等。

2. 高压蒸汽消毒法

高压蒸汽消毒法是指根据具体情况，选择耐高温、高压的物品送供应室进行消毒。此法高效、无毒、价廉，但易致塑料、橡胶等物品变形、老化。

3. 气体熏蒸法

气体熏蒸法主要是环氧乙烷熏蒸法。将消毒的物品用塑料袋密封包装好，放在特制的环氧乙烷熏箱或锅内。此法可杀死真菌芽孢和病毒，是目前公认的最有效的气体消毒法。消毒后的物品必须放置1周以上，使其气体彻底挥发后才可使用。因环氧乙烷气体有易燃、易爆的特点，消毒时必须用特殊装备，加强防护措施。另外，甲醛蒸汽熏蒸法也常用于各种导管和管道的消毒。

4. γ射线照射消毒法

γ射线照射消毒法在消毒期间不需要加温，适用于不耐热材料和物品的消毒；消毒后可以立即使用，放射活性不存留；可适用于一次大批器材的集中消毒。但是，因其在消毒塑料制品时会产生氯醇乙烯气体，对组织有极大的毒性，且不易清洗，因此一般不用γ射线消毒呼吸机管道。

第五节　除颤术

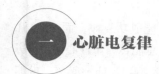

一　心脏电复律

心脏电复律（cardioversion）是运用高能电脉冲，间接或直接在瞬间通过心脏，消除心脏快速的异位节律，使其恢复窦性心律的方法。由于电复律操作方法简单易于掌握，特别是在由心室颤动引起的心脏猝死、经多种药物治疗效果不佳的室上性心动过速的救治中常起着"手到病除"的功效，因此，在急诊急救中有着十分重要的使用价值。

（一）适应证

1. 同步电复律

（1）伴有下述情况的心房颤动：①病程在 1 年以内；②左心房直径＜ 50 mm，心室率快且药物治疗无效；③二尖瓣病变已矫治 6 周以上；④甲状腺功能亢进已得到控制；⑤预激综合征并伴有快速房颤。

（2）持续性心房扑动而药物疗效不满意者。

（3）非洋地黄中毒引起的室上性心动过速，刺激迷走神经或抗心律失常药物治疗无效。

（4）室性心动过速，抗心律失常药物治疗无效或伴有血流动力学紊乱。

2. 非同步电复律

（1）快速室性心动过速伴血流动力学紊乱，患者无脉搏、昏迷、低血压、严重肺水肿，以及 QRS 波增宽不能与 T 波区别者。

（2）心室扑动。

（3）心室颤动。

（二）禁忌证

（1）洋地黄中毒引起的心律失常。

（2）室上性心律失常伴完全性房室传导阻滞。

（3）病态窦房结综合征中的快速性心律失常。

（4）电复律后使用药物无法维持窦性心律、房颤复发或不能耐受药物维持者。

（三）操作方法

1. 电极板位置

标准的部位是将电极分别置于胸骨右缘锁骨下方及左乳头的外侧（心尖区），电极的中心在腋中线上；或心尖区，心脏后面及左肩胛区；一般急诊电复律时电极多摆放在胸骨右缘锁骨下方腋中线上和心尖区。安放电极时，必须注意两电极间隔 10 cm 以上，电极板的导电胶等导电物质应涂抹均匀,以免形成不流经心脏而流经胸壁的电流,导致无效除颤。对于安放起搏器者,视脉冲发生器位置不同而取不同位置,必须除颤时要求电极板距起搏器的脉冲发生器至少有 10 cm 的距离,另外还应注意成人电极板与儿童电极板不能混用。

2. 能量选择

一般情况是 QRS 波形越高,所需能量越小。①室速:一般 10 J 可能成功复律,而 100 J 几乎总有效。②房扑:选择 50 ~ 100 J 复律。③室上速:50 ~ 100 J 的能量总能转为窦性心律。④房颤:房颤复律常需 100 ~ 150 J,有时超过 200 J,初始复律能量可选择 100 J,如不成功,可加用较大能量(200 J 和 300 J)。

使用单相波除颤仪时,建议对成人无论是首次还是后续电击一律采用 360 J;使用双向波除颤仪时,成人首次电击能量,建议 BTE(双相切角指数波形)为 150 ~ 200 J,RBW(双向方波形)为 120 J,后续电击选择相同或递增的能量水平,如果急救人员对双向波除颤不甚熟悉,那么 200 J 也是一个可以接受的能量水平。

(四)操作步骤

1. 患者准备

医护人员应向患者或家属解释复律过程,尽量消除患者紧张情绪,尽可能纠正甲亢、血气异常、酸碱平衡失调和电解质紊乱等病理情况,复律前开通静脉通路,如患者有活动假牙应该卸去,测量患者血压,记录心电图。有条件者可应用监护仪进行心电图、呼吸、血压及血氧饱和度监测。

2. 电复律的实施

(1)患者平卧在病床(最好是木板床)上,充分吸氧 5 ~ 10 min(最好用面罩吸氧),以保证足够的血氧分压,避免因心肌缺氧而诱发心室颤动,并做好气管插管及复苏的准备。

(2)电极板接触部位的皮肤如果贴有监护电极应该除去,如涂有硝酸甘油软膏,应清除干净,以免产生额外电阻,影响复律效果和灼伤皮肤。

(3)选择除颤仪示波器 R 波最高的导联监测心电图,检查复律器的同步性能,确认同步或稍后标记在 R 波中。

(4)彻底清除两电极板之间皮肤上的一切导电物质,以免放电时电流通过皮肤形成短路而影响效果。

(5)电极板涂导电糊或包以生理盐水浸湿的纱布,电极板紧贴局部皮肤不留空隙,且两电极板间必须保持适当距离。将除颤器充电到所需要的能量水平,所有人员离开患者或病床,除去与患者相接触的电子设备,暂时关闭临时起搏器,以免遭电击损伤。

(6)缓慢静脉注射地西泮注射液 15 ~ 20 mg,同时令患者从 100 开始倒计数数,当患者数错或混淆不清时,按规定位置正确放置电极板,适当加压使其与皮肤紧密接触,在患者呼气末放电。由于情况危急患者多已丧失意识,电除颤时一般无须麻醉。

(7)放电后立刻听诊心脏并记录心电图,监测血压和 24 h 心电图,发现异常及时纠正。若病情不稳定,应继续观察,有条件时应持续监护 8 h。

3．需注意的问题

心室颤动和心室扑动是非同步电复律的绝对适应证，室颤可由多种因素引起，在室颤和室扑时，应在积极进行心肺脑复苏的同时即刻行非同步电复律。在循环处于停顿状态下准备电除颤时，要确保呼吸道通畅，有条件时尽可能做气管插管，持续进行人工呼吸和胸外心脏按压。如果一次电除颤未成功，应继续进行人工心脏按压和人工呼吸。同时，必须认真分析失败的原因。

4．电除颤未成功的常见原因

电除颤未成功的常见原因有：电极板位置不正确；能量不足，同时静脉注射盐酸胺碘酮注射液（150 ～ 300 mg）、注射用盐酸丁卡因（100 ～ 200 mg）、盐酸溴己新葡萄糖注射液（20 mg）等抗心律失常药物后再行电除颤；室颤波若为细颤，可静脉注射肾上腺素 1 mg，使细颤波转为粗颤波，可提高成功率；注意有无电解质紊乱、酸中毒、缺氧、低血压等因素；室颤持续时间的长短，可直接影响成功率，< 4 min成功率约为57%，> 4 min成功率仅约为4%。

5．并发症的预防与处理

（1）电极板所致皮肤烧伤：多见于电极板与皮肤接触不良或反复电击者；轻者通常不需处理，重者局部消毒换药处理即可。

（2）低血压：3% ～ 4%的患者电复律后可出现低血压，一般持续数小时，无须特殊处理；若血压下降比较明显，持续时间较长，可适当使用盐酸多巴胺等药物。

（3）心肌损伤：电复律引起心肌损伤较少见，反复使用高能量复律者较易发生。电复律后暂时性的ST段抬高可能与最大电流通过的部位局部心肌持续性除极有关，并不能反映心肌损伤等问题，无须处理。但若ST段抬高持续时间长，心肌酶升高明显，则常提示心肌损伤，此时应监测心律失常及心力衰竭并给予营养心肌治疗。

（4）心律失常：①电复律后常出现短暂的房早、交界性逸搏、偶发室早，通常无须处理。②若出现频发性室早、二联律、短阵室速，应结合病史考虑强心苷过量或低钾引起，可静滴盐酸利多卡因注射液，滴速为 1 ～ 5 mg/min，或给予苯妥英钠，并酌情补钾。③预激综合征引起的房颤，电复律后出现的室性心律失常，可酌情给盐酸胺碘酮注射液 150 mg 缓慢静脉注射，或选用盐酸普罗帕酮 70 mg 缓慢静脉注射，低血压者应酌情给升压药。④一旦出现室扑、室颤，除进一步分析原因进行纠正外，还应立即予以非同步电除颤。⑤若发生心脏骤停，应迅速进行心脏复苏。

（5）体循环或肺循环栓塞：发生率为1% ～ 2%，可于复律后24 ～ 48 h或2周内发生。一般主张进行 2 ～ 4 周的抗凝治疗。可选用华法林注射液 2.5 ～ 5 mg，2 ～ 3 次 / 天，使凝血酶原时间保持在正常的 2 ～ 2.5 倍，也可酌情选用其他抗凝剂；若栓塞发生，可酌情予以抗栓治疗和对症处理。

（6）肺水肿：发生率为1% ～ 2%，其确切机制尚不清楚，诱因可能包括肺动脉栓塞和电刺激抑制左室功能，以支持治疗为主。

（7）心力衰竭：复律后部分患者心功能差或对复律适应性降低，常出现心力衰竭。为减少或避免发生，复律前可适当给血管扩张剂和利尿剂；发生后也需适当应用，减轻心脏前后负荷，并酌情给去乙酰毛花苷注射液0.2 ～ 0.4 mg加入5%葡萄糖溶液20 mL稀释后缓慢静脉注射（预

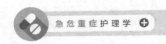

激综合征忌用），同时酌情给予对症处理。

（8）呼吸抑制：呼吸抑制与使用硫喷妥纳麻醉剂有关，给予面罩加压吸氧及人工呼吸可迅速恢复。改用地西泮麻醉可减少或避免发生呼吸抑制。

二 自动体外除颤器复律

自动体外除颤器（automatic external defibrillator，AED）复律是指使用能自动识别室颤，自动充电、放电的自动体外除颤器进行的电复律。这种除颤器内装有自动心脏节律分析和电击咨询系统，能自动识别室颤，自动充电、放电。1996 年，美国批准将第 1 台 AED 运用到临床，除颤能量固定在 150 J。AED 采用小于 200 J 的双向波除颤，对室颤的转复率和安全性等同于甚至高于传统的高能量、单向波除颤。指南要求"早期除颤"，是指从急救系统接到报警至实施首次电击除颤的时间控制在 5 min 以内，传统的急救系统不能保证"早期除颤"。自动体外除颤器的问世使院前急救实现了对心脏骤停患者进行"早期除颤"治疗。

（一）AED 的优点

（1）AED 不仅有效，而且使用简便、安全，使急救复苏发生了根本性变革。

（2）经过短期培训，非专业医务人员也可实施操作。

（3）实现了早期除颤的可能。

（4）AED 主要包括一个心律识别系统和一个除颤咨询系统。通常情况下，在 AED 识别出室颤等需要紧急电复律的心律失常后即给出除颤建议，此时要由抢救人员对 AED 屏幕上的心律失常做出最后判断并决定是否实施放电（按动 SHOCK 按钮）。

（5）AED 可以综合分析监护导联所记录的心电图，包括频率、振幅、斜率及波形等参数，最终对心律的性质做出判断，其敏感性、特异性均很高。

（6）AED 的误识别率及漏识别率均低于 0.1%。

（7）AED 实行电治疗的范围包括室颤、室扑、无脉室速、频率超过一定限度的单形和多形性室速。

（二）AED 的操作

1. AED 操作前环境与患者情况的识别

使用 AED 前须首先判断患者是否有特殊情况，包括患者在水中、儿童年龄在 8 岁以下或体重低于 25 kg、敷有外用药、患者装有起搏器或植入型心脏除颤器等情况。这些情况下不适合用 AED。

2. 操作程序

（1）患者体位。患者一般采用仰卧位，仪器放在患者耳旁；在患者左侧进行除颤操作，方便安放电极及在右侧实施 CPR。

（2）接通电源。打开电源开关及监测屏幕，此时 AED 内置的扬声器会自动开始工作，指导操作者下一步应该如何进行操作。

（3）安放电极。①前-侧位：A（Apex）电极板放在左乳头外下方或左腋前线第5肋间（心尖部），S（Sternum）电极板放在胸骨右缘锁骨下或第2～3肋间（心底部），此法因迅速便利而更为常用，适用于紧急情况，如图9-49所示。②前-后位：A电极板在左侧心前区标准位置，而S电极板置于左或右背部肩胛下区，此方法适用于电极贴片。上述2种方法均能够使电极板的最大电流通过心肌，且需用较少电能，以减少潜在的并发症。在粘贴电极片前停止CPR，若患者出汗较多，应事先用衣服或毛巾擦干皮肤；如果患者胸毛较多，会妨碍电极与皮肤的有效接触，可用力压紧电极，若无效，应剔除胸毛后再粘贴电极。

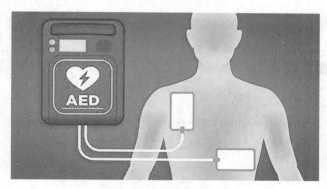

图9-49　AED安放电极位置示意

（4）分析心律。急救人员和旁观者应确保不与患者接触，避免影响仪器分析心律。心律分析需要10～15 s；一旦患者此时的心律被AED识别为室颤，仪器会以视觉（闪烁）和听觉（蜂鸣）的方式报警，同时内置扬声器向施救者做"除颤"建议，并自动完成充电至预设能量的过程。

（5）电击除颤。按"电击"键前必须确定已无人接触患者，或大声宣布"离开"。电击时患者会出现突然抽搐。第1次电击后先不要重新开始CPR，AED仪会自动重新开始心律分析；若心律仍为室颤，AED仪会发出提示并自动充电，然后进行第2次甚至第3次除颤；完成1组3次的除颤后，仪器会自动停止1 min，以便抢救者再进行CPR。因此，3次除颤后，应检查患者的循环并进行1 min的胸外按压和人工呼吸。

3. 使用AED的注意事项

AED的便捷之处表现在它可以随取随用，并无烦琐的程序和过多的禁忌。只有少数几种特殊情况需要提醒抢救者注意。

（1）水。主要是指各种原因导致患者皮肤湿漉的情况。由于水的导电性，在AED工作时可能会使施救者、旁观者受到电击，或者在AED电极之间形成短路而造成除颤能量不足。因此，在使用AED前应尽量拭干患者皮肤保持干燥。

（2）儿童。发生在儿童的心血管意外事件相对少见，其中的50%见于1岁以下的婴幼儿，心律失常中主要是心脏停搏。因此，目前AED只被推荐适用于年龄≥8岁和（或）体重＞25 kg的儿童，8岁以下儿童或婴幼儿不建议行AED。

（3）皮肤介质。①患者胸前粘有治疗药物（如激素替代治疗、抗高血压药物、硝酸甘油等）的贴片应去除，AED的除颤电极不能再覆盖在这些贴片之上，否则会对皮肤造成灼伤并干扰对

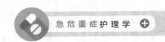

心脏的放电；②如果患者胸毛太多也会影响除颤电极与皮肤的接触，从而降低除颤效果，需尽快刮（剪）掉，也可以在紧贴一副除颤电极后再撕去，利用其黏性去掉大部分胸毛，再更换新的除颤电极。

第六节　动、静脉穿刺置管术

 动脉穿刺置管术

动脉穿刺置管术（arterial puncture tube insertion）指经皮肤穿刺动脉并留置导管在动脉（如梯动脉、肱动脉、股动脉）腔内，经此通路进行治疗或监测的方法。

（一）适应证

（1）危重患者需行有创血流动力学监测者，如有创动脉血压监测和脉搏指示连续心输出量监测（pulse induced contour cardiac output，PiCCO）监测等。

（2）需反复采集动脉血进行血气分析监测者。

（3）经动脉施行某些检查或治疗，如选择性动脉造影，心血管疾病的介入治疗及经动脉行区域性化疗等。

（二）禁忌证

（1）凝血功能障碍，有出血倾向者。

（2）穿刺部位感染者。

（3）穿刺处血管闭塞或有严重病变者。

（4）脉管炎患者。

（三）操作方法

1. 物品准备

治疗车、肝素盐水、盐酸利多卡因，动脉穿刺包（内含无菌手术衣、无菌治疗洞巾 1 块、无菌纱布 4 ～ 6 块、无菌手套），1 mL 注射器 1 支，动脉套管针 1 根，肝素帽或无针接头 1 个、动脉压检测仪及导管，其他与操作目的相关的用物。

2. 患者准备

①清洁皮肤，更换清洁衣裤。②进行排尿、排便。

3．操作步骤

（1）操作前检查与准备。核对医嘱及患者身份，了解病情；着装规范，备齐用物，携至患者床旁，解释操作目的、方法和注意事项，洗手。

（2）选择动脉。选择穿刺动脉，触摸动脉搏动最明显处，以桡动脉为首选。桡动脉穿刺点位于肱桡肌腱和桡侧腕屈肌腱之间，从腕部到远端桡骨头2cm处，见图9-50。股动脉穿刺点定位由髂前上棘至耻骨联合连一直线，在腹股沟韧带水平的中点稍下方可触及股动脉的搏动最明显处。

（3）皮肤消毒。以穿刺点为中心消毒皮肤，直径≥20cm；穿无菌手术衣、戴无菌手套、铺洞巾，遵守最大无菌屏障原则。

（4）检查导管。用肝素盐水检查动脉导管是否完好，排气备用。

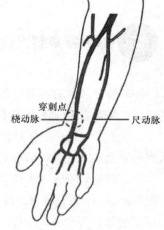

图9-50　桡动脉穿刺点

（5）穿刺动脉。穿刺者手持动脉插管套针，将穿刺针与皮肤呈15°～30°角穿刺，沿动脉走向进针，见鲜红血液喷出后将穿刺针尾压低至10°，向前推动穿刺针1～2mm，使穿刺针尖完全进入动脉管腔，然后将套管送入动脉，抽出针芯，接上测压连接管，用无菌敷料固定导管并做好记录和标识。必要时可在穿刺前行穿刺点局部麻醉。对婴幼儿、危重症、高龄等特殊患者，可在超声引导下进行动脉穿刺。

（6）拔管。治疗完毕拔针后，立即用无菌纱布压迫穿刺处5min以上，防止出血。

（四）注意事项

（1）严格遵守无菌操作原则，预防感染。

（2）留置期间予2～10U/mL肝素液持续冲洗，冲洗速度为2～3mL/h，以保证导管通畅。

（3）穿刺后妥善压迫，防止局部血肿或血栓形成。

（4）严密观察术侧远端手指或脚趾的颜色、温度，评估有无远端肢体缺血。

（5）严格掌握适应证，每天评估导管留置的必要性，预防导管相关性感染。

（6）保证测压管道系统无菌，各个接头连接紧密，每次测压及抽取血标本后应立即用肝素盐水进行冲洗。

（7）测压前应行"零点"校正。

🔗 知识链接

Allen试验是医学上用于测试桡动脉和尺动脉对掌部的供血是否顺畅的一个方法。

1．方法

术者用双手同时按压患者尺动脉和桡动脉，嘱患者反复用力握拳和放松5～7次至手掌变白，松开对尺动脉的压迫，继续压迫桡动脉，观察手掌颜色变化。

2．结果判断

若手掌颜色10s之内迅速变红或恢复正常，表明尺动脉和桡动脉间存在良好的侧支循环，

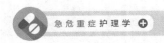

即Allen试验阴性，可以经桡动脉进行穿刺；相反，若10 s手掌颜色仍为苍白，即Allen试验阳性，表明手掌侧支循环不良，不应选择桡动脉行穿刺。

 二 深静脉穿刺置管术

深静脉穿刺置管术是抢救急危重症患者常用的一项基本技术，也是各种化疗、介入等治疗的基础。深静脉穿刺置管根据置管术形式的不同分为：中心静脉导管（central venous catheter, CVC）置入术、经外周静脉置入中心静脉导管（peripherally inserted central catheters, PICC）置入术和完全植入式静脉输液港（totally implantable venous access port, TIVAP）置入术。

中心静脉导管置入术指经锁骨下静脉、颈内静脉、股静脉穿刺置管，尖端位于上腔静脉或下腔静脉腔内，首选锁骨下静脉穿刺。经外周静脉置入中心静脉导管置入术指经上肢贵要静脉、肘正中静脉、头静脉、肱静脉（新生儿还可通过下肢大隐静脉等）穿刺置管，尖端位于上腔静脉或下腔静脉的一种方法，首选贵要静脉穿刺。临床上常用的穿刺技术有：传统置管技术、改良赛丁格置管技术和超声引导下的改良赛丁格技术。本节主要介绍传统置管技术。

（一）适应证

（1）监测中心静脉压的患者（PICC非耐高压导管除外）。

（2）药物治疗（刺激性、高渗性或强酸、强碱药物）患者。

（3）胃肠外营养支持患者。

（4）外周静脉穿刺困难者。

（5）需长期、反复静脉输液、输血者。

（6）行特殊检查、监测或治疗者。

（二）禁忌证

（1）凝血功能障碍或有腔静脉系统血栓形成史的患者。

（2）穿刺部位有感染、有放射治疗史和血管外科手术史的患者。

（3）乳腺癌根治术后的患侧肢体不能置入PICC导管。

（4）上腔静脉压迫综合征患者。

（三）操作方法

1. 物品准备

治疗车，肝素盐水，利多卡因，深静脉穿刺包或PICC穿刺包，静脉导管套件（内含穿刺套管针，扩张管、导丝、静脉导管），10 mL注射器、5 mL或1 mL注射器、肝素帽（正压接头或无针接头）1～2个，其他与操作目的相关的用物。

2. 患者准备

①清洁皮肤，更换清洁衣裤。②完成排尿、排便。

3．操作步骤

（1）操作前检查与准备。核对医嘱及患者身份，查看相关化验报告，确认已签署置管知情同意书。备齐用物，携至患者床旁，解释操作目的、方法和注意事项，洗手。

（2）协助患者体位。锁骨下静脉穿刺尽量取头低 15° 的仰卧位，头转向穿刺对侧；颈内静脉穿刺取头低 15° ~ 30° 的仰卧位，头转向穿刺对侧；股静脉穿刺取仰卧位，穿刺侧大腿放平，稍外旋外展；PICC 置管取仰卧位，测量置管侧肘窝上 10cm 的上臂围直径和预置管长度（从肘关节预穿刺点沿血管走行至右胸锁关节再延长 4 ~ 5cm）。

（3）穿刺部位准备。选择穿刺静脉，定位穿刺点。

①锁骨下静脉：首选右锁骨下静脉，分锁骨下和锁骨上 2 种进路穿刺。a.锁骨下进路：取锁骨中内 1/3 交界处，锁骨下方 1cm 处穿刺。b.锁骨上进路：取胸锁乳突肌锁骨头外侧缘，锁骨上方 1cm 处穿刺，见图 9-51。

②颈内静脉：首选右颈内静脉。分胸锁乳突肌三角的顶端（距锁骨上缘 2 ~ 3 横指）处穿刺的中路进路；胸锁乳突肌前缘中点（距中线约 3cm）穿刺的前路进路；取胸锁乳突肌外缘中、下 1/3 交界处穿刺的后路进路。

③股静脉：先摸及腹股沟韧带和股动脉搏动处，在腹股沟韧带中、内 1/3 交界的外下方 2 横指（约 3cm）处，股动脉搏动点内侧 1cm 处。

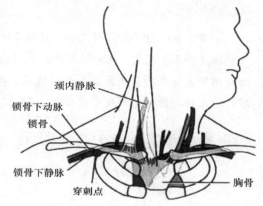

图 9-51　锁骨下静脉穿刺部位

（4）皮肤准备。以穿刺点为中心消毒皮肤，直径 ≥ 20cm。执行静脉穿刺置管的任务清单。

（5）检查导管。用肝素盐水冲洗导管，检查导管完整性。

（6）置管。

①CVC 导管：先予 1mL 注射器抽吸利多卡因行穿刺局部浸润麻醉；再取抽吸有 0.9% 盐水的 10mL 注射器，连接穿刺针，穿刺进针，入皮下后推注少量的 0.9% 盐水，边缓慢进针边抽吸，至有落空感并吸出暗红色血液，提示已进入静脉。然后置入导管：a.置入导丝。从穿刺针尾端置入导丝，用力得当，无阻力。b.拔出穿刺针，沿导丝进扩皮器。c.置导管。沿导丝置入导管，一般置入深度不超过 12 ~ 15cm。d.拔出导丝。

②PICC 导管：在穿刺点上方扎止血带，按需要行穿刺点局部麻醉，实施静脉穿刺，见回血后降低角度再进针少许，固定针芯，送入外导管，退出针芯，将导管匀速缓慢送入预测长度。

（7）检查、固定。抽回血，确认导管位于静脉内，行脉冲式冲、封管后予无菌敷料固定；CVC 可行缝合固定，并用无菌透明敷料或用其他装置无创固定导管。

（8）置管后处理。贴导管标签，整理用物，分类处理垃圾。PICC 置管者行 X 线摄片确定导管尖端位置。

（四）注意事项

（1）严格进行无菌操作，避免同一部位反复穿刺，以免形成血肿或血栓，预防感染。

（2）治疗间歇期应进行导管维护。无菌透明敷料至少每7天更换一次，无菌纱布敷料至少每2天更换一次；敷料受潮或有污染时，应立即更换。

（3）观察有无并发症发生，如血肿、血栓与栓塞、感染、堵管、局部皮肤过敏、管道折断、血气胸等，一旦发现及时处理。

（4）加强对患者的健康教育，告知患者勿擅自撕下贴膜，洗澡时避免浸湿敷料，避免高强度的手臂活动，防止管道滑出。

（5）每天评估留置导管。患者有发热时，应评估是否有导管相关性感染，必要时行相关检查。

本章小结

　　本章主要介绍了急诊科几种常用的急救技术，如外伤止血、包扎、固定、搬运技术，气道异物清除术，人工气道建立技术，机械通气技术，除颤术，动、静脉穿刺置管术等，并详细介绍了各技术的使用方法、适用情况、操作流程和相关注意事项等，要求学生熟练掌握、理解这几种常用的急救技术并且能够在临床上规范地运用。

思考练习题

1. 气管切开术患者的禁忌证、适应证及注意事项是什么？

2. 气道异物梗阻的征象有哪些？如果发生了气道异物梗阻应该如何进行急救？

3. 陈某，男，40岁，因车祸出现左小腿撕裂伤，伤口出血不止；患者髋部疼痛、肿胀、不能动，很快出现面色苍白、出冷汗等表现。

（1）患者目前最需要的救护措施是什么？

（2）给该患者左小腿止血应首选何种措施？外伤止血、包扎、固定、搬运等紧急救护时应注意哪些问题？

4. 患者，男，45岁，身高178cm，体重为70kg，在进食的过程中，边吃饭边大声和同伴说笑，突然手掐脖子，呼吸困难，面色发绀。

（1）患者可能发生了什么情况？

（2）如果你在现场，应采取何种急救措施？

（3）在急救的过程中，异物未被排出，患者突然倒地，此时你应该如何判断并实施什么急救措施？

5. 王某，男，66岁，阵发性胸闷气短10余年，于1h前情绪波动后突然感到持续性胸骨后压榨性疼痛，被紧急送至医院急诊，就诊时患者突发抽搐、意识丧失、血压测不到、心电监护显示各导联QRS波群消失，出现形态、振幅各异的心电波形，频率为350次/min。

（1）此时最有可能的心律失常类型是什么？

（2）针对此类型的心律失常，应立即采取的最恰当的急救措施是什么？操作的规范化流程又是什么样的？

（3）实施此项急救措施需注意哪些事项？如何对急救的效果进行评估？

参考文献

［1］ 方海雁，景丽伟．急救护理学［M］．南京：南京大学出版社，2014．

［2］ 张波，桂莉．急危重症护理学［M］．4 版．北京：人民卫生出版社，2017．

［3］ 杨丽丽．急救护理学［M］．北京：清华大学出版社，2011．

［4］ 冯丽，杨漂羽，丁佳妮，等．急诊预检分诊护士岗位培训方案的构建［J］．中国护理管理，2021，21（3）：420–424．

［5］ 张梅英，王冰，周如女，等．院前一院内一体化智能急诊分诊信息系统在批量伤员救治中的应用效果［J］．解放军护理杂志，2020，37（11）：51–54．

［6］ 谢丹，余璐璐，涂小朋，等．3 种急诊预检分诊标准分诊效果的 Meta 分析［J］．护理研究，2020，34（18）：3239–3248．

［7］ 沈洪，刘中民．急诊与灾难医学［M］．2 版．北京：人民卫生出版社，2015．

［8］ 陈灏珠，林果为，王吉耀．实用内科学［M］．14 版．北京：人民卫生出版社，2013．

［9］ 曹相原．重症医学教程［M］．北京：人民卫生出版社，2014．

［10］ 国家卫生和计划生育委员会．急诊科建设与管理指南（试行）［EB/OL］．2009．http://www.nhc.gov.cn/bgt/s9509/200906/1239a65af0d04b64af703e9704cf856e.shtml.

［11］ 中华人民共和国卫生部．中国护理事业发展规划纲要（2011—2015 年）［EB/OL］．2011．http://www.nhc.gov.cn/yzygj/s3593/201201/5d494a1dd2104029878f01dc2568be04.shtml.

［12］ 国家卫生计生委．全国护理事业发展规划（2016—2020 年）［EB/OL］．2016．http://www.nhc.gov.cn/yzygj/s3593/201611/6bd4730a554f472aa2dc7a30b52fd932.shtml.

［13］ 中华医学会呼吸病学分会感染学组．甲氧西林耐药的金黄色葡萄球菌肺炎诊治与预防专家共识［J］．中国医学前沿杂志（电子版），2013，5（1）：45–50．

［14］ 于学忠，黄子通．急诊医学［M］．北京：人民卫生出版社，2015．

［15］ 中国研究型医院学会心肺复苏学专业委员会，中国老年保健协会心肺复苏专业委员会．中国淹溺性心脏停搏心肺复苏专家共识［J］．中华急诊医学杂志，2020，29（8）：1032–1042．

［16］ 何亚荣，等．2020 年美国心脏协会心肺复苏和心血管急救指南解读：成人基础/高级生命支持［J］．华西医学，2020，35（11）：1311–1323．

［17］ 李小寒，尚少梅．基础护理学［M］．6 版．北京：人民卫生出版社，2017．

［18］ 吴孟超，吴在德，黄家驷．外科学［M］．7 版．北京：人民卫生出版社．2015．

［19］ 宋维，于学忠．急性中毒诊断与治疗中国专家共识：2016 版［J］．中华急诊医学杂志，2016，25（11）：1361–1375．

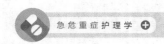
［20］王威，赖荣德.2018年中国蛇伤救治专家共识［J］.中华急诊医学杂志，2018，27（12）：1315－1322.

［21］许铁，张劲松，燕宪亮.急救医学［M］.南京：东南大学出版社，2019.

［22］许虹.急救护理学［M］.2版.北京：人民卫生出版社，2016.

［23］李文涛，张海燕.急危重症护理学［M］.北京：北京大学医学出版社，2016.

［24］周谊霞，田永明.急危重症护理学［M］.北京：中国医药科技出版社，2016.

［25］刘清泉.中医急诊学［M］.10版.北京：中国中医药出版社，2016.

［26］孙承业.实用急性中毒全书［M］.2版.北京：人民卫生出版社，2020.

［27］吕传柱，于学忠.急诊与灾难医学：案例版［M］.北京：科学出版社，2020.

［28］杨慧云，王蓉.ICU专科护理［M］.北京：人民卫生出版社，2020.

［29］朱华栋，张茂，刘颖青.急诊预检分诊标准：成人部分［J］.中华急危重症护理杂志，2020，1（1）：45－48.

［30］急诊预检分诊专家共识组.急诊预检分诊专家共识［J］.中华急诊医学杂志，2018，27（6）：599－604.

［31］金静芬.急诊预检分诊标准解读［J］.中华急危重症护理杂志，2020，1（1）：49－52.

［32］杨艳杰.护理心理学［M］.北京：人民卫生出版社，2017.

［33］牛杏果.现代急危重症与急诊医学［M］.南昌：江西科学技术出版社，2019.

［34］李乐之，路潜.外科护理学［M］.6版.北京：人民卫生出版社，2019.

［35］全军热射病防治专家组，全军重症医学专业委员会.中国热射病诊断与治疗专家共识［J］.解放军医学杂志，2019，44（3）：181－192.

［36］许尧坷，李姝，马青变.体外心肺复苏的医学伦理问题［J］.医学与哲学.2019，40（23）：22－24.

［37］刘大为.实用重症医学［M］.2版.北京：人民卫生出版社，2017.

［38］彭蔚，王利群.急危重症护理学［M］.武汉：华中科技大学出版社，2017.

［39］马可玲.急危重症护理学［M］.北京：科学技术文献出版社，2017.